实验免疫学和病原生物学

主　　编　田　伟　刘水平　蒋立平

副 主 编　黎　明　谭宇蓉　张祖萍

主　　审　曾庆仁

编　　者（以姓氏笔画为序）

王　洁（中南大学基础医学院）

王芙艳（中南大学基础医学院）

田　伟（中南大学基础医学院）

冯湘玲（中南大学湘雅公共卫生学院）

刘水平（中南大学基础医学院）

李立新（中南大学基础医学院）

吴　翔（中南大学基础医学院）

余俊龙（中南大学基础医学院）

张祖萍（中南大学基础医学院）

章　洁（中南大学基础医学院）

彭先楚（中南大学基础医学院）

蒋立平（中南大学基础医学院）

程　文（中南大学基础医学院）

蔡力汀（中南大学基础医学院）

谭宇蓉（中南大学基础医学院）

黎　明（中南大学基础医学院）

霍　治（中南大学基础医学院）

编写秘书　李立新（中南大学基础医学院）

人民卫生出版社

·北　京·

图书在版编目（CIP）数据

实验免疫学和病原生物学/田伟，刘水平，蒋立平
主编. —北京：人民卫生出版社，2021.1
ISBN 978-7-117-31158-8

Ⅰ.①实… Ⅱ.①田…②刘…③蒋… Ⅲ.①医学-
免疫学-实验-医学院校-教材②病原微生物-医学院校
-教材 Ⅳ.①R392-33②R37

中国版本图书馆 CIP 数据核字（2021）第 007868 号

人卫智网	www.ipmph.com	医学教育、学术、考试、健康， 购书智慧智能综合服务平台
人卫官网	www.pmph.com	人卫官方资讯发布平台

实验免疫学和病原生物学
Shiyan Mianyixue he Bingyuanshengwuxue

主　　编：田　伟　刘水平　蒋立平
出版发行：人民卫生出版社（中继线 010-59780011）
地　　址：北京市朝阳区潘家园南里 19 号
邮　　编：100021
E - mail：pmph @ pmph.com
购书热线：010-59787592　010-59787584　010-65264830
印　　刷：三河市宏达印刷有限公司（胜利）
经　　销：新华书店
开　　本：850×1168　1/16　印张：15
字　　数：402 千字
版　　次：2021 年 1 月第 1 版
印　　次：2021 年 2 月第 1 次印刷
标准书号：ISBN 978-7-117-31158-8
定　　价：72.00 元

打击盗版举报电话：010-59787491　E-mail：WQ @ pmph.com
质量问题联系电话：010-59787234　E-mail：zhiliang @ pmph.com

前　言

实验教学在医学高等教育中发挥着非常重要的作用。中南大学基础医学实验教学中心的细胞与分子生物学实验室承担了全校医学及相关专业本科生医学免疫学、医学微生物学和医学寄生虫学三门课程的实验教学任务。目前该三门课程的实验教学仍沿用各自实验指导,并无统一教材。部分实验内容趋于陈旧,以验证(或印证)理论课知识为主要教学目的,而未充分体现实验课程固有的理论、原理和逻辑等要素。近年来,国内若干"双一流"建设高校和地方院校将医学免疫学、医学微生物学和医学寄生虫学的实验课进行整合,成为一门独立课程(命名不尽相同)。为适应新形势下的实验教学改革与发展需求,我们编写了本教材。不同于现有的实验类教材或指导,本书取名《实验免疫学和病原生物学》,意指通过实验、实践以观察、探索生命现象,继而获得知识并形成体系,体现其作为一门源于实验,但并非简单地依从于或复制理论课教学的课程地位。同时,我们希望该教材能启迪医学生的自主科学思维,促进医学生科研探索、实践与创新能力的培养。

该教材在如下方面做出了积极努力:精,避免"大而全";准,各章节原理力求准确,实验流程已经在实际教学中稳定运行;新,淘汰原三门课程中陈旧的内容,并增加实验室生物安全知识、流式细胞术做免疫细胞亚群分析及数据分析等内容。此外,教材"三性"实验比例适当,主要选题与当前医学教学改革与能力培养的要求一致,对重要病原体配有高分辨率的图片与较为详细的注释。

本书可作为医学专业五年制、八年制教材,亦可作为相关专业研究人员参考用书。由于基础医学实验教学仍在不断探索之中,其定位与授课内容在各高校之间亦存在一定差异,且受编者水平所限,因此,本教材难免有疏漏与不足之处,欢迎读者批评指正。

田　伟　刘水平　蒋立平
2020 年 6 月 30 日于长沙

目　录

第一篇　医学免疫学

第二篇　医学微生物学

目录

第三篇　医学寄生虫学

第一篇　医学免疫学

第一章　固有免疫功能的检测原理与技术

第一节　单核吞噬细胞简介

　　体内具有吞噬功能的细胞群按形态大小分为两类，一类为小吞噬细胞，即中性粒细胞，一类为大吞噬细胞，即单核吞噬细胞系统（mononuclear phagocytic system，MPS）。单核吞噬细胞系统由血液中的单核细胞和组织、器官中的巨噬细胞组成。单核细胞起源于粒-单系祖细胞，在骨髓中分化发育为单核细胞，释放入血，进入组织、器官后分化为巨噬细胞，并具有不同的名称。巨噬细胞作为连接固有免疫与适应性免疫反应的一种重要细胞，具有广泛的生物学活性：①吞噬病原体、病毒感染细胞、细胞碎片、死细胞等；②递呈抗原；③分泌多种细胞因子，如 IL-1、IL-6、TNF-α 等。

　　巨噬细胞包括淋巴结和脾脏中的巨噬细胞、肺脏的肺泡巨噬细胞、肝脏的库普弗细胞、神经组织的小胶质细胞、骨髓的破骨细胞等。实验室建立了相应的分离和鉴定巨噬细胞的方法。人单核巨噬细胞主要来源于外周血，也可来源于肺泡灌洗液、腹水等，也可以通过斑蝥酊发泡实验获得巨噬细胞。鼠或其他物种单核巨噬细胞可从动物腹腔、淋巴结和肺泡等组织中分离。通常首先将样本制备成单细胞悬液，采用淋巴细胞分离液或 Percoll 分层液通过密度梯度离心，分离出单个核细胞，再利用单核巨噬细胞具有较强的黏附玻璃的特点，使细胞贴壁以纯化巨噬细胞。这种分离方法纯化的巨噬细胞纯度较低；利用单核巨噬细胞特征性表面标志物，采用特异性抗体，通过免疫磁珠法或流式细胞仪术分选可以获得高纯度的单核巨噬细胞。另一个获得巨噬细胞的方法是在体外用细胞因子诱导骨髓干细胞，使其分化成为巨噬细胞。骨髓中的造血干细胞在多种细胞因子和集落刺激因子的作用下，可以分化为包括单核巨噬细胞在内的多种成熟血细胞，在髓样干细胞向单核巨噬细胞分化的过程中，起关键作用的细胞因子为粒细胞-巨噬细胞集落刺激因子（GM-CSF）、巨噬细胞集落刺激因子（M-CSF）、IL-3 等，因此可在体外通过这些细胞因子诱导单核巨噬细胞的前体细胞定向分化为巨噬细胞，用于实验研究。

　　巨噬细胞是一种具有可塑性和多能性的细胞群体。在不同的病原体或不同类型细胞因子所形成的微环境中，单核细胞可分化为功能特性各不相同的两个巨噬细胞亚群，即 M1 型和 M2 型巨噬细胞，表现出明显的功能差异。M1 型巨噬细胞（type-1 macrophage，M1）又称为经典活化的巨噬细胞（classical activated macrophage），分泌促炎性细胞因子和趋化因子，并且是一种专职抗原提呈细胞，参与正向免疫应答，杀伤清除病原体，引起炎症反应。单核吞噬细胞在 Toll-样受体（Toll-like receptor，TLR）介导的活化信号或 IFN-γ、GM-CSF 等细胞因子刺激诱导下，分化为 M1 型巨噬细胞，首先进入一种无杀伤活性的中间阶段，然后才能被脂多

1

糖(lipopolysaccharide,LPS)等激活,完全活化后的巨噬细胞才具有较强的抗原提呈能力,分泌大量细胞因子(含趋化因子),产生一氧化氮和活性氧等活性介质,具有很强的杀伤活性。M2 型巨噬细胞(type-2 macrophage,M2)又称为旁路活化的巨噬细胞(alternative activated macrophage)。IL-4、IL-13 或糖皮质激素等能诱导单核细胞向 M2 型巨噬细胞分化,M2 型巨噬细胞抗原提呈能力较低,不产生一氧化氮,通过分泌抑制性细胞因子 IL-10、TGF-β 等,下调免疫应答,抑制炎症反应,促进组织损伤后修复和纤维化。下面介绍体内诱导 M1 型巨噬细胞活化及其吞噬功能测定的方法。

第二节　小鼠腹腔巨噬细胞吞噬实验

1. **实验原理**　单核巨噬细胞的分离和纯化是研究单核巨噬细胞功能和特性的前提。可用多种方法分离不同组织器官来源的小鼠巨噬细胞,其中小鼠腹腔巨噬细胞取材最为方便,应用广泛。在未经刺激的腹腔巨噬细胞中,处于静止状态的巨噬细胞占 50%～70%。先将刺激物如硫基乙醇酸钠或淀粉注入小鼠腹腔,三天后收集腹腔细胞,可以得到大量活化的巨噬细胞。小鼠腹腔细胞除巨噬细胞外,还含有少量淋巴细胞和粒细胞,根据实验需要可进一步纯化。常用的检测巨噬细胞吞噬功能的方法是将巨噬细胞与有细胞核的鸡红细胞、白假丝酵母菌、细菌等抗原混合孵育,待反应结束,将巨噬细胞固定、染色,置于显微镜下观察,计算巨噬细胞吞噬率和吞噬指数,以检测吞噬功能。此方法简单、易行,无须特殊设备。此外,可用荧光素标记颗粒性抗原如细胞、细菌颗粒或荧光微球,结合流式细胞仪或荧光显微镜,检测巨噬细胞胞质中被吞噬颗粒的荧光强度,以反映巨噬细胞的吞噬功能。此类荧光标记的方法结果判断客观、重复性好。本节介绍一种可快速获得小鼠腹腔巨噬细胞并进行吞噬功能检测的方法。

2. **材料与试剂**

(1) 昆明种小白鼠(6~9 周龄,体重 18~32g)。

(2) 75%乙醇、RPMI-1640 培养基、白假丝酵母菌悬液(浓度为 $3×10^7$ 个/ml)、0.1%甲紫染液。

(3) 离心机、恒温水浴箱、显微镜。

(4) 有齿镊、一次性注射器、手术剪、毛细吸管、试管等。

3. **方法与步骤**

(1) 体内活化巨噬细胞:消毒小鼠腹部,腹腔注射 2ml 无菌 4%淀粉溶液。继续饲养 3d。

(2) 快速分离小鼠腹腔巨噬细胞

1) 小鼠处死:取干净玻璃容器,置于通风柜,放入被乙醚浸湿的脱脂棉球或纱布,然后将小鼠放入,迅速加盖,充分麻醉后取出小鼠,采用颈椎脱白法处死小鼠。腹部皮肤以 75%乙醇消毒,用注射器注入 RPMI-1640 培养基 3ml,从腹部两侧轻轻揉按腹部约 5min,使液体在腹腔内充分流动。

2) 腹腔液的收集:剪开腹部皮肤,暴露腹膜,用手术剪将腹膜剪一小孔,用毛细吸管收集腹腔中的液体(尽量多收集),移入试管内。

3) 巨噬细胞的富集:将收集了腹腔液的试管置于低速台式离心机中,500r/min,离心 10min,弃去上清液,加入 RPMI-1640 培养基 0.5ml,混匀。

(3) 快速检测小鼠腹腔巨噬细胞吞噬功能

1）孵育：在上述巨噬细胞悬液中加入白假丝酵母悬液两滴，混匀，试管置于37℃水浴箱，孵育30min。

2）离心：将试管置于低速台式离心机中，1 000r/min，离心5min，弃上清液，加入RPMI-1640培养基0.3ml，吹打重悬细胞。

3）镜检：加入0.1%甲紫染液1滴，混匀，室温染色10min后滴片，显微镜下观察。

4. 结果观察 镜下总计数200个巨噬细胞，计算巨噬细胞的吞噬率和吞噬指数（图1-1-1，图1-1-2）。

$$吞噬率(\%)=\frac{吞噬白假丝酵母的巨噬细胞总数}{200(计数的巨噬细胞总数)}\times100\%$$

图1-1-1 吞噬率计算公式

$$吞噬指数=\frac{巨噬细胞所吞噬白假丝酵母总数}{200(计数的巨噬细胞总数)}$$

图1-1-2 吞噬指数计算公式

5. 注意事项

（1）在收集腹腔灌洗液时，操作应小心，避免刺破血管或肠壁。

（2）实验时应掌握好吞噬时间，若时间过长，白假丝酵母被消化；若时间过短，则吞噬不充分。

（3）加入染色液后充分混匀。

（4）小鼠品系、周龄、性别等因素均可影响巨噬细胞的吞噬率和吞噬指数。

6. 实验意义 巨噬细胞吞噬功能的检测是判断机体固有免疫功能的重要指标之一。

第三节 血清总补体活性检测

补体系统是存在于人和脊椎动物血清与组织液中一组经活化后具有酶活性和自我调节功能的蛋白质，包括30多种可溶性蛋白和膜蛋白。补体的激活有三条途径，即经典途径、旁路途径和凝集素途径，它们有共同的终末反应过程，最终都形成攻膜复合物（membrane attack complex，MAC），并产生多种补体裂解片段。这些产物具有溶解细菌或细胞、调理吞噬、介导炎症、调节免疫应答和清除免疫复合物等生物学功能。补体是机体固有免疫应答系统的重要组分，也是适应性体液免疫应答发挥免疫效应的重要机制之一。补体系统的检测包括总补体活性检测和相关组分如C3含量的检测。补体各成分含量的检测可采用ELISA等方法进行（参见第三章）。

1. 实验原理 绵羊红细胞（sheep red blood cell，SRBC）与相应抗体（溶血素）结合后形成致敏SRBC，可通过经典途径激活补体，导致SRBC溶解。且红细胞溶血程度与补体活性正相关。将待测血清做一系列稀释后，分别加入致敏SRBC，进行反应，用分光光度计检测上清液吸光度，进而判断待测血清中的总补体活性。补体用量与溶血程度呈S形曲线关系（图1-1-3），当溶血程度介于30%~70%时，补体用量与溶血程度呈线性关系。通常将能导致一定量的绵羊红细胞发生50%溶血的补体活性（50% complement hemolytic activity，CH50）定义为一个CH50单位。此实验反映血清总补体活性，C1~C9

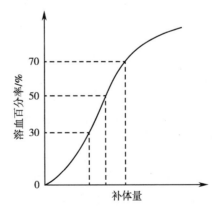

图1-1-3 红细胞溶血程度与补体用量的关系

任何一种成分的缺陷都将导致 CH50 活性降低。

2. 材料与试剂

（1）巴比妥缓冲液（pH 7.4）储存液：5.75g 巴比妥、3.75g 巴比妥钠、85.00g NaCl、1.02g $MgCl_2 \cdot 6H_2O$、0.2g $CaCl_2 \cdot 2H_2O$，溶于蒸馏水中，用蒸馏水加至 2 000ml，过滤，4℃保存。临用前将储存液取 1 份加 4 份蒸馏水稀释，当日使用。

（2）2% SRBC 悬液：新鲜脱纤维羊血或 Alsever 液保存羊血（4℃可保存 3 周）用生理盐水洗 2 次，第 3 次用巴比妥缓冲液洗涤，2 000r/min 离心 30min。取沉淀红细胞以巴比妥缓冲液配成 2%悬液。为使浓度标准化，可将 2%SRBC 悬液用巴比妥缓冲液稀释 25 倍，于分光光度计（波长为 542nm）测定透光率（以巴比妥缓冲液校正透光率至 100%）。每次实验用红细胞浓度（透光率）必须一致。

（3）溶血素（抗 SRBC 抗体）：有商品出售，按说明书所标效价以巴比妥缓冲液稀释至 2 单位。如效价为 1:8 000，则使用时稀释至 1:4 000。

（4）致敏 SRBC：2% SRBC 加等量 2 单位溶血素，混匀，置 37℃水浴 10min。

（5）50%溶血标准管：2ml 致敏 SRBC 中加入双蒸水 8ml，混匀，即为全溶血管。取 2ml 全溶血管加入 2ml 巴比妥缓冲液，即得到 50%溶血标准管。

（6）37℃水浴箱、离心机、分光光度计、试管、吸管等。

3. 方法与步骤

（1）血清稀释：取待检人血清 0.2ml，加入巴比妥缓冲液 3.8ml，即将待测血清做 1:20 稀释。

（2）建立溶血反应：按表 1-1-1 加入各试剂，混匀，将试管置于 37℃水浴箱，反应 30min。

表 1-1-1　补体 CH50 测定

试管编号	1:20 稀释血清/ml	巴比妥缓冲液/ml	致敏 SRBC[*]/ml	CH50[**]/（U/ml）
1	0.10	1.40	1.0	200
2	0.15	1.35	1.0	133.3
3	0.20	1.30	1.0	100
4	0.25	1.25	1.0	80
5	0.30	1.20	1.0	66.7
6	0.35	1.15	1.0	57.1
7	0.40	1.10	1.0	50
8	0.45	1.05	1.0	44.4
9	0.50	1.00	1.0	40
10	—	1.50	1.0	—

[*] 致敏 SRBC：取 6ml 2%的 SRBC 加等体积 2 单位溶血素，混匀，置 37℃水浴 10min，取混合细胞悬液 1.0ml 加入每支试管。

[**] 同一份血清标本经 1:20 稀释后，按表中体积加入各试管中，经过反应，若第 1 号试管发生 50%溶血效应，则该血清标本中补体的 CH50=1/0.1×20（稀释倍数）=200U/ml；若第 7 号管出现 50%溶血效应，则该样本的 CH50 活性=1/0.4×20=50U/ml。依此类推。

4. 结果观察　将各试管 2 500r/min 离心 5min，取上清液与 50%溶血标准管目测比较，观察溶血程度。取溶血程度与 50%溶血标准管相近的两管在分光光度计上分别读取光密度值 A_{542nm}，以光密度值最接近 50%溶血标准管者按下列公式计算 CH50 活性（图 1-1-4）。人 CH50 正常参考值范围：50~100U/ml。

$$CH50(U/ml) = \frac{1}{\text{引起50\%溶血的血清用量(ml)}} \times 20(\text{稀释倍数})$$

图 1-1-4　CH50 活性计算公式

5. **注意事项**

（1）待检血清标本应无溶血、无乳糜、无污染。

（2）巴比妥缓冲液、致敏 SRBC 均应新鲜配制。

（3）待检血清标本应新鲜,如室温放置 2h 以上,会使补体活性下降。

（4）实验器材应清洁,残留的酸碱等化学物质均可破坏补体活性。

（5）反应缓冲液的 pH、离子强度、反应温度等因素均可影响补体溶血活性,因此需对实验的各个环节做严格控制。

（黎明　章洁）

第二章 经典抗原抗体反应的原理与检测技术

第一节 概 述

抗原抗体反应(antigen-antibody reaction)是指抗原与相应抗体在体内或体外相遇而发生的特异性结合反应。根据抗原抗体是否发生结合可以判断在样本中是否存在相应的抗体或抗原,因而可用已知抗原检测未知抗体,或用已知抗体检测未知抗原。由于抗体常存在于血清中,又称抗血清,早期用抗血清进行抗原抗体反应,故抗原抗体反应又称为血清学反应(serological reaction)。它广泛应用于研究机体的免疫应答,抗原与抗体的特性以及疾病的辅助诊断、治疗评估等多个领域。

一、抗原抗体反应的原理及特点

抗原抗体能够在体内或体外特异性结合,是基于抗原与抗体分子间的非共价键结合,在氢键结合力、电荷引力、范德瓦耳斯力、疏水作用力等几种分子间引力相互作用的合力下,使空间构象互补的抗原抗体可以相互结合在一起,在适宜的条件下,出现肉眼可见的现象。抗体及大多数抗原都属于蛋白质类,溶于水中呈胶体溶液,蛋白质胶体分子带有负电荷,且其亲水基团与水分子结合,在其外周形成一层水化膜,因而蛋白质分子互相排斥均匀分布在溶液中,而不会自行聚合。当抗原抗体结合时,其表面的电荷减少或消失,同时水化层也被破坏消失,整个蛋白质胶体分子由亲水胶体转化为疏水胶体,在适量电解质参与下,则可进一步使各疏水胶体相互靠拢,形成肉眼可见的抗原抗体复合物。抗原抗体反应的主要特点包括以下几个。

1. **特异性** 抗原抗体的结合是抗原表位与抗体超变区抗原结合位点互补结构的结合,因而具有高度的特异性。天然抗原常含有多个抗原表位,可刺激机体分别产生相应的抗体,即多克隆抗体。如果两种抗原分子具有相同或相似的抗原表位则可能发生交叉反应。

2. **可逆性** 抗原与抗体的结合为分子表面基团的非共价结合,结合稳定但可逆,所形成的抗原抗体复合物在一定条件下(如低 pH、冻融、高浓度盐类等)可以解离,解离后的抗原或抗体其化学结构、生物活性及特异性与未结合前一致。解离度主要取决于两方面:一是抗体与抗原结合的亲和力(affinity)。亲和力指抗体分子单一抗原结合部位与一个相应抗原表位之间互补结合的强度。抗体亲和力越高,抗原抗体复合物的解离度越低;抗体亲和力越低,则抗原抗体复合物解离度越高。二是抗原抗体反应的环境因素。改变 pH 和离子强度是最常用的促解离方法,根据此特点,可借助亲和层析法纯化特异性抗体或抗原。

3. **阶段性** 抗原抗体反应可分为两个阶段:第一阶段是特异性结合阶段,此阶段反应快,仅需几秒至几分钟,一般不出现可见反应;第二阶段是可见反应阶段,抗原抗体复合物在环境因素(如电解质、pH、温度)的影响下进一步交联和聚集而形成较大的复合物,表现为凝集、沉淀等肉眼可见的反应,此阶段反应慢,往往需要数分钟、数小时至数日不等。实际上这两个阶段难以严格区分。

4. **最适比例结合** 抗原抗体反应中所形成的抗原抗体复合物的生成量与反应物的浓度有关。当抗原与抗体的浓度和比例适当时,抗体分子的两个 Fab 段分别与两个抗原表位结合,相互交叉连接成网格状复合物,因而抗原抗体复合物体积大、数量多,形成速度快,出现肉眼可见的反应,此为等价带(图 1-2-1)。若抗原或抗体过剩,由于过剩一方的结合价不能被完全占据,多呈游离的小分子复合物形式,或所形成的复合物易解离,因而抗原抗体复合物体积小、数量少,不能出现肉眼可见的反应,此为前带现象(prozone),即抗体过剩;或后带现象(postzone),即抗原过剩。故在具体实验过程中要适当稀释抗原或抗体,以调整二者的浓度和比例,使其出现最大复合物,避免出现假阴性结果。

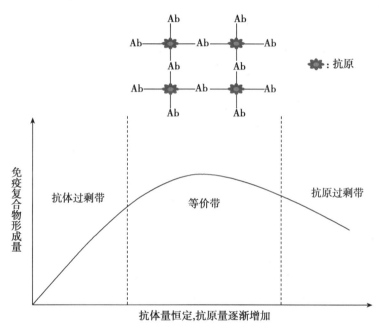

图 1-2-1 抗原抗体反应曲线

二、抗原抗体反应的影响因素

1. **抗原和抗体的性质** 抗体特异性和亲和力、抗原的理化性质、抗原表位的数目和种类等均可影响抗原抗体反应的结果。

2. **抗原和抗体的浓度** 抗原和抗体的浓度比例是影响抗原抗体反应的重要因素,只有当二者的浓度处于最适比例时,所形成的抗原抗体复合物才会既多又快,出现肉眼可见的反应。出现合适反应的抗体与抗原的浓度是相对而言的,须通过实验寻求合适的浓度比例。

3. **温度** 在一定范围内,反应温度越高,抗原与抗体分子碰撞的机会越多,形成可见反应的速度越快。但温度过高(56℃以上)可导致已结合的抗原抗体解离,甚至导致抗原或抗体变性失活。通常抗原抗体反应的最适温度为37℃。某些特殊的抗原抗体反应有其特定的最适反应温度,例如冷凝素在4℃左右与红细胞结合最好,20℃以上反而解离。

4. **pH** 抗原抗体反应的最适 pH 范围在6~8,过碱或过酸均可影响抗原、抗体的理化性状而出现假阳性或假阴性结果,不同类型的抗原抗体反应其合适的 pH 范围有所不同。

5. **电解质** 抗原与抗体发生特异性结合后,电解质的存在使抗原抗体复合物失去电荷而聚集,因而,适当电解质是抗原抗体出现可见反应的条件。反应系统中电解质浓度过低不

笔记

易出现可见反应,过高,则会引起非特异性蛋白质沉淀,即盐析。

6. 反应时间　不同实验出现可见反应的快慢不同,即使同一实验,在反应的不同阶段,其出现的现象也可能会有所不同,因此,实验过程中需选取适当的时间观察结果。

三、抗原抗体反应的分类

经典的抗原抗体反应可分为4种主要类型:①颗粒性抗原与相应抗体结合所发生的凝集反应(agglutination);②可溶性抗原与相应抗体结合所发生的沉淀反应(precipitation);③抗原抗体结合后激活补体所致的补体结合反应(complement fixation reaction);④病毒与相应抗体结合所致的中和反应(neutralization)。

第二节　凝 集 反 应

颗粒性抗原与相应抗体在电解质参与下相互作用,当两者比例适当时,形成肉眼可见的凝块,称为凝集反应。参与凝集反应的抗原称为凝集原(agglutinogen),相应抗体称为凝集素(agglutinin)。凝集原可以是红细胞、细菌、螺旋体等天然颗粒性抗原,也可以是吸附或偶联有可溶性抗原的非免疫相关颗粒,如红细胞(绵羊红细胞或正常人O型红细胞)、细菌、活性炭粒、聚苯乙烯乳胶微粒等。根据参与反应的颗粒不同,凝集反应分为直接凝集反应、间接凝集反应两大类,此外还有一些特殊性质的凝集反应,如Coombs试验和固相免疫吸附血凝试验等。凝集反应可用于定性或半定量检测颗粒性抗原或相应抗体。其常用方法有玻片法、试管法和微量板法。

一、直接凝集反应

红细胞、细菌、螺旋体等天然的颗粒性抗原,在适量电解质的参与下,可直接与适当比例的相应抗体结合出现凝集现象,称为直接凝集反应(direct agglutination)。常用的试验方法有玻片法和试管法两种。玻片凝集试验为定性试验,一般是用已知的抗体作为诊断试剂,滴加于洁净的载玻片或凹玻片孔内,再加入待检细菌或红细胞悬液,混合均匀,同时以生理盐水取代颗粒性抗原、以正常血清取代抗体以设置阴性对照。室温放置数分钟后即可观察试验结果,出现颗粒状凝集者为阳性反应。此法特异、简便、快速,常用于细菌的分型鉴定和人类红细胞ABO血型测定等。试管凝集试验为半定量试验,常用已知的抗原作为诊断试剂,与一系列稀释的待检血清在试管内混合,37℃温育一定时间后观察结果。同时以生理盐水取代血清作为对照,应无非特异性自凝现象。以出现明显的颗粒状或絮片状凝集现象的待检血清最高稀释度作为抗体的效价(或滴度),以表示血清中抗体的相对含量。目前常用的试管凝集试验有用于诊断伤寒和副伤寒的肥达反应(Widal test),诊断斑疹伤寒等的外斐反应(Weil-Felix test)。

下面介绍直接玻片凝集试验鉴定人ABO血型。

1. 实验原理　天然颗粒性抗原在电解质参与下,于玻片上直接与相应抗体结合所出现的凝集现象,称为直接玻片凝集试验。常作为定性试验。

编码人类ABO血型遗传标志的基因定位于第9号染色体,该基因的产物为糖基转移酶,能够将糖基转移到红细胞膜的前体物质(H物质)上形成抗原。含有A、B、O三种等位基因,其中A、B为显性,而O为隐性等位基因。A等位基因编码N-乙酰基半乳糖胺糖基转移酶,能将N-乙酰基半乳糖胺连接在H物质的半乳糖上,使之成为A抗原;B等位基因编码D-半乳糖糖基转移酶,能将D-半乳糖连接在H物质的半乳糖上,使之成为B抗原;O等位基因所编码的糖基转移酶无活性,不能修饰H抗原。

人类 ABO 血型的类型取决于红细胞表面的 A、B 抗原,如果只有 A 抗原,则为 A 型;只有 B 抗原,则为 B 型;同时有 A、B 抗原,则为 AB 型;A、B 抗原均无,则为 O 型。将待测人红细胞与相应的抗 A、抗 B 分型试剂在生理盐水中分别混合后,根据是否出现凝集现象可判断红细胞上是否有 A、B 抗原,从而可鉴定出受试者的血型。

2. 材料与试剂

(1) 待测红细胞悬液、抗 A 分型试剂、抗 B 分型试剂。

(2) 生理盐水、小试管、采血笔、采血针、75%酒精棉球、玻片、毛细滴管等。

3. 方法与步骤

(1) 采血:采血时一般取耳垂或手指血。以采手指血为例,用 75%酒精棉球消毒手指尖,用无菌采血笔迅速刺破皮肤,用一次性定量采血管吸取血液约 25μl。

(2) 制备红细胞悬液:将所取血液加入装有 0.5ml 无菌生理盐水的小试管中,混匀,配制成浓度约为 5%左右的红细胞悬液。

(3) 加样:取干净玻片一块,在两端分别标记 A、B,在玻片两端分别滴加抗 A 分型试剂、抗 B 分型试剂各 1 滴,然后加入 5%红细胞悬液各 1 滴,分别混匀(注意勿使抗 A 分型试剂、抗 B 分型试剂相互混合),室温下静置 10min 后观察结果。

4. 结果观察 将玻片置于白色背景上观察结果。如果待测红细胞与抗 A、抗 B 分型试剂混匀后的混合液由红色混浊状变为透明,并出现大小不等的红色凝集块者则为红细胞凝集;如果混合液仍呈混浊状说明红细胞未发生凝集。反应 10min 后观察结果显示两侧都无凝集出现者,应再混匀一次,室温静置 30min 后再次观察,此时的结果为最终结果。根据表 1-2-1 判断受试者 ABO 血型。

表 1-2-1 ABO 血型鉴定表

抗 A 分型试剂	抗 B 分型试剂	血型
+	−	A
−	+	B
+	+	AB
−	−	O

"+"表示有凝集,"−"表示无凝集。

5. 注意事项

(1) 玻片要清洁,务必于两端标明 A、B 字样。

(2) 所用抗 A、抗 B 分型试剂必须在有效期内使用。

(3) 抗 A、抗 B 分型试剂不能混合。

(4) 待检红细胞悬液不宜过稀或过浓。

(5) 由于存在血型亚型等情形,不典型结果判读需谨慎。

6. 临床意义

(1) 输血配型。

(2) 辅助亲子鉴定、法医鉴定。

(3) 辅助诊断新生儿溶血症。

(4) 器官移植配型中的血型检测。

二、间接凝集反应

用人工的方法,将可溶性抗原(或抗体)先吸附或偶联于与免疫无关的颗粒性载体的表面,然后与相应抗体(或抗原)作用,在适量电解质的参与下,载体颗粒被动地发生凝集,这种

笔记

特异性凝集现象称为间接凝集反应(indirect agglutination)。用作载体的微球可用天然的颗粒性物质,如动物(绵羊、家兔等)或人(O型)的红细胞、细菌、活性炭颗粒、硅酸铝颗粒等;也可用人工合成或天然高分子材料制成,如聚苯乙烯乳胶微粒等。由于载体颗粒增大了可溶性抗原的反应面积,当颗粒上的抗原与微量抗体结合后,就足以出现肉眼可见的反应,因而间接凝集反应敏感性比直接凝集反应高。这种反应适应于各种抗体和可溶性抗原的检测,广泛应用于临床。

根据反应方式不同,间接凝集反应可分为正向间接凝集反应(indirect agglutination),反向间接凝集反应(reverse indirect agglutination)及间接凝集抑制反应(indirect agglutination inhibition)等。其中,正向间接凝集反应将已知可溶性抗原吸附于微球上形成免疫微球(或致敏微球),再与待测标本中相应的抗体相互作用,在电解质存在下出现凝集现象;反向间接凝集反应先将抗体吸附于与免疫无关的微球上,形成免疫微球(或致敏微球),再与待测标本中相应的抗原作用,在电解质存在下出现凝集现象。该种方法对检测微量可溶性抗原具有较高敏感性,可用来检测患者血清中存在的钩端螺旋体抗原、乙型肝炎表面抗原(HbsAg)和甲胎蛋白(AFP)等。

下面介绍正向间接凝集法检测类风湿因子(免疫胶乳试验)。

1. **实验原理**　类风湿因子(RF)是一种抗"自身变性IgG"的抗体(亦称抗球蛋白抗体),它具有与人变性免疫球蛋白结合的能力。利用人IgG致敏的胶乳与患者血清反应,根据产生凝集反应与否,可以测定RF及其滴度。

2. **材料与试剂**

(1) 待测血清、阴性血清、阳性血清。

(2) RF乳胶试剂、生理盐水。

(3) 小试管、带圆孔玻璃板。

3. **方法与步骤**

(1) 待测血清标本的稀释:取6支小试管,在第2~6支试管内分别加入生理盐水200μl,在第1支试管内加入生理盐水380μl。然后在第1支试管内加入待测血清20μl,混匀,吸取200μl,加入第2支试管,再次混匀,吸取200μl,加入第3支试管,依次稀释至第6管,混匀。则各试管内待测血清的稀释度依次为1:20、1:40、1:80、1:160、1:320和1:640。

(2) 滴加血清:在玻璃板的小圆孔内分别加入不同稀释度的血清各1滴,阴性血清1滴,阳性血清1滴。

(3) 滴加胶乳试剂:在各反应孔内分别滴加胶乳试剂1滴,注意胶乳试剂在使用前应摇匀。

(4) 混匀:摇匀各孔中的液体。

4. **结果判断**　1~3min内观察结果。在阳性对照孔出现均匀的白色凝集颗粒,而阴性对照无凝集的前提下,待测样本出现均匀凝集颗粒者为阳性,无凝集者为阴性。出现凝集现象的最高血清稀释度为待测样本类风湿因子的滴度(titer)。

5. **注意事项**

(1) 胶乳试剂应置4℃保存,但不得冷冻。

(2) 胶乳试剂在每次使用前应充分摇匀。

(3) 滴加血清和乳胶试剂时应悬空加入,避免交叉污染。

6. **临床意义**　RF的滴度测定可用于辅助类风湿疾病的诊断。

第三节　沉淀反应

细菌培养滤液、细胞或组织的浸出液、血清蛋白等可溶性抗原,与相应抗体在电解质参与下(在溶液中或凝胶中彼此接触)相互作用,当两者比例适当时,出现肉眼可见的沉淀物或沉淀线,称为沉淀反应。沉淀反应可在液体中进行,也可以在半固体琼脂凝胶中进行。目前常用的方法有凝胶扩散免疫沉淀反应,免疫电泳技术和免疫比浊法。

一、凝胶扩散免疫沉淀反应

凝胶扩散免疫沉淀反应以半固体琼脂凝胶作为介质,抗原抗体在凝胶中扩散,形成浓度梯度,在两者比例最适合的位置上,形成沉淀线或沉淀环,包括单向琼脂扩散试验(single agar diffusion)和双向琼脂扩散试验(double agar diffusion)等。单向琼脂扩散试验常用于检测未知量的相应抗原,将已知一定浓度的抗体均匀混合于已经溶化的42~50℃的琼脂凝胶中,倾注于塑料板上制成琼脂板,冷却后间隔适当距离打孔,孔中加入被测可溶性抗原,任其向四周扩散。抗原与琼脂中的抗体相遇,一定时间后,在比例适当处形成肉眼可见的白色沉淀环。沉淀环的直径与抗原浓度呈正相关。用不同浓度的标准抗原制成标准曲线,可从标准曲线中查出待测标本中抗原的含量。双向琼脂扩散试验则在琼脂板的对应孔中分别加入可溶性抗原和抗体,保持适宜的温度和湿度,使抗原与抗体各自向四周凝胶中扩散,如果两者相对应,则发生特异性反应,在浓度比例适当处形成肉眼可见的白色沉淀线。

下面介绍双向琼脂扩散法测定人血清 IgG 的效价。

1. **实验原理**　将琼脂溶化制成琼脂板,冷却后相隔一定距离打数个孔,在对应孔中分别加入不同稀释度的待测血清(IgG)和抗 IgG 抗体,在湿盒中于 37℃扩散一定时间后,抗原抗体相遇并发生特异性反应,在浓度比例合适处形成肉眼可见的白色沉淀线。出现沉淀线的血清最高稀释度即为待测人血清 IgG 的效价。

2. **材料与试剂**

(1) 琼脂粉、生理盐水、苯酚、玻片、吸管、微量加样器、打孔器、水浴箱、水平台、湿盒、温箱等。

(2) 羊抗人 IgG 抗血清、待测人血清样本。

3. **方法与步骤**

(1) 制备琼脂凝胶:用生理盐水配制 1.2%琼脂(按最终浓度 0.01%加入苯酚以防腐),隔水煮沸熔化琼脂。

(2) 浇板:将平皿置于水平台上,用吸管吸取上述琼脂,仔细加在平皿内,滴加时要小心,要使琼脂均匀覆盖平皿,勿溢出并避免产生气泡。

(3) 打孔:待琼脂凝固后(置室温约 15min),按图 1-2-2 用打孔器打孔,孔径 3mm,孔距 4mm,孔要求圆整、光滑。

(4) 稀释人血清:用生理盐水将人血清原液对倍稀释成 1:2、1:4、1:8、1:16 等不同浓度。

(5) 加样:用 10μl 微量加样器加样,中心孔加羊抗人 IgG 抗血清,1、2、3、4、5 孔分别加入不同稀释度的人血清,每孔 10μl(根据实际体积加样,不

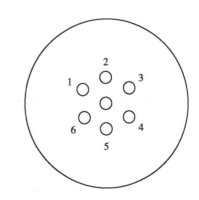

1 孔—人血清原液;2 孔—1:2人血清;
3 孔—1:4人血清;4 孔—1:8人血清;
5 孔—1:16人血清;6 孔—生理盐水;中心孔—羊抗人 IgG 抗血清。

图 1-2-2　双向琼脂扩散实验各孔位置图

笔记

要溢出并避免出现气泡），第6孔加生理盐水作空白对照。做好实验记录。

（6）孵育：将加好样的琼脂凝胶平皿倒放置于湿盒内，于37℃温箱扩散24～72h后观察结果。

4. 结果判断　取琼脂平板于黑色背景上观察抗原、抗体孔间有无白色沉淀线及沉淀线的融合情况。

（1）以出现沉淀线的人血清最高稀释度为待测人血清IgG的效价。

（2）双向琼脂扩散试验沉淀线一般在24h内出现，慢者不迟于72h，如延迟到96h仍无沉淀线出现，则为阴性结果。

（3）当IgG和抗IgG含量相当时，沉淀线为居中一直线，如其中之一含量较大，则沉淀线偏近含量较小的孔；极端情况下，沉淀线不在两孔间，跨越相对浓度低的孔，在另侧形成弧形沉淀线。

5. 注意事项

（1）扩散时间要适当。时间过短，沉淀线不能出现；时间过长，会使已形成的沉淀线解离或散开而出现假象。

（2）本实验常见的误差。

1）加样孔破损或板浇注后保存时间过长而变形，使沉淀线的位置及线条模糊不清。

2）加样孔混有气泡，使溶液溢出孔外。

3）打孔后挑取琼脂时，将凝胶板挑起，以致检样在孔底流溢。

6. 临床意义

（1）可用于检测可溶性抗原或抗体。

（2）半定量测定抗原浓度或判定抗体效价。

（3）对复杂的抗原或抗体成分进行纯度鉴定（图1-2-3）。若反应体系中含两种以上抗原-抗体系统，则小孔间可出现两条以上沉淀线；若相邻两条沉淀线完全相连，说明此两孔内抗原完全相同；若相邻两条沉淀线交叉而过，说明此两孔抗原完全不同；若两条沉淀线部分相连，呈毛刺状，说明此两孔抗原部分相同。

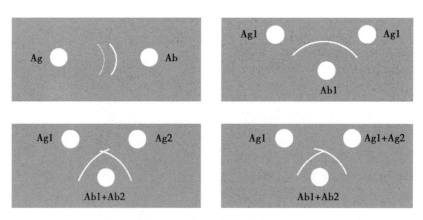

图1-2-3　双向琼脂扩散实验结果示意图

二、免疫电泳技术

免疫电泳技术是将电泳分析与沉淀反应相结合的一种免疫化学分析技术，该技术加快了沉淀反应的速度，而且可将某些蛋白质组分利用其所带电荷不同而将其分开，再分别与抗体反应，故提高了对混合组分的分辨能力，扩大了沉淀反应的应用范围。蛋白质在惰性支持物上进行电泳，不同蛋白质形成带状区域，称为区带电泳。琼脂平板区带电泳和琼脂扩散沉淀反应相结合组成免疫电泳,免疫电泳技术的种类很多,常用的有对流免疫电泳(counter immuno-electrophoresis,CIEP)和火箭免疫电泳(rocket immuno-electrophoresis,RIE)等。对流免疫电泳亦称免疫电渗电泳,是抗原、抗体在电场中双向扩散的一种方法。其基本原理是:在用 pH 8.6 巴比妥缓冲液配制成的琼脂板上打出成对且平行的小孔,在相应孔中加入待测抗原和相应抗体,抗原在阴极侧,抗体在阳极侧。由于蛋白质抗原的等电点(pH 4~5)比抗体等电点(pH 6~7)低,在 pH 8.6 条件下,抗原分子表面所带负电荷较抗体多,所以在电泳时,抗原的电泳速度大于电渗速度,故由负极向正极移动,而抗体分子所带负电荷少,且分子量又大,其电泳速度小于电渗速度,故由正极向负极移动。在二者相遇的最适比例处,形成白色沉淀线。由于抗原、抗体在电场中做定向移动,限制了双向琼脂扩散实验时抗原、抗体向各个方向自由扩散的倾向,从而提高了实验的敏感性(比双向琼脂扩散实验敏感 10 倍以上)。本法具有简便、快速等优点,故可作快速诊断。火箭免疫电泳是在单向琼脂扩散的基础上发展起来的一种技术。检测时,将含有已知抗体的琼脂浇注成琼脂板,打孔后加入待检样品和不同稀释度的标准抗原,经电泳后,与相应的抗体形成抗原抗体复合物,在两者比例适当的部位沉淀下来,所形成的沉淀峰形似火箭,故名火箭电泳。沉淀峰的高低,与抗原的浓度成正比,因此,可以对抗原进行定量测定。

下面介绍对流免疫电泳检测血清 HBsAg。

1. **实验原理** 在用 pH 8.6 巴比妥缓冲液配制的琼脂板上打出成对且平行的小孔,将抗原加入靠负极孔,抗体加入靠正极孔。经电泳后,抗原抗体相遇形成免疫复合物,在两者比例适当的部位形成白色沉淀线。

2. **材料与试剂**

(1) 抗乙型肝炎表面抗原(HBsAg)免疫血清。

(2) HBsAg 阳性血清、阴性血清、待测血清。

(3) 纯化琼脂(或琼脂糖)、0.05mol/L 巴比妥缓冲液(pH 8.6)。

(4) 玻璃板、打孔器、微量移液器、小试管、电泳仪、电泳槽、纱布、镊子等。

3. **方法与步骤**

(1) 制备含 1.2%巴比妥的琼脂板:称取一定量纯化琼脂粉,加入适量 0.05mol/L 巴比妥缓冲液,加热溶化后迅速倾注于平放的玻璃板上(板的大小根据需要而决定),琼脂量以 $0.15ml/cm^2$ 计算。

(2) 打孔:按图 1-2-4 模式打孔,并标记正、负极。

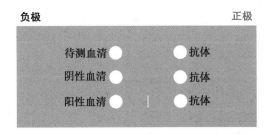

图 1-2-4 对流免疫电泳实验示意图

(3) 加样:用微量移液器按图 1-2-4 模式分别将待测血清、阳性血清、阴性血清加入靠近负极的孔内,使液体平齐琼脂,切勿溢出;以同样方法将抗 HBsAg 免疫血清加入靠近正极的孔内。

(4) 电泳:将琼脂板置于电泳槽支架上,抗原端接负极,抗体端接正极。两端分别用两层纱布搭桥,贴在琼脂板上约 10mm 处,其余部分浸入电泳槽缓冲液中。电流强度设为 4~

5mA/cm（玻板总宽），或端电压为 4~6V/cm（玻板长），电泳 45~60min 后关闭电源。取出琼脂板观察结果。

4. 结果判断　在黑色背景上观察，于两孔之间见到白色沉淀线者为阳性，无沉淀线者为阴性。沉淀线不清晰时，可置室温下或湿盒内于 37℃ 温箱中温育 1~2h，再行观察。

（王　洁）

第三章　免疫标记的原理与技术

免疫标记技术是将示踪技术的敏感性与抗原抗体反应的特异性相结合的一门技术。常用荧光素、酶、放射性同位素、胶体金或化学发光剂等作为示踪物质来标记抗原或抗体进行抗原抗体反应。免疫标记技术不仅极大地提高了抗原抗体反应的敏感性和精确性，能够对微量物质进行定性或定量检测，而且借助显微镜或电镜技术，能对待测物进行精确的定位检测。随着分子生物学技术及现代仪器技术的发展，免疫标记技术也在不断完善并广泛应用于临床检测和科研中。

第一节　酶免疫技术原理简介

一、酶免疫技术的组成要素

酶免疫技术是将酶的催化放大作用和抗原抗体反应的特异性相结合的一种微量分析技术。酶标记抗原或抗体后形成的酶标记物，既保留抗原或抗体的免疫活性，又保留了酶的催化活性。当酶标记物与待检标本中相应的抗原或抗体相互作用时，可形成酶标记抗原抗体复合物。利用复合物上标记的酶催化无色的底物显色，其颜色的深浅与待检标本中抗原或抗体的量相关。

1. **酶和作用底物**　一般要求用于免疫标记技术的酶具有如下特点：活性高、纯度高；作用专一性强；性质稳定、易与抗原或抗体偶联；测定方法简便易行；敏感性高、精确度高；酶和底物对人体无害；酶和底物价廉易得。常用的酶有辣根过氧化物酶（horseradish peroxidase，HRP）、碱性磷酸酶（alkaline phosphatase，AP）和 β-半乳糖苷酶等。以辣根过氧化物酶（HRP）为例，其是由无色的酶蛋白和棕色的铁卟啉结合而成的糖蛋白，在辣根中含量高，纯酶容易提取；且 HRP 比活性高，稳定，分子量小，所以最常用。用于免疫酶技术的 HRP 一般为高纯度酶（比活性要求大于 3.0）。HRP 的常用色原底物有邻苯二胺（OPD）、四甲基联苯胺（TMB）、ABTS［2,2'-氨基-二-(3-乙基-苯并噻唑啉磺酸-6)］和 3,3-二氨基联苯胺（DAB）等。OPD、TMB 和 ABTS 用于酶联免疫吸附实验（enzyme linked immunosorbent assay，ELISA）。其中 TMB 反应后显蓝色，加酸终止反应后变为黄色，测定波长 450nm，稳定，无致癌性，是 ELISA 中应用最广泛的底物。DAB 为颗粒性色原底物，一般用于细胞或组织在免疫组化或原位杂交时结合的 HRP 显色，也可用于蛋白印迹结合有 HRP 的膜显色。

2. **酶标记抗体或抗原**　是酶免疫技术的核心组成部分。通过化学反应或免疫学反应，让酶与抗体或抗原形成结合物。用于标记的技术要求方法简单、产率高，重复性好。标记反应不能影响酶和抗原或抗体的活性；且酶标记物稳定，不易发生解离。常用戊二醛交联法或改良过碘酸钠法。

笔记

15

3. 固相载体   一般要求固相载体可结合抗体或抗原的容量大,且抗体或抗原能牢固地固定在其表面,结合后不影响免疫反应性并且有利于反应充分进行。固相方法要简便易行,快速经济。常用的固相载体有塑料制品(如由聚苯乙烯、聚氯乙烯制成的微量板)、微颗粒(高分子单体聚合成的微球或颗粒,如免疫磁珠)及微孔滤膜(如硝酸纤维素膜、尼龙膜和玻璃纤维素膜)等。将抗原或抗体固相化结合在固相载体上的过程称为包被(coating)。

二、酶免疫技术的分类

酶免疫技术一般分为酶免疫组织化学技术和酶免疫测定两大类。酶免疫组化技术是用酶标记抗体与组织切片或细胞上的抗原起反应,然后与酶底物作用,形成有色沉淀物,可以在普通光学显微镜下观察,也可以用电子显微镜观察。酶免疫测定主要用于液体标本中抗原或抗体的测定。酶免疫测定又根据抗原抗体反应后是否需要分离结合的与游离的酶标记物而分为均相法和非均相法两种类型。均相法中,酶标记物与相应的抗原或抗体结合后,酶活性将发生改变,这样无须对反应液中结合和游离的酶标记物进行分离,直接测定反应系中游离的酶标记物的量,从而推算出标本中的抗原或抗体含量。均相法主要应用于检测半抗原,如激素、药品、毒品等;也可检测大分子抗原。而若抗原抗体反应平衡后,采用适当的方法分离游离的和结合的酶标记物,然后对经酶催化的底物显色程度进行测定,再推算待测样品中抗原(或抗体)的含量,这种方法为非均相法。非均相法广泛应用的是酶联免疫吸附实验(enzyme linked immunosorbent assay,ELISA)。

1. 酶联免疫吸附实验   ELISA 是根据酶免疫测定原理发展的一种非均相免疫酶技术。其原理是:抗原或抗体结合到固相载体表面仍保持免疫活性;抗原或抗体与酶结合形成的结合物仍保持其免疫活性和酶活性;结合物与相应抗体或抗原反应后,免疫复合物上标记的酶在遇到相应底物时,可以催化底物水解、氧化还原,从而产生有色物质,其颜色的有无和深浅与相应的抗体或抗原含量有关。因此 ELISA 可用于定性或定量测定抗原,也可用于测定抗体。根据试剂的来源、标本的性状以及检测的条件,可设计出各种不同类型的检测方法。ELISA 的基本类型包括:间接法、双抗体夹心法、竞争法等。

(1)间接法:间接法是检测抗体最常用的方法,其原理为利用酶标记的抗抗体检测已与固相抗原结合的受检抗体,故称为间接法。间接法只需要更换不同的固相抗原,可以用一种酶标二抗检测各种与抗原相应的抗体(图 1-3-1)。间接法基本操作过程如下:①包被已知抗原,洗涤除去未结合的抗原及杂质。②加稀释的受检标本,其中待测的特异抗体与抗原结合,形成固相化抗原抗体复合物。经洗涤后,固相载体上只留下与抗原结合的特异性抗体。其他免疫球蛋白及血清中的杂质由于不能与固相抗原结合,在洗涤过程中被洗去。③加酶标抗抗体,与固相复合物中的抗体结合,从而使该抗体间接地标记上酶。洗涤后,固相载体上的酶量就代表特异性抗体的量。④加底物显色:颜色深浅程度代表标本中受检抗

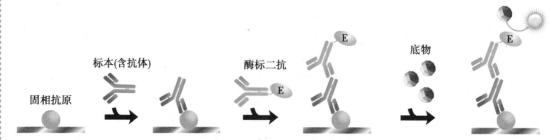

图 1-3-1   ELISA 间接法检测抗体原理示意图

体的量。

（2）双抗体夹心法：双抗体夹心法是检测抗原最常用的方法，适用于检测含有至少两个抗原决定簇的多价抗原（图1-3-2）。操作步骤如下：①包被已知抗体，洗涤除去未结合的抗体及其他杂质。②加受检标本，形成固相抗原抗体复合物。洗涤除去其他未结合的物质。③加酶标抗体，使固相免疫复合物上的抗原与酶标抗体结合。彻底洗涤未结合的酶标抗体。④加底物，酶催化底物成为有色产物。根据颜色反应的程度进行该抗原的定性或定量。需要注意的是，如果待检标本中抗原浓度过高，容易形成"钩状效应"（hook effect）。严重的钩状效应可导致假阴性结果，因此必要时需将待检标本做适当稀释后重新测定。

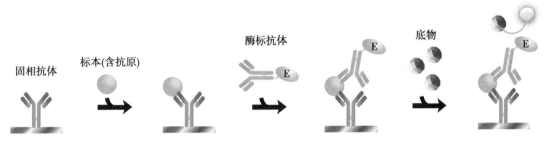

图1-3-2　双抗体夹心法检测抗原示意图

（3）竞争法：竞争法可用于测定抗原（图1-3-3），也可用于测定抗体（图1-3-4）。受检抗原（或受检抗体）和酶标抗原（或酶标抗体）竞争性与固相化抗体（或抗原）结合，因此结合于固相的酶标抗原（或酶标抗体）量与受检抗原（或抗体）的量呈反比。以竞争法检测抗原为例，其实验操作过程如下：①将特异抗体包被于固相载体，洗涤除去多余抗体和其他杂质。

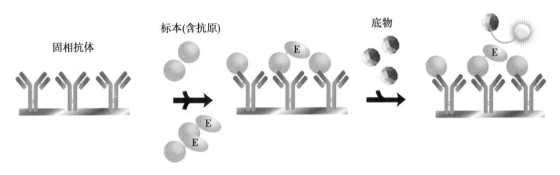

图1-3-3　竞争法测定抗原示意图

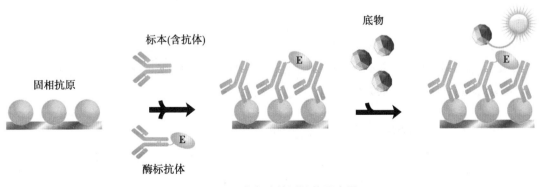

图1-3-4　竞争法检测抗体示意图

②待测管中加待测标本和一定量酶标抗原的混合溶液,使之与固相抗体反应。如待测标本中无抗原,则酶标抗原能顺利地与固相抗体结合。如待测标本中含有抗原,则与酶标抗原以同样的机会与固相抗体结合,竞争性地占去了酶标抗原与固相载体结合的机会,使酶标抗原与固相载体的结合量减少。参考管中只加酶标抗原,孵育后,酶标抗原与固相抗体的结合可达最充分的量。洗涤。③加底物显色。参考管中由于结合的酶标抗原最多,故颜色最深。参考管颜色深度与待测管颜色深度之差,代表受检标本抗原的量。待测管颜色越淡,表示标本中抗原含量越多。

2. **生物素-亲和素放大技术** 生物素(biotin)广泛分布于动、植物组织中,常从含量较高的卵黄和肝组织中提取。经化学修饰后,生物素可成为带有多种活性基团的活化生物素,在蛋白质交联剂的介导下,活化生物素可以与蛋白质、核酸、多糖和脂类等生物大分子物质偶联。亲和素(avidin)是一种糖蛋白,分子量60kD,每个分子由4个亚基组成,可以和4个生物素分子结合,形成一种类似晶格的复合体。亲和素与生物素的结合,特异性强,亲和力大,两者一经结合就极为稳定。生物素-亲和素系统-ELISA(biotin-avidin system-ELISA,BAS-ELISA)是在常规ELISA基础上结合生物素-亲和素的高度放大作用而建立的一种检测方法。生物素容易与抗体以共价键结合,而结合了酶的亲和素分子与结合有特异性抗体的生物素分子产生反应,既起到了多级放大作用,又经酶催化底物显色而达到检测未知抗原(或抗体)分子的目的。

3. **酶免疫组织化学技术** 酶免疫组织化学技术(enzyme immunohistochemistry technique)是以酶标记的特异性抗体对组织切片或细胞标本中的抗原进行定性、定位或定量检测的一种技术。其基本原理是以酶标记的抗体与组织或细胞作用,然后加入酶的底物,生成有色的不溶性产物或具有一定电子密度的颗粒,通过普通显微镜或电子显微镜观察抗原的分布或检测抗原的含量。酶免疫组化技术常用的酶为HRP,常用底物为DAB。酶免疫组化技术具备对比度好、定位准确、染色标本可长期保存等优点。

第二节 双抗体夹心酶联免疫吸附实验检测人白细胞介素-1

1. **实验原理** 白细胞介素1(IL-1)是由单核细胞、内皮细胞、成纤维细胞和其他类型细胞在受到刺激后产生的细胞因子。IL-1是参与固有免疫和炎症反应等重要细胞因子,具有多种局部和全身效应,在炎症疾病中起关键作用。IL-1有IL-1α和IL-1β两种类型,IL-1α主要在上皮细胞、角化细胞和内皮细胞中表达;IL-1β主要由单核细胞和巨噬细胞产生。本实验采用双抗体夹心酶联免疫吸附实验(ELISA)检测人血清标本中的白细胞介素-1(IL-1)的含量。将标准品、待测样本加入预先包被抗人IL-1单克隆抗体的酶标板中,洗涤除去未结合的成分,再加入辣根过氧化物酶(HRP)标记的抗人IL-1抗体。抗人IL-1单克隆抗体、人IL-1、酶标抗体三者结合形成夹心式复合物,最后加入底物显色,其颜色深浅与样品中人IL-1浓度呈正相关。酶标仪测定各样品OD值,基于标准品OD值制备标准曲线,根据未知样本中OD值,即可算出待测标本IL-1的含量。

2. **材料与试剂**

(1) 抗人IL-1单克隆抗体、HRP标记的抗人IL-1抗体。

(2) 重组人IL-1标准品、待测样品、样品稀释液、洗涤液、邻苯二胺、0.3% H_2O_2、1mol/L H_2SO_4 终止液。

(3) 酶标板、湿盒、微量移液器、一次性吸头、吸水纸。

（4）37℃恒温箱、冰箱、酶标仪。

3. **方法与步骤**

（1）抗体包被：根据试剂说明书稀释抗人 IL-1 单克隆抗体作为包被抗体。取酶标板，每孔加入包被抗体 200μl，4℃冰箱过夜。取出酶标板，用洗涤液注满各孔，静置 1min，甩干，如此重复 3 次，拍干备用。

（2）稀释标准品：先用稀释液将冻干标准品配制为 100pg/ml，再用稀释液对倍稀释为 50pg/ml、25pg/ml、12.5pg/ml。

（3）加样：标准品、待测样品、空白对照均设立 2 个复孔。在空白对照孔中加入稀释液 200μl，标准品孔中分别加入 12.5pg/ml、25pg/ml、50pg/ml、100pg/ml 标准品 200μl，待测样品孔加入待测样品 200μl。标记各孔位置，做好实验记录。

（4）第一次孵育：酶标板放入湿盒中，置于 37℃温箱，孵育 40min。

（5）洗板：弃去孔中液体，用洗涤液注满各孔，静置 1min，弃去孔中液体，于吸水纸上轻轻拍干。如此重复 3 次，拍干备用。

（6）加酶标抗体：每孔加入酶标抗体工作液 200μl。

（7）第二次孵育：酶标板放入湿盒中，于 37℃温箱孵育 10~20min。

（8）洗板：弃去孔中液体，用洗涤液注满各孔，静置 1min，弃去孔中液体，于吸水纸上轻轻拍干。如此重复 3 次，拍干备用。

（9）显色：每孔加新鲜配制的邻苯二胺溶液 200μl，避光反应 5min。

（10）终止反应：每孔加 1mol/L H_2SO_4 溶液 50μl。

（11）测定 OD 值：用酶标仪测定各孔在 492nm 波长处的吸光值。打印原始数据表并存档。

4. **结果与数据分析** 在 Excel 工作表中，以标准品浓度作横坐标，对应 OD 值（取均值并以空白孔调为零）作纵坐标，生成标准品的线性回归曲线和回归方程，其中，R^2 代表回归方程的拟合程度。根据回归方程计算出待测样本的 IL-1 浓度。正常人血清中 IL-1 浓度参考值为 0~68pg/ml。

5. **注意事项**

（1）应使用不含致热原和内毒素的试管收集血清样品。

（2）血清样本应分装冻存于 -20℃，避免反复冻融。

（3）必要时，可于包被后用 1% 小牛血清封闭，以减少非特异性反应。

（4）每次洗板要彻底。

（5）邻苯二胺有致突变性，应注意自我防护。

第三节 免疫荧光技术

免疫荧光技术又称荧光抗体技术，是将免疫反应的特异性与荧光技术的敏感性相结合的免疫标记技术。以荧光素作为标记物与抗体结合成为荧光标记抗体，用已知的荧光抗体检测待检标本中的未知抗原，在局部形成荧光素标记的抗原抗体复合物。荧光素受激发光激发后能发出可见荧光，借助荧光显微镜观察对待测的抗原进行定位。近年来，免疫荧光技术已有很大改进和发展，已从原来仅限于固定标本，检测组织切片或细胞表面 Ag 或血清中抗体的定性检测，扩大到进行活细胞分类检测及多种成分的定量检测，因此具有较广泛的用途。

一、荧光及荧光素

荧光是指一个分子或原子吸收了给予的能量后，即刻引起发光；停止能量供给，发光亦瞬间停止。荧光素是一种能吸收激发光并将光能转化成荧光，并能作为染料使用的有机化合物，亦称荧光色素。目前用于标记抗体的荧光素主要有异硫氰酸荧光黄（FITC）、四乙基罗丹明及四甲基异硫氰酸罗丹明等。

二、荧光抗体染色方法

1. **直接法**　这是荧光抗体技术最简单和最基本的方法。滴加荧光抗体于待检标本玻片上，经反应和洗涤后在荧光显微镜下观察。标本中如有相应抗原存在，即与荧光抗体特异结合，在镜下可见有荧光的抗原抗体复合物。此法的优点是简单、特异。但其缺点是检查每种抗原均需制备相应的特异性荧光抗体，且敏感性低于间接法。

2. **间接法**　先将待测抗体（第一抗体）加在含有已知抗原的标本玻片上作用一定时间，洗去未结合的抗体。再滴加荧光素标记的抗抗体（二抗）。如果第一步中的抗原抗体已发生结合，此时加入的标记抗抗体就和已固定在抗原上的抗体（一抗）分子结合，形成抗原-抗体-标记抗抗体复合物，并显示特异荧光。此法的优点是敏感性高于直接法，而且只需制备一种荧光素标记的抗球蛋白抗体，就可用于检测同种动物的多种抗原抗体系统。但间接法有时易产生非特异性荧光，为其缺点。此法常用于各种自身抗体的检测。

三、液相芯片分析技术

又称为"液相悬浮芯片技术"，是当今主流的高通量检测平台之一。将荧光编码的微球与单克隆抗体共价交联，与待测分子结合后，加入荧光素标记的二抗，再通过激光扫描荧光编码来识别单个微球，并测量"检测荧光"强度来确定待测分子的浓度。荧光编码微球带有针对不同靶分子的特异性抗体，不同的微球在一定程度上可以自由组合，这样可以同时完成多个靶分子的检测。液相芯片分析技术可以大大减少生物样品的消耗量，具有准确性高、重复性好、灵敏度高、线性范围广、操作简便等优点，广泛应用于细胞因子、激素、自身抗体、肿瘤标志物等检测。目前，此类试剂盒可检测逾500多种蛋白质分子。

第四节　间接免疫荧光法检测抗核抗体

1. **实验原理**　自身免疫性疾病如系统性红斑性狼疮（systemic lupus erythematosus，SLE）患者血清中多出现抗细胞核抗体（anti-nuclear antibody，ANA）。由于与抗体结合的抗原通常无种属特异性，因此以大白鼠肝细胞核作为抗原，加入患者的待测血清（第一抗体）反应，再加入荧光标记的抗人 IgG 抗体（第二抗体）进行间接免疫荧光实验。若患者血清中有 ANA，则 ANA 与肝细胞核抗原结合，再与荧光素标记的抗人 IgG 结合，在荧光显微镜下可见细胞核显示特异荧光。

2. **材料与试剂**

（1）新鲜大白鼠或小鼠肝脏。

（2）待检血清、阳性对照血清、阴性对照血清。

（3）0.01mol/L PBS（pH 7.4）、丙酮固定液、甘油缓冲液、FITC 标记的羊抗人 IgG 抗体。

（4）洗片缸、湿盒、吸管、试管、载玻片、盖玻片、标记笔、镊子、微量加样器等。

（5）荧光显微镜、恒温培养箱。

3. 方法与步骤

（1）制备小鼠肝印片：取小鼠肝脏，用生理盐水灌洗后，切成细长条，将切面在载玻片（预先用蜡笔画好直径 0.5cm 左右的圆圈）上轻轻按压，干燥后用丙酮在 37℃ 固定 15min。

（2）滴加血清：在肝印片小圈内分别滴加待检血清、阴性对照血清、阳性对照血清、PBS 空白对照各一滴，切勿相互混合，置 37℃ 孵育 30min。

（3）漂洗：孵育完成后将肝印片先用 PBS 轻轻冲洗一次，然后置洗片缸内震荡漂洗，5min，重复 3 次。

（4）滴加荧光抗体：每孔滴加一滴 FITC 标记的羊抗人 IgG 抗体，置 37℃ 孵育 30min。

（5）漂洗：孵育完成后将肝印片先用 PBS 轻轻冲洗一次，然后置洗片缸内震荡漂洗，5min，重复 3 次。最后用蒸馏水冲洗一次，晾干。

（6）镜检：在玻片上滴加缓冲甘油，加盖玻片。荧光显微镜下观察结果。

4. 结果判断

（1）荧光强度分级："－"无荧光；"±"荧光微弱可见；"+"荧光可见；"+++"荧光耀眼；"++"荧光强度介于可见与耀眼之间。

（2）ANA 效价：待测血清经稀释后，以产生荧光强度为"++"级的最高稀释倍数为 ANA 效价（或滴度）。

（3）通常可观察到如下四种核荧光染色形态（图 1-3-5）。

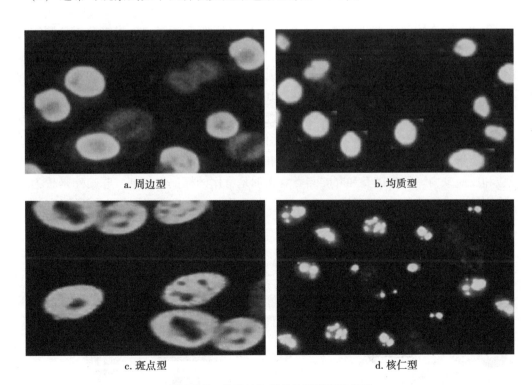

a. 周边型　　　　　　　　　　b. 均质型

c. 斑点型　　　　　　　　　　d. 核仁型

图 1-3-5　抗核抗体常见的四种荧光类型

1）周边型（peripheral type）：又称粗毛型（shaggy type）或膜型（membranous type），是由抗 DNA 抗体所产生的核染色，核周围呈荧光光带，而核中央染色弱或无荧光。

2）均质型（homogenous type）：又称弥散型（diffuse type），是由抗核蛋白（抗 DNP）所产生的核染色，整个细胞核呈现均匀一致的荧光染色。

3）斑点型（speckled type）：由抗可溶性核蛋白（抗 ENA）所产生的核染色。核轮廓明显，在核的中央部分染色较浓，呈散布、大小不等荧光斑点。

4）核仁型（nucleolar type）：较少见，是由抗 RNA 抗体所产生的核染色，仅核仁着染荧光，呈核内点状荧光染色。

5. 实验注意事项

（1）核抗原组织切片不宜太厚，否则容易出现非特异性染色。

（2）荧光抗体切勿反复冻融。

（3）滴加血清或荧光抗体，要充分覆盖抗原片；孵育时不可流失，否则将出现假阴性。

（4）染色后应及时观察。

（5）需设置阳性对照、阴性对照和荧光标记物（空白）对照。

（6）观察结果时，应注意与组织非特异性荧光鉴别。

第五节　其他免疫标记技术

一、化学发光免疫分析技术

化学发光免疫分析法（chemiluminescence immunoassay，CLIA）是将化学发光系统与免疫反应相结合的一种分析方法。其基本原理是用化学发光物质（如吖啶酯、鲁米诺等）标记抗原或抗体，与待测的抗体或抗原结合后，分离游离的化学发光标记物后，发光物质在反应剂激发下生成激发态中间体，当回复至稳定的基态时发射光子，通过自动发光分析仪测定光子的量，可反映待测样品中抗原或抗体的含量。CLIA 近十年来发展非常迅速，它具有标记物稳定性好、灵敏度高、检测范围宽、操作简单、无污染等优点。根据其标记物的不同可分为直接化学发光免疫分析、化学发光酶免疫分析和电化学发光免疫分析法等。

1. **直接化学发光免疫分析**　直接化学发光免疫分析是用化学发光剂直接标记抗原或抗体的一类免疫测定方法（图 1-3-6）。用作标记的化学发光剂应具备以下特点：与抗原或抗体偶联后能形成稳定的结合物且不影响抗原抗体的特性，化学发光剂偶联后仍保留高的量子效应和反应动力。鲁米诺类和吖啶酯类发光剂是常用的标记发光剂。吖啶酯是较为理想的发光底物，在碱性环境中即可被过氧化氢氧化而发光。以吖啶酯标记为例说明直接化学

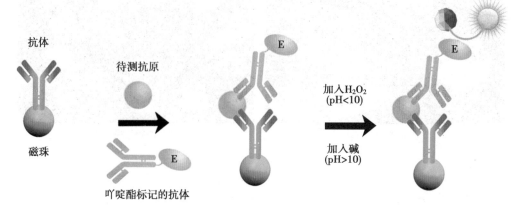

图 1-3-6　吖啶酯标记的化学发光免疫分析示意图

发光法的原理:用吖啶酯直接标记抗体(抗原),与待测标本中相应的抗原(抗体)发生免疫反应后,形成固相包被抗体-待测抗原-吖啶酯标记抗体复合物,这时只需加入氧化剂(H_2O_2)和 NaOH 使成碱性环境,吖啶酯在不需要催化剂的情况下分解、发光。由集光器和光电倍增管接收、记录单位时间内所产生的光子能,这部分光的积分与待测抗原的量成正比,可从标准曲线上计算出待测抗原的含量。

2. **化学发光酶免疫测定**　化学发光酶免疫分析(chemiluminescence enzyme immunoassay,CLEIA)是用参与催化某一化学发光反应的酶如辣根过氧化物酶(HRP)或碱性磷酸酶(ALP)来标记抗原或抗体,在与待测标本中相应的抗原(抗体)发生免疫反应后,形成固相包被抗体-待测抗原-酶标记抗体复合物,经洗涤后,加入底物(发光剂),酶催化和分解底物发光,由光量子阅读系统接收,光电倍增管将光信号转变为电信号并加以放大,再把它们传送至计算机数据处理系统,计算出待测抗原的浓度(图 1-3-7)。

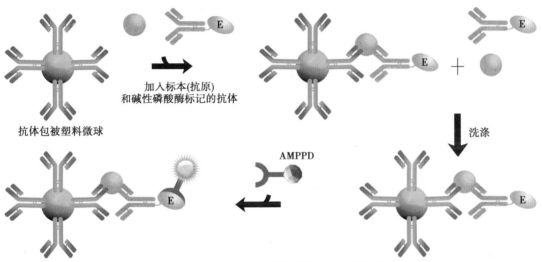

图 1-3-7　双抗体夹心化学发光酶免疫分析示意图

3. **电化学发光免疫分析**　电化学发光免疫分析(electrochemiluminescence immunoassay,ECLIA)是一种在电极表面由电化学引发的特异性发光反应。以电化学发光剂三联吡啶钌标记抗体(抗原),以三丙胺(TPA)为电子供体,在电场中因电子转移而发生特异性化学发光反应,这一过程在电极表面周而复始地进行,不断地发出光子而常保持底物浓度的恒定。

二、放射免疫分析技术

放射免疫技术是利用放射性核素可探测的灵敏性和精确性,以放射性核素作为示踪物的免疫标记技术。常用的放射性核素有^{125}I、^{131}I、^3H 和^{14}C 等,其中^{125}I 使用最广泛。放射免疫技术具有如下优点:①灵敏度高,可检测出纳克(ng)至皮克(pg),甚至飞克(fg)的超微量物质;②特异性强;③重复性好;④样品用量少;⑤测定方法易规范化和自动化等。因此,广泛应用于各种微量蛋白质、激素、小分子药物及肿瘤标志物等的分析与定量测定。但在操作过程中,要注意操作中的自我防护及保护环境不受污染。

放射免疫技术主要包括放射免疫分析(radioimmunoassay,RIA)和免疫放射分析(immunoradiometric assay,IRMA)两大类。RIA 基于竞争性结合反应原理,以放射核素标记抗原与反应系统中未标记的抗原竞争性结合特异性抗体来测定待检样品中抗原含量的一种分析方法,是最经典的放射免疫技术。IRMA 是基于非竞争性免疫结合反应的方法,用待测抗原与过量标记抗体进行反应,然后加入固相的抗原免疫吸附剂结合游离的标记抗体,离心除去沉淀,测定上清液中放射性强度从而推算出检品中抗原含量。IRMA 的操作程序较 RIA 简单,且灵敏度和可测范围均优于 RIA。

（王芙艳）

第四章 免疫细胞的分离与纯化技术

在体外分离和纯化不同类别的免疫细胞是深入研究各种免疫细胞特征和功能的基础，对阐明各类免疫细胞在免疫应答中的作用及相互关系有着重要意义。免疫细胞的分离应追求方法简便可行，分离时间短，减少对细胞活性影响小，分离纯度高。对免疫细胞分离方法的评价通常包括细胞得率、细胞活力以及细胞纯度等指标。

免疫细胞分离方法的设计原理主要包括三个方面：一是根据细胞的大小、比重等理化性状的差异来区分；二是通过不同细胞的黏附和吞噬等功能差异来区分；三是根据细胞的表面标志，例如细胞表面的抗原和受体加以区分。一般应根据实验目的及所需细胞种类、纯度及数量等要求来确定采用何种分离方法。

第一节 密度梯度离心法分离人外周血免疫活性细胞

一、密度梯度离心法分离人外周血单个核细胞

1. **实验原理** 外周血单个核细胞（peripheral blood mononuclear cell，PBMC）是外周血中具有单个核的细胞，包括淋巴细胞（lymphocyte）、单核细胞（monocyte）和树突状细胞（dendritic cells），其中淋巴细胞占 70%~90%，单核细胞占 10%~30%，树突状细胞占 1%~2%。

PBMC 的分离是免疫学研究中的一项基本技术，目前常用的方法是葡聚糖-泛影葡胺密度梯度离心法（Ficoll-Hypaque density gradient centrifugation）。Ficoll-Hypaque 混合溶液，又称淋巴细胞分离液，是由葡聚糖和泛影葡胺按一定比例混合制成，它的分子量大而无化学活性，室温时（18~25℃）比重为 1.077。通过密度梯度离心，各种血液成分将按密度梯度重新聚集。血浆和血小板由于密度较低，悬浮于分离液的上部；红细胞与粒细胞由于密度较大，沉于分离液的底部；PBMC 密度稍低于分离液，故位于分离液界面上，据此则可获得 PBMC。在分离人 PBMC 时，要求淋巴细胞分离液的比重为 1.077，此方法分离的 PBMC 纯度可达95%，其中淋巴细胞约占 90%。

吖啶橙（acridine orange，AO）和溴乙锭（ethidium bromide，EB）均为荧光染色剂，AO 能透过正常细胞膜，嵌入细胞核 DNA，使细胞核呈绿色或黄绿色均匀荧光；EB 不能透过活细胞正常完整的细胞膜，故活细胞不着色，但死亡细胞的细胞膜通透性增加，可使 EB 通过细胞膜进入胞内，同样嵌入细胞核 DNA，从而使死细胞的核呈橘红色荧光。使用 AO 加 EB 双染色，可以鉴定 PBMC 中的活细胞和死细胞。

2. **材料与试剂**

（1）Hank's 液（pH 7.2）、淋巴细胞分离液、RPMI-1640 培养基、吖啶橙/溴乙锭染液（各100μg/ml）。

笔记

（2）一次性采血针、肝素抗凝采血管、吸管、中试管、刻度离心管、微量移液器、载玻片、盖玻片、水平离心机、血细胞计数板、光学显微镜、荧光显微镜等。

3. 方法与步骤

（1）采血：静脉取血 2ml，加入含肝素的抗凝采血管，混匀。用吸管加等量 Hank's 液将抗凝血稀释 1 倍。

（2）加样：先吸 2ml 淋巴分离液加于中试管，将试管呈 45°倾斜，用吸管将 4ml 稀释后的血样沿管壁缓慢铺加于分离液层上，注意保持两者界面清晰。

（3）离心：将试管置于水平离心机中，以 2 000r/min 的速度室温离心 20min。离心后管内液体将分为数层（图 1-4-1），从试管底部开始，依次为红细胞和粒细胞层、分离液层、PBMC层、稀释的血浆层（含血小板和破碎细胞），其中 PBMC 层很薄，似白雾状，故又称混浊带。

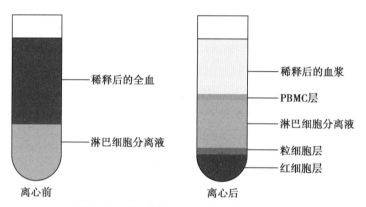

图 1-4-1　Ficoll-Hypaque 离心分层示意图

（4）收集 PBMC：用吸管轻轻插到混浊带，沿管壁轻轻旋转吸出此层细胞，移入另一支离心管中。注意既要吸取所有单个核细胞，又要避免吸取过多的分离液或血浆，以免混入其他细胞成分。

（5）离心：向离心管中加入 Hank's 液至最大容积，充分混匀，以洗涤细胞。共洗三次，第一次洗涤以 2 000r/min 离心 10min；第 2～3 次洗涤以 1 500r/min 离心 10min，可去除分离液和大部分混杂的血小板。

（6）细胞计数：在第 2 次离心结束后，去上清液，在离心管中准确加入 Hank's 液 1ml，充分混匀，取 10μl 细胞悬液用血细胞计数板计数。

（7）细胞浓度调整：剩余细胞悬液（可视为 1ml）用 Hank's 液补足至最大容积，混匀后进行第 3 次离心。离心结束后，弃上清液，根据细胞计数结果，用 RPMI-1640 细胞培养基调整细胞浓度至 $1 \times 10^7/ml$。

（8）染色与镜检：取 95μl 细胞悬液（浓度为 $1 \times 10^7/ml$），加入 5μl 吖啶橙+溴乙锭染液，室温避光，染色 1～3min。然后取 10μl 悬液滴片，盖片，在荧光显微镜下观察并计数。

4. 结果与观察

（1）通过此方法从每毫升健康成人外周血一般可分离出 $(1 \sim 2) \times 10^6$ 个 PBMC，活细胞百分率应在 95% 以上。

（2）在荧光显微镜下，活细胞的细胞核呈均匀绿色圆形团块，死细胞的细胞核呈明亮的橘红色团块（图 1-4-2）（为 AO 和 EB 叠加颜色）。随机选取视野，在高倍镜下共计数 200 个细胞，根据以下公式计算细胞活率（图 1-4-3）。

5. 注意事项

（1）淋巴细胞分离液应在 4℃ 避光保存，使用前其温度应平衡至室温。

笔记

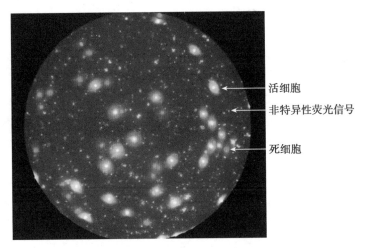

图 1-4-2　荧光显微镜下（×40）细胞的染色

$$淋巴细胞活率(\%) = \frac{200-死淋巴细胞数}{200} \times 100\%$$

图 1-4-3　淋巴细胞活率的计算公式

（2）将稀释全血加在淋巴细胞分离液上方时，切忌将血液冲入分离液中，须保持两层液体的清晰界面。

（3）操作应轻柔，细胞悬液应充分混匀，避免损伤细胞活性及细胞丢失。

（4）分离细胞时应水平离心，离心力为 400g，停止后转速应缓慢下降。

（5）操作血液样品和吖啶橙+溴乙锭染液时应注意安全防护。

6. 血细胞计数板　每块计数板由 H 形凹槽分为 2 个同样的计数池（图 1-4-4），计数池为正方形，边长 3mm，分为 9 个正方形的大方格，每个大方格面积为 $1.0\text{mm} \times 1.0\text{mm} = 1.0\text{mm}^2$。正中心的大方格内分为 25 个中方格，每一中方格又分为 16 小格，即一大方格包含 400 个小方格，每个小方格的面积即为 $1/400\text{mm}^2$。计数池的两侧各有一支持柱，将特制的专用盖玻片覆盖其上，盖玻片与计数池之间有 0.10mm 的空隙，此空隙即为细胞悬液样品充池的位置，因此，充池后大方格容积为 $1.0\text{mm}^2 \times 0.1\text{mm} = 0.1\text{mm}^3$。

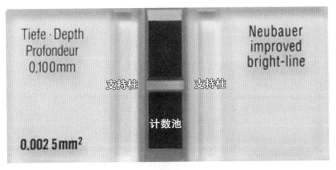
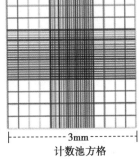

血细胞计数板　　　　　　　　　　　计数池方格

图 1-4-4　血细胞计数板及计数池示意图

使用血细胞计数板计数时，通常选取中心大方格的 5 个中方格，对于压线细胞的计数原则为"数上不数下，数左不数右"，若计数的五个中方格细胞总数为 N，则样本每毫升体积所含有的细胞数为 $N/20 \times 10^6$。

二、不连续密度梯度离心法分离人自然杀伤细胞

1. 实验原理   Percoll 是一种经聚乙烯吡咯烷酮处理的硅胶颗粒,是一种新型密度梯度离心分离剂。其渗透压较低,黏度也很小,比重可高达 1.3。由于 Percoll 扩散常数低,所形成的梯度十分稳定,因此可以预先形成指定的密度梯度,在低离心力下于数分钟至数十分钟内达到满意的细胞分离结果。此外,Percoll 不穿透生物膜,对细胞无毒害,因此广泛用于分离细胞、细菌和病毒。本实验采用 Percoll 不连续密度梯度离心法分离人自然杀伤细胞(natural killer,NK)。

2. 材料与试剂

(1) 人 PBMC 悬液、Percoll 溶液、8.5% NaCl、Hank's 液、RPMI-1640 培养基。

(2) 吸管、注射器、中试管、刻度离心管、水平离心机。

3. 方法与步骤

(1) 分离人 PBMC:用 Ficoll 密度梯度离心法分离人 PBMC(参见本节实验一),细胞用 1640 培养基调整细胞浓度至 1×10^8/ml。

(2) 制备不同浓度的 Percoll 溶液:先用 9 份 Percoll 与 1 份 8.5% NaCl 混合制成等渗 Percoll 溶液,此混合液为 100% Percoll 溶液(比重为 1.1294)。再将 100% Percoll 溶液用 0.85% NaCl 分别稀释为 50%、47.5%、45%、42.5% 和 40% 五种不同浓度的 Percoll 溶液。

(3) 制备 Percoll 溶液梯度:取一支中试管(容积 10ml),先将试管壁用小牛血清湿润,除去多余血清(这种预处理可使逐层叠加的 Percoll 溶液平稳沿管壁流下,以便形成满意的界面)。用长针头注射器从试管底部开始,按由高浓度至低浓度顺序依次逐层放置五种不同比重的 Percoll 溶液。将 Percoll 液先吸入注射器中,针头斜面紧贴管壁,再让液体缓慢流下,每层 Percoll 溶液上样量为 1.5ml。也可将 Percoll 溶液吸入注射器中,取出注射芯,小针头斜面紧贴管壁,任其自然慢慢流下。

(4) 加样:将 1ml 人 PBMC 悬液缓慢加于含 Percoll 溶液梯度的试管最上层。

(5) 离心:将上述混合液以 2 000r/min 的速度离心 30min,离心结束后小心取出中试管,NK 细胞层主要位于 42.5% 与 45% Percoll 两层溶液之间,小心吸取 NK 细胞层,可适当吸取部分 42.5% 与 45% Percoll 溶液。

(6) 细胞洗涤及重悬:将所收集到的细胞悬液用 Hank's 液洗涤 2 次,每次 1 000r/min 离心 10min。用 RPMI-1640 细胞培养液重悬细胞,备用。

4. 注意事项

(1) 一般加样体积不宜过大,否则会影响细胞的分离和回收。

(2) 各层 Percoll 溶液的比重差别小,离心机在加、降速时应缓慢平稳。

5. 常用的 Percoll 溶液比重   见表 1-4-1。

表 1-4-1   常用的 Percoll 溶液比重

溶液比重	Percoll 浓度/%					
	70	60	50	40	30	20
比重	1.090	1.077	1.067	1.056	1.043	1.031

第二节   免疫磁珠法分离 T 细胞亚群

免疫磁珠(immunomagnetic bead,IMB)法分离细胞的原理是,将磁珠与特异性单克隆抗

体连接,磁珠标记的抗体可以与相应的细胞表面标志分子相结合,在外加磁场中,通过抗体与磁珠相连的细胞被吸附而滞留,无该种表面标志的细胞则不在磁场中停留,从而使细胞得以分离。

根据磁珠结合的细胞与所需要获得的细胞之间的关系,免疫磁珠法分离细胞可分为正选法和负选法。正选法即磁珠结合的细胞即是所要分离获得的细胞,负选法即磁珠结合不需要的细胞,游离于上清液的细胞为所需细胞。应用负选法时,可以通过加入多种连接有磁珠的单抗,将所有不需要的细胞吸附在磁架上,此时未被吸附的细胞即为目的细胞。这种方法可一次除去多种细胞,又称鸡尾酒法。近年还开发了生物素标记的单抗-链霉亲和素标记的磁珠实验体系。利用生物素和亲和素之间的高亲和力及生物放大效应来增强磁珠与细胞的特异性结合,从而提高细胞分离效率。

一、免疫磁珠法分离人 CD4$^+$T 淋巴细胞(正选法)

1. 实验原理　免疫磁珠法分离细胞可分为直接法和间接法。直接法即将特异性抗体与磁珠相连,IMB 可与表达相应膜抗原的细胞结合,在磁性分离器(磁架)作用下,连有磁珠的细胞被吸附在磁架上,从而与其他细胞分离。间接法即将二抗与磁珠相连,磁珠通过二抗与一抗相结合,一抗与细胞表面抗原结合,因此使磁珠与细胞相连,从而在磁场作用下,对细胞进行分离。

免疫磁珠法分离的细胞纯度高(93%～99%),获率可达 90%,活细胞率大于 95%,且操作简单,无离心沉淀等步骤(图 1-4-5)。

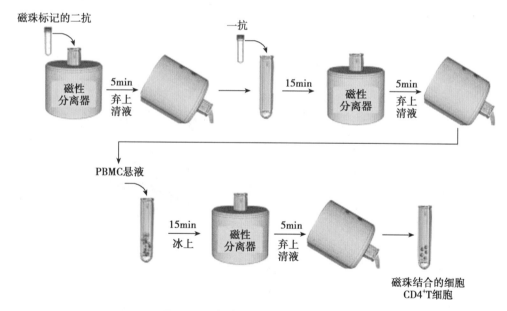

图 1-4-5　免疫磁珠正选法实验流程图

2. 材料与试剂

(1) 连接有磁珠的羊抗兔 IgG 抗体、兔抗人 CD4 抗体、PBS + 0.2% 牛血清白蛋白(BSA)、PBS+1.2% BSA、PBS+30%胎牛血清(FCS)、RPMI-1640 完全培养基。

(2) 磁性分离器、小试管等。

3. 方法与步骤

(1) 去除未与磁珠结合的二抗:取 10μl 连接有磁珠的羊抗兔 IgG 抗体(二抗),重悬于 2mL PBS+0.2%BSA 溶液中,室温置磁性分离器上 5min。吸去上清液,以去除在储存过程中从磁珠上脱落的二抗。

（2）去除未与磁珠结合的一抗：用100μl PBS+0.2%BSA溶液重悬磁珠。加入10μl兔抗人CD4抗体（一抗），置室温15min，中间轻微晃动2次。向前述混合液中加入2ml PBS+1.2%BSA溶液，置磁性分离器上10min，中间轻微晃动一次。吸去上清液，以去除未与二抗结合的一抗。重复操作1次。

（3）加样：用PBS+30% FCS调整样本PBMC的浓度为1×10⁷个/ml。将2ml细胞悬液加入磁珠悬液中，置冰上15min，中间轻微晃动一次。然后置于磁性分离器上10min。吸去上清液。

（4）细胞重悬：移去磁性分离器，用完全培养基重悬磁珠结合的细胞。备用。

4. **注意事项**

（1）待分离的细胞悬液应充分混匀，制成单细胞悬液，避免细胞黏附成团而影响分离效果。

（2）倒弃上清液时，应确保试管处于磁性分离器之中。

二、免疫磁珠法分离人 CD8⁺T 淋巴细胞（负选法）

1. **实验原理**   免疫磁珠负选法的原理是将多种磁珠标记的单克隆抗体组成混合物，这些抗体所针对的表面分子在分离目的细胞的表面不表达，抗体混合物与细胞混悬液结合后，通过磁场作用，未被磁场捕获的细胞即为实验需要的目的细胞（图1-4-6）。如要从小鼠脾脏中通过磁珠负选法获得CD8⁺T细胞，在裂解红细胞之后还需筛出的细胞群主要包括B细胞、NK细胞和CD4⁺T细胞等，因此选择的抗体混合物（cocktail）通常含有抗CD19、抗CD161和抗CD4等单克隆抗体。

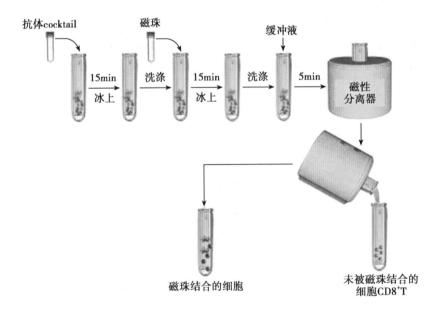

图1-4-6　免疫磁珠负选法实验流程图

2. **材料与试剂**

（1）人PBMC悬液、人CD8⁺T细胞分离试剂盒（含生物素标记的抗体cocktail及亲和素标记的磁性微珠）、RPMI-1640细胞培养液、胎牛血清。

（2）磁性分离器、小试管、离心管、超净工作台、离心机等。

3. **方法与步骤**

（1）制备人PBMC：用Ficoll-Hypaque密度梯度离心法分离PBMC（参见本章第一节实

验一),细胞经洗涤后用含 10%胎牛血清的 RPMI-1640 重悬,并调整细胞浓度至 $1×10^7/ml$。

（2）加入抗体 cocktail:取 2ml 细胞悬液,1 500r/min 离心 10min,弃上清液。用 180μl 缓冲液（CD8[+]T 细胞分离试剂盒自带）重悬细胞于小试管中,然后加入抗体 cocktail 20μl,充分混匀,置冰上 15min。

（3）离心:加入 4ml 缓冲液,混匀,1 500r/min 离心 10min,去上清液。

（4）加入磁珠:加入 180μl 缓冲液和 20μl 磁珠,充分混匀,置冰上 15min。

（5）离心:加入 4ml 缓冲液,混匀,1 500r/min 离心 10min,去上清液。

（6）混匀细胞:加入 2.5ml 缓冲液,充分混匀细胞,成为单细胞悬液。

（7）磁珠捕获:将试管置于磁性分离器中,冰上孵育 5min。将上清液倒入另一只新试管,注意倾倒时保持试管仍处于磁性分离器中,这样磁珠捕获的细胞仍贴于试管内壁。将装有上清液的试管重新置于磁性分离器中,冰上孵育 5min,再次分离一次。

（8）细胞重悬:将第二次所获得的上清液 2 000r/min 离心 10min,弃上清液。用含 10%胎牛血清的 RPMI-1640 重悬细胞,此时所得到的细胞即为人外周血 CD8[+]T 淋巴细胞。

4. 注意事项

（1）待分离的细胞悬液应充分混匀,制成单细胞悬液,避免细胞黏附成团而影响分离效果。

（2）分离倾倒上清液时,应确保试管处于磁性分离器之中。

（霍　治）

第五章　适应性免疫功能的检测原理与技术

第一节　适应性免疫功能的检测原理简介

免疫细胞是免疫系统的重要组成部分,包括参与适应性免疫应答的 T、B 淋巴细胞和参与固有免疫的 NK、DC、Mφ、NKT 等细胞。通过对这些淋巴细胞进行分离、纯化、鉴定、计数和功能检测,可以研究其在免疫应答中的作用与相互关系,了解机体的免疫状态,并可用于疾病诊断、疗效观察及预后判断。本章主要介绍参与适应性免疫应答的 T 细胞和 B 细胞的功能检测原理与技术。

1. **淋巴细胞转化实验**　T、B 淋巴细胞在接受非特异性刺激物如丝裂原或特异性刺激物如抗原刺激后,细胞代谢和形态发生变化,主要表现为胞内蛋白和核酸合成增加,细胞转变为淋巴母细胞。因此,淋巴细胞增殖反应又称为淋巴母细胞转化(lymphoblast transformation)。常用的检测方法包括形态学检测法、^{3}H-TdR 掺入法、MTT 比色法等。

2. **T 细胞介导的细胞毒试验**　CD8$^+$T 细胞活化后分化为 CTL 细胞,执行细胞免疫功能。CTL 通过 Fas-FasL 途径、颗粒酶、穿孔素及 TNF-TNFR 途径致使靶细胞发生凋亡。CTL 可来源于人 PBMC 或免疫动物脾脏,如将脾脏细胞(或 PBMC)与刺激细胞体外孵育,在体外可诱生 CTL,其中刺激细胞为经预处理失去增殖能力但保留免疫原性的细胞。检测方法包括乳酸脱氢酶法、^{51}Cr 放射性核素释放法、细胞凋亡检查法等。

3. **T 淋巴细胞分泌功能检测**　经刺激活化的淋巴细胞可以分泌多种细胞因子从而执行效应功能。检测细胞因子表达情况,可以了解淋巴细胞的功能状态和亚群分布。利用酶联免疫吸附实验(ELISA)、酶联免疫斑点实验(ELISPOT)和流式微球阵列可以对分泌至细胞外的细胞因子进行检测;利用免疫荧光技术、细胞内细胞因子染色法、流式细胞技术可以对细胞内的细胞因子进行检测和定位。

(1) 细胞内细胞因子染色法(intracellular cytokine staining,ICS):用标记的抗细胞因子抗体与细胞内细胞因子结合,同时用标记的抗体区分细胞亚群,可以检测不同细胞亚群的细胞因子分泌水平。标记的细胞通过流式细胞仪,可以进行定量检测。体外刺激剂激活细胞的同时用布雷菲德菌素 A(brefeldin A,BFA)阻断胞内高尔基体介导的蛋白质转运,抑制细胞因子释放到细胞外,从而可使细胞因子在细胞内蓄积,信号增强。

(2) 流式微球阵列(cytometric bead array,CBA):是基于流式细胞术检测系统的一种微球多用途检测分析技术和多重蛋白检测方法(图 1-5-1),可同步检测多达 36 种蛋白。CBA 基本原理近似于 ELISA,即利用微小、分散的颗粒捕获液体待测物,并利用流式细胞仪检测微球-待测复合物所散发的荧光,从而定量分析待测蛋白。

4. **抗原特异性 T 细胞的检测**　MHC 四聚体技术(MHC tetramer technology)基于 T 细胞

笔记

32

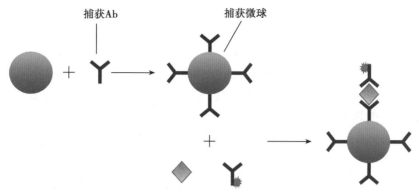

捕获Ab　捕获微球

待测细胞因子　荧光标记检测Ab

图 1-5-1　流式微球阵列检测原理

的活化需要识别抗原提呈细胞表面 MHC-抗原肽复合物这一原理,由四个 MHC-肽单体通过生物素-链霉亲和素系统组装而成,用于检测抗原特异性 T 细胞(antigen-specific T cells)。可溶性 MHC 单体分子与 TCR 的亲和力很低,半衰期短,结合后容易快速脱落,重组的可溶性 MHC-抗原肽复合物单体并不适合用于抗原特异性的 T 细胞检测。但多价分子可与一个特异性 T 细胞上的多个 TCR 结合,使其解离速度大大减慢。通过生物素-亲和素级联反应放大原理构建 MHC I 类分子四聚体,可以增加 MHC-抗原肽复合物与 TCR 结合时间,成为一种快速、灵敏的抗原特异性 T 细胞检测技术(图 1-5-2)。通常采用基因工程技术制备 MHC I 四聚体,将长度含 10~15 个氨基酸的肽段与重组 MHC I 分子在体外按一定比例共同孵育,折叠形成 MHC-抗原肽复合物,同时将生物素(biotin)分子连在 MHC I 分子 α 链的羧基端,形成 MHC-抗原肽-生物素单体,然后与标记有荧光染料的链霉亲和素结合,一个链霉亲和素分子可与四个生物素分子结合,故形成抗原特异性 MHC I 四聚体。抗原肽-MHC 四聚体(peptide-MHC tetramer)与特异性 CD8$^+$T 细胞(CTL)的 TCR 结合后,该复合物即可通过流式细胞仪定量检出,并能分选 CTL,供体外培养扩增以及功能分析。

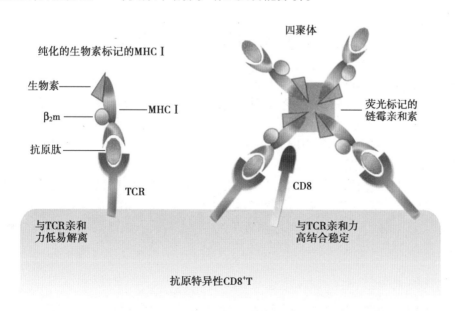

纯化的生物素标记的MHC I

生物素

β$_2$m —— MHC I

抗原肽

TCR

与TCR亲和力低易解离

四聚体

荧光标记的链霉亲和素

CD8

与TCR亲和力高结合稳定

抗原特异性CD8$^+$T

图 1-5-2　MHC I 类分子四聚体示意图

笔记

5. B 细胞抗体分泌能力检测　B 细胞接受抗原刺激转化为浆细胞,分泌抗体。故检测总 Ig 和各类 Ig 的表达水平可以了解机体的体液免疫状态。利用溶血空斑形成试验和 ELISPOT 可以检测单个 B 细胞分泌抗体的能力。

(1) 溶血空斑形成试验:以绵羊红细胞(SRBC)免疫小鼠或家兔,取小鼠脾细胞或家兔淋巴结制备细胞悬液,与高浓度 SRBC 混合加入琼脂凝胶中,脾或淋巴结中的抗体生成细胞将合成分泌抗 SRBC 抗体,在补体的参与下,SRBC 被裂解。在抗体分泌细胞的周围形成肉眼可见的溶血空斑,一个空斑可代表一个抗体生成细胞,进而可对抗体生成细胞进行计数。

(2) 酶联免疫斑点技术(enzyme-linked immunospot assay,ELISPOT):是将细胞培养技术与酶联免疫吸附技术结合在一起,从单细胞水平检测抗体或细胞因子分泌水平的一项新型免疫学检测技术。简单来说,就是用包被好的抗体捕获培养孔中的细胞分泌的细胞因子或 B 细胞分泌的抗体,并以酶联斑点显色的方式呈现出来。该方法具有操作简便、特异性高、灵敏度高的特点。ELISPOT 实验通常在以 PVDF 膜为底的 96 孔板上进行,过程包括如下主要步骤(图 1-5-3):首先用抗体包被培养孔底部;然后在培养板的孔内加入待检测细胞进行培养;细胞所分泌的细胞因子或抗体与固定在培养孔内的捕获抗体结合;移除细胞;加入酶标记的检测抗体,形成"抗体-抗原-抗体"的夹心结构;洗涤游离二抗,加入底物显色。在酶的催化下,底物分解形成不可溶的色素,就近沉淀在局部膜上形成圆形斑点。斑点可人工计数,也可用自动读板仪计数扫描后进行数据处理。

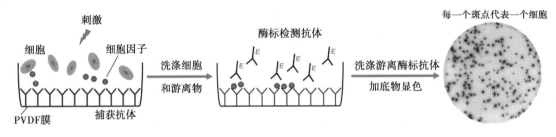

图 1-5-3　ELISPOT 检测原理

第二节　T 淋巴细胞转化实验

T 淋巴细胞在体外培养时,经过非特异性有丝分裂原,如植物血凝素(PHA)、刀豆素 A(ConA)或特异性抗原刺激后,可转变为代谢旺盛、蛋白质和核酸合成增加、细胞体积增大并能进行分裂的淋巴母细胞,称之为转化(transformation)。通过观察:①淋巴细胞的形态学变化;②或将放射性核素(^{3}H-TdR、^{3}H-UdR)掺入,标记细胞新合成的 DNA;③或通过细胞能量代谢,从而检测 T 淋巴细胞增殖情况。

常用的 T 淋巴细胞体外刺激物有:①丝裂原:植物血凝素(PHA)、刀豆蛋白(ConA)和美洲商陆(PWM);②特异性抗原,如结核菌素、破伤风毒素等等;③其他,如抗 CD3 单抗、同种异体组织抗原、自身非 T 细胞等也可以刺激 T 细胞增殖。T 淋巴细胞体外转化检测方法包括形态学检测法、^{3}H-TdR 掺入法、MTT 比色法等。

一、形态学检测法

1. 实验原理　接受刺激的 T 淋巴细胞发生增殖,显微镜下可观察到其形态变化,如细胞变大、细胞质增多而深染、出现空泡、核仁明显、核染色质疏松等,部分细胞可出现有丝分裂。通过计算淋巴母细胞的转化率,评估机体的细胞免疫功能。

2. 材料与试剂

（1）PBMC、RPMI-1640 培养液、PHA、固定液、吉姆萨染液。

（2）灭菌器材：注射器及针头、吸管、培养瓶、试管、毛细滴管。

（3）二氧化碳孵育箱、水平式离心机、计数器、显微镜、超净工作台等。

3. 方法与步骤

（1）分离 PBMC：方法同第一篇第四章第一节，用 RPMI-1640 培养液调整细胞浓度至 $1×10^6$/ml。

（2）细胞培养：取上述细胞悬液加入 24 孔培养板中，500μl/孔，每个样品加 6 孔，其中 3 孔为实验组，每孔加 100μl PHA（150μg/ml）；另 3 孔为对照组，每孔加 100μl RPMI-1640 培养液。培养板于 37℃、5%二氧化碳条件下孵育 72h，每天摇动 1 次，使细胞充分混匀。

（3）离心：培养后摇匀细胞，用毛细吸管吸入刻度离心管内，1 500r/min 离心 10min。

（4）滴片：弃上清液，余 50μl，用毛细吸管将管内细胞打匀，取 1 滴滴于洁净载玻片上，推片，迅速吹干，固定。

（5）染色：吉姆萨染色 20min，水洗，干燥。

（6）镜检：油镜下计数 200 个淋巴细胞，记录转化和未转化的淋巴细胞数，计算转化率。

4. 结果观察　各类型淋巴细胞的特征如下：①成熟的小淋巴细胞：与未经培养的小淋巴细胞大小相同，直径为 6~8μm，核染色致密，无核仁，核与胞浆比例大，胞浆染色为轻度嗜碱性；②过渡型淋巴细胞：比小淋巴细胞大，直径 10~20μm，核染色致密，但出现核仁，这是与成熟小淋巴细胞的鉴别要点；③淋巴母细胞：细胞体积增大，直径 20~30mm，形态不整齐，常有小突出，核变大，核质染色疏松，有 1~2 个核仁，胞浆变宽，常出现胞浆空泡；④其他细胞：如中性粒细胞在培养 72h 后，绝大部分衰变或死亡呈碎片。采用图 1-5-4 公式计算淋巴细胞转化率。

$$淋巴细胞转化百分率(\%)=\frac{已转化的淋巴细胞}{已转化的淋巴细胞+未转化的淋巴细胞}×100\%$$

图 1-5-4　淋巴细胞转化率的计算公式

5. 注意事项

（1）细胞培养液应保持 pH 在 7.4~7.6，过酸或过碱均不利于细胞生长。

（2）配制 RPMI-1640 培养液所用的小牛血清在使用前需经 56℃处理 30min，以灭活补体。

（3）PHA 剂量过大有细胞毒性，过小不足以激活 T 细胞，故实验前需先测定 PHA 转化反应最适剂量。

（4）胞浆部分破碎，或仅存细胞核（裸核）的此类衰老的母细胞勿做计数。

（5）计算淋巴细胞转化率时，转化的淋巴细胞包括淋巴母细胞和过渡型淋巴细胞，未转化的淋巴细胞指的是成熟的小淋巴细胞。

（6）注意无菌操作，避免污染。

二、^{3}H-胸腺嘧啶核苷掺入法

1. 实验原理　T 淋巴细胞在 PHA 或特异性抗原刺激下发生有丝分裂，转化为淋巴母细胞，表现为细胞 DNA 合成增加。若在细胞培养液中加入氚标记的胸腺嘧啶核苷（^{3}H-thymidine riboside，^{3}H-TdR），则 ^{3}H-TdR 将掺入至新合成的 DNA 分子中，检测细胞内掺入的核素的量，即可判断淋巴细胞的转化程度。

笔记

2. 材料与试剂

（1）RPMI-1640 培养液、小牛血清、β-硫基乙醇、青霉素、链霉素、Hank's 液、PHA、5% 三氯醋酸、无水乙醇。

（2）^{3}H-TdR：用生理盐水将 1mCi/ml 的 ^{3}H-TdR 溶液稀释成 10ml，4℃ 保存，临用前用细胞培养基将 100μCi/ml 的 ^{3}H-TdR 稀释成终浓度为 10μCi/ml。

（3）闪烁液：2,5-二苯基噁唑（PPO）5.0g、1,4-双（5-苯基噁唑基-2）苯（POPOP）0.3g、无水乙醇 200ml、甲苯 800ml，混匀即可。

（4）96 孔细胞培养板、多头细胞收集器、49 号玻璃纤维滤纸、离心管、吸管、超净工作台、二氧化碳孵育箱、液体闪烁仪等。

3. 方法与步骤

（1）分离 PBMC：方法同第一篇第四章第一节，用 RPMI-1640 培养液调细胞浓度至 1×10^6/ml。

（2）细胞培养：取上述细胞悬液加入 96 孔培养板中，100μl/孔，每个样品加 6 孔，其中 3 孔为实验组，每孔加 100μl PHA（10μg/ml），另 3 孔为对照组，每孔加 100μl RPMI-1640 培养液。培养板于 37℃、5% 二氧化碳条件下孵育 56h，每孔加 10μCi/ml ^{3}H-TdR 20μl 继续培养 16h。

（3）细胞收集：用细胞收集器将每孔培养物分别抽滤至玻璃纤维滤纸上。

（4）放射性测定：分别将滤纸片吹干，将纸片浸入含 2ml 闪烁液的小瓶中，并做好编号标记。置液体闪烁仪中测定每个样品的每分钟脉冲数（counts per minute，cpm）。

4. 结果与数据分析   根据测得的 cpm 值（取每份标本三个复孔的均值），计算 Δcpm、刺激指数（SI）。各计算公式为

$$\Delta cpm = 实验组 cpm - 对照组 cpm$$
$$刺激指数（SI）= 实验组 cpm / 对照组（未刺激）cpm$$

5. 注意事项

（1）细胞在分裂周期中，只在 S 期合成 DNA，故需在 S 期加入 ^{3}H-TdR。若加入过早，^{3}H-TdR 将被降解为胸腺嘧啶，不能作为合成 DNA 的原料。一般在细胞培养终止前 6~16h 加入 ^{3}H-TdR。

（2）^{3}H-TdR 加样需准确；抽滤时应充分，以去除未掺入的 ^{3}H-TdR。

（3）闪烁液可重复使用 3~5 次，使用前应先测本底，若大于 250cpm 则须弃去。

（4）平行样品的孔间误差应≤20%，否则将影响实验数据的可信度。

三、四甲基偶氮唑盐比色法

1. 实验原理   MTT 是一种噻唑盐，化学名为 3-(4,5-二甲基-2-噻唑)-2,5-二苯基溴化四唑，商品名为噻唑蓝，其水溶液为黄橙色。当细胞活化增殖时，细胞内线粒体能量代谢活跃，可将黄色的 MTT 代谢形成蓝黑色的甲臜（formazan），沉积于细胞内或细胞周围，所形成甲臜的量与细胞活化增殖的程度成正相关。甲臜经异丙醇溶解后呈紫蓝色，根据颜色深浅即可知甲臜的含量，并反映细胞活化增殖的程度。

2. 材料与试剂

（1）RPMI-1640 培养基、小牛血清、B-硫基乙醇、青霉素、链霉素、刀豆蛋白 A（ConA）、Hank's 液、pH 7.2~7.4 的 PBS 缓冲液。

（2）5mg/ml MTT 溶液：称取一定量的 MTT，用 0.01mol/l、pH 7.4 的 PBS 缓冲液于临用时配制，溶解后用 0.22μm 滤膜过滤除菌，4℃ 避光保存。

（3）0.04mol/L 盐酸-异丙醇（临用时配制）。

（4）酶标仪、24孔细胞培养板、96孔细胞培养板、200目筛网、手术剪、镊子、二氧化碳培养箱、培养瓶、离心管、吸管等。

3. 方法与步骤

（1）制备脾细胞悬液：在无菌条件下完成操作。取小鼠脾脏，置于盛有10ml Hank's液的平皿中，将脾磨碎，制成单细胞悬液。经200目筛网过滤，用Hank's液洗筛网2次，收集细胞悬液，1 000r/min 离心5min，重复1次，再用RPMI-1640培养基调细胞浓度至$5×10^6/ml$。

（2）细胞培养：将上述脾细胞悬液加入24孔培养板中，实验孔和对照孔均加0.5ml。然后在实验孔中加30μg/ml 的ConA 0.5ml，对照孔加完全培养基0.5ml，混匀后放置于37℃、5%二氧化碳孵育箱，孵育72h。

（3）加入MTT：培养结束前4h，每孔轻轻吸弃上清液700μl，加入700μl不含小牛血清的RPMI-1640培养基，同时加入5mg/ml的MTT 50μl/孔，混匀后继续培养4h。

（4）测定OD值：每孔加1ml的盐酸-异丙醇，吹打混匀，使紫色结晶完全溶解。分装至96孔培养板，每孔做3个平行孔，置酶标仪（波长分别为570nm和630nm）测定OD值。

4. 结果与数据分析　采用图1-5-5的公式计算刺激指数（SI），判定淋巴细胞转化程度。

$$刺激指数(SI)=\frac{实验组OD_{570}值-实验组OD_{630}值}{对照组OD_{570}值-对照组OD_{630}值}$$

5. 注意事项

（1）加入盐酸-异丙醇后应于1h内测定OD值。

图1-5-5　刺激指数的计算公式

（2）ConA浓度过低不能有效刺激细胞增殖，过高则可抑制细胞增殖。

（3）注意无菌操作，避免污染。

第三节　四聚体荧光标记技术结合流式细胞术检测人巨细胞病毒特异性 CD8$^+$T 细胞

1. 实验原理　人巨细胞病毒（HCMV）在人群中的感染率可达到90%，通常呈无症状携带者状态。机体主要通过CD8$^+$T 细胞介导的细胞免疫来清除病毒，这个过程包括抗原特异CD8$^+$T 淋巴细胞识别APC提呈的MHC I-抗原肽后活化、增殖，形成效应细胞CTL。CTL识别病毒感染细胞表面的MHC I-抗原肽，从而特异性地杀伤、溶解病毒感染细胞。HLA-A * 02:01 是人群中频率较高的 HLA-A 等位基因，本实验利用加载有HCMV结构蛋白pp65的优势抗原肽（NLVPMVATV，简称NLV）的HLA-A2四聚体（A2-NLV四聚体），定量检测体内的HCMV特异性CTL。

2. 材料与试剂

（1）抗 HCMV IgG 阳性的 HLA-A * 02:01 携带者的外周血。

（2）PE 标记的 HLA-A * 02:01-NLV 四聚体、FITC 标记的 anti-CD8 抗体、streptavidin-PE。

（3）染色缓冲液（PBS+ 2%小牛血清+0.1%叠氮钠，使用时新鲜配制）。

（4）流式细胞仪、微孔培养板或流式上样管、离心机等。

3. 方法与步骤

（1）准备待检测的细胞：分离外周血单核细胞并计数，以$2~5×10^7/ml$的密度重悬于FACS buffer，取25μl细胞悬浮液滴加入微孔培养板或FACS试管。

（2）制备染色cocktail

染色 cocktail A：FACS 缓冲液+MHC 四聚体-PE（以 1∶50~1∶100 稀释）+anti-CD8/FITC单克隆抗体

染色 cocktail B:FACS 缓冲液+streptavidin-PE(以 1∶50～1∶100 稀释)+anti-CD8/FITC 单克隆抗体

(3) 染色孵育:取 25μl 染色 cocktail,滴加入微孔培养板或 FACS 试管,与细胞悬浮液混匀(注意:使用移液器轻柔上下吹打混匀,避免产生气泡),冰上避光孵育 60min。实验分组如下:

待测组:PBMC 细胞悬液+染色 cocktail A

对照组:PBMC 细胞悬液+染色 cocktail B

(4) 洗涤:加入 150μl FACS 缓冲液至微孔培养板各孔或 2～3ml FACS 缓冲液至 FACS 试管,轻柔混匀,避免形成气泡,1 200r/min 离心 5min,小心除去上清液,避免触碰到细胞沉淀,以减少细胞损失。共洗涤 3 次。

(5) 细胞固定与流式分析:将细胞重悬于 200μl 固定液(含 1% 多聚甲醛的 PBS),用流式细胞仪进行样本检测。

4. 结果与数据分析 在前向角散射(FSC)和侧向角(SSC)二维图上设门,圈出淋巴细胞区,然后进行淋巴细胞 FITC(FL1)和 PE(FL2)的荧光强度分析,其中重叠荧光在每次测定前需经补偿加以消除(参见第一篇第七章)。有数据显示,在抗 HCMV IgG 阳性的 HLA-A * 02∶01 携带者的外周血 CD3$^+$CD8$^+$细胞中,含有约 0.8%(中位数)的 HCMV-pp65 肽段特异性 CTL 细胞。

5. 注意事项

(1) 染色体系的体积应尽可能小,以节约试剂。

(2) 应进行预试验,以确定最佳的 MHC 四聚体稀释比例。通常 MHC 四聚体的初始稀释比例为 1∶100～1∶200。

第四节 酶联免疫斑点技术检测小鼠 B 细胞的 IgG 分泌水平

1. 实验原理 先用抗 IgG 抗体作为包被抗体,加入待检测 B 细胞进行培养,所分泌的 IgG 原处与包被抗体结合,去除 B 细胞,再加入酶标记的抗 IgG 抗体,洗涤,加入底物显色。一个斑点对应一个分泌 IgG 的小鼠 B 细胞,即酶联免疫斑点技术(ELISPOT)可从单细胞水平检测 B 细胞的抗体分泌功能。

2. 材料与试剂

(1) 0.22μm 滤器、96 孔 PVDF ELISPOT 板、CO$_2$ 孵箱、抗原预致敏小鼠。

(2) 无菌 PBS(pH 7.4,无钙、镁离子)、无菌 ddH$_2$O、抗鼠 IgG 包被抗体、生物素化抗鼠 IgG 检测抗体、生物素蛋白链霉素-碱性磷酸酶结合物、牛血清白蛋白(BSA)、底物(NBT)、70%乙醇等。

3. 方法与步骤

(1) 制备脾细胞悬液:在无菌条件下操作。处死已用抗原免疫的小鼠,分离脾脏,置于盛有 10ml Hank's 液的平皿中研磨,制成单细胞悬液。经 200 目筛网过滤,用 Hank's 液洗筛网 2 次,收集细胞悬液。1 000r/min 离心 5min,重复 1 次。用 RPMI-1640 培养液调整细胞浓度至 1×10^6/ml。

(2) PVDF 膜的预处理:加入包被抗体前,PVDF ELISPOT 板每孔加入 50μl 70%乙醇,静置 1min,然后拍干。每孔再加入无菌 ddH$_2$O 200μl,静置 30s,弃去液体。洗板 5 次,以除去残留乙醇。

(3) 包被 96 孔 PVDF ELISPOT 板:每孔加入 100μl 用无菌 PBS 稀释的抗鼠 IgG 包被抗

体(终浓度 15μg/ml)。4℃过夜。

（4）洗涤：弃包被液，每孔加无菌 PBS 200μl，静置 30s，弃去液体。洗板 5 次。

（5）封闭 ELISPOT 板：每孔加入 10%血清+PBS 液 200μl 封闭，室温孵育 1h。

（6）加入待测 B 淋巴细胞：吸去封闭液，加入小鼠脾细胞悬液，每孔细胞量为 1×10^5/ml，每孔加样 100μl。实验设 3 个组：①待测组（抗原预致敏小鼠脾细胞）；②阴性对照（未致敏小鼠脾细胞）；③空白对照组（不加细胞）。每组设 3 个复孔。在 37℃ 培养箱、5% CO$_2$ 条件下，培养 16~24h。注：培养过程中严禁移动或晃动培养板。

（7）洗涤：弃去 96 孔板中的细胞悬液，洗涤同步骤（4）。

（8）加入检测抗体：加入生物素标记的抗鼠 IgG 抗体。每孔 100μl，室温孵育 2h。

（9）洗涤：弃去检测抗体，洗涤同步骤（4）。

（10）加酶：每孔加 100μl 链霉素-碱性磷酸酶结合物（streptavidin-ALP），室温放置 1h。

（11）洗涤：弃去 streptavidin-ALP 液，洗涤同步骤（4）。

（12）加底物：每孔加 100μl 底物 NBT，直至出现清晰的斑点，无菌 ddH$_2$O 洗涤 3 次，终止显色反应。避光晾干。

（13）斑点计数：人工或使用 ELISPOT reader。

4. **结果观察**　统计膜上的斑点的数目，再除以加入孔内的细胞总数，就可以计算出分泌抗体的 B 细胞（阳性细胞）百分比。若用 ELISPOT reader 分析结果，可根据阴性对照设定阳性斑点的直径阈值，直径大于阈值者可视为阳性斑点，每一个斑点代表一个抗体分泌 B 细胞。

5. **注意事项**

（1）PVDF 膜具有疏水性，需要乙醇预湿润，一般为 30s。

（2）实验过程中的 PVDF 膜需要充分洗涤，以降低背景噪声。

（3）加入细胞悬液时，在孔上方逐滴滴加细胞悬液，避免产生气泡、晃动或拍打 96 孔板；培养过程中也应避免晃动 96 孔板，以免出现斑点拖尾现象。

（4）显色时要依斑点形成情况适时终止显色，一般控制在 10min 以内。

（程　文）

第六章 人类白细胞抗原分型原理与技术

第一节 人类白细胞抗原分型原理简介

主要组织相容性复合体(major histocompatibility complex, MHC)是位于脊椎动物基因组中的一组紧密连锁的基因群,其产物是参与抗原提呈和 T 细胞激活的关键分子,在免疫应答的启动和免疫调节、免疫监视中发挥重要作用。各种脊椎动物都拥有结构和功能相似的 MHC,但命名不同,小鼠的 MHC 称为 H-2 复合体;人类 MHC 定位于第六号染色体短臂 6p21.3,全长 3.6~4Mb,含 224 个基因座,其中约 128 个为功能基因。人类 MHC 通常又被称为人类白细胞抗原(human leukocyte antigen, HLA)基因复合体(注:有学者倾向于将 HLA 基因复合体视为人类 MHC 的一个组成部分)。HLA 基因分为 I 类、II 类、III 类。经典的 HLA I 类基因包括 HLA-A、B、C 座位,II 类分为 DR、DQ、DP 三个亚区,III 类为补体基因(C2、C4 和 Bf)。此外还包括非经典 HLA I 类基因如 HLA-E、F、G 等。HLA 基因复合体是目前所知人类最复杂的遗传多态性系统。截至 2019 年 9 月,被世界卫生组织 HLA 因子命名委员会正式确认和命名的 HLA I、II 类等位基因数目分别达 18 691 种、7 065 种。HLA 等位基因分布具有种族与地域特征。HLA 分型被广泛地应用于器官移植配型、临床输血、法医学上的亲子鉴定,某些先天性遗传性疾病的早期诊断以及研究种族差异、人类的起源与进化,及与疾病关联等方面。HLA 分型技术主要包括早期的血清学分型技术、细胞学分型技术和 20 世纪 80 年代兴起的 DNA 分型技术。目前以基于聚合酶链式反应(polymerase chain reaction, PCR)的几类 DNA 分型技术使用最广。

一、聚合酶链式反应-寡核苷酸探针杂交技术

聚合酶链式反应-序列特异性寡核苷酸探针杂交技术(PCR-sequence specific oligonucleotide probing, PCR-SSOP)。采用 PCR 技术扩增位于上、下游引物之间的 HLA 多态性区域,PCR 产物转移至杂交膜如硝酸纤维膜,采用 0.4mol/L NaOH 使其变性为单链 DNA。制备好的杂交膜与寡核苷酸探针(长度通常为 15~20 个碱基)杂交,在此过程中探针将与杂交膜上的单链 DNA 分子按碱基互补原则结合,在严格的洗膜条件下,SSO 探针可识别 DNA 分子上单个碱基的差异。该技术首次在第 11 次国际组织相容性协作会议期间大规模用于 HLA II 类基因的 PCR 分型(图 1-6-1)。在随后的实践中 SSO 探针的标记由放射性同位素(如 ^{32}P)改为

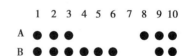

图 1-6-1 PCR-SSOP 放射自显影结果
HLA-DPA1 基因第二外显子的 PCR 产物与检测 HLA-DPA1*01 等位基因的 SSO 探针经斑点杂交后放射自显影的结果。在所有 20 份待测样本中(A1 至 B10),A4、A5、A6、A7、B7、B8 不含有 HLA-DPA1*01 等位基因。

笔记

非放射性标记(如地高辛),并衍生出正向杂交、反向杂交两种模式。PCR-SSOP 杂交技术具有高度的特异性和较好的样本处理通量(一张杂交膜按 4×96 模式点样时,能同时处理 384 份 DNA 样本),其原理也被用于各类 HLA 分型基因芯片的研制。

二、聚合酶链式反应-序列特异性引物技术

聚合酶链式反应-序列特异性引物技术(PCR-sequence specific priming,PCR-SSP),其原理衍生于扩增阻滞突变系统-PCR(amplification refractory mutation system,ARMS-PCR)。由于 PCR 引物特异性主要决定于 3′末端碱基,且 Taq 酶缺乏 3′→5′外切酶活性,因此根据 HLA 等位基因间的核苷酸序列差异,可设计 PCR 引物,只与某一等位基因(allele-specific)或某组等位基因(group-specific)完全互补,而与其他等位基因存在碱基错配,此即为序列特异性引物(SSP)。在 PCR 过程中,SSP 引物仅扩增相应的等位基因,而不扩增其他的非靶序列。通过设计可检测目前所有已知序列变异的 SSP 引物群(panel)以扩增样本基因组 DNA,PCR 产物经琼脂糖凝胶电泳,在分析产物条带的格局后即可确定样本 HLA 基因型。PCR-SSP 技术具有操作简单、快速的优势,被广泛地应用于器官移植组织配型等领域。需指出的是,HLA 基因多态性越高,所需 SSP 引物数目也就越多,因此 PCR-SSP 通常只能提供低-中度分辨率的分型结果。

三、聚合酶链式反应-桑格法测序技术

双脱氧链末端终止法测定 DNA 序列的技术由诺贝尔奖获得者 Sanger 创建,故又称桑格法(Sanger)测序技术。20 世纪 90 年代起,基于聚合酶链式反应的桑格法测序技术(PCR-Sanger sequencing)被逐渐用于 HLA 分型,为第一代 HLA 测序技术,就序列测定的准确性而言,该方法被视为 HLA 分型的"金标准"(golden standard)。其实验流程主要包括样本 DNA 准备、PCR 扩增靶序列、产物纯化、测序反应、测序、生物信息学分析(如序列比对、拼接)等环节。由于单个桑格法测序反应的有效读长(read)通常在 500~800bp,因此往往需对 HLA 基因若干外显子区域进行单独测序或重叠测序,然后对所获片段进行拼接以获得基因型。若序列含杂合子区域,需参照数据库或利用分型软件、甚至克隆技术确定杂合子的单倍型相(phase),再行拼接。近十年来已有成熟的高通量商用 HLA 测序分型技术平台(含分型软件)用以检测 HLA-Ⅰ、Ⅱ类基因。

四、聚合酶链式反应-克隆技术

聚合酶链式反应-克隆技术通常被用以确定分型细胞株的 HLA 序列以建立参比序列、鉴定新的 HLA 序列或等位基因、确定复合型杂合子(在两处或以上碱基位置存在杂合现象)的单倍型相,以及评估体外 DNA 扩增如 PCR 过程中序列发生突变、缺失/插入等情形的概率。技术流程主要包括:PCR 扩增靶序列、与质粒连接、导入大肠杆菌、收获并抽提质粒 DNA、随机挑选重组质粒测序、生物信息学分析等步骤。由于一个质粒只能连接一个 DNA 分子且通常情况下一个大肠埃希氏菌只允许一个重组质粒穿入,因此在聚合酶链式反应-桑格法测序等过程中出现的复合型杂合子可通过克隆技术得以彼此分离,从而确定同一条染色体上、不同杂合子位置的碱基组成方式,即单倍型相。该技术也用以排除分型假象(artifact),例如假杂合子。此外,向世界卫生组织 HLA 因子命名委员会申报新的 HLA DNA 序列并申请正式命名时,也通常需要提交序列经克隆后的再次测序结果。

五、人类白细胞抗原基因二代测序

二代测序又被称为下一代测序(next generation sequencing,NGS)。二代测序技术在

笔记

HLA 分型领域的应用范围不断扩大,日趋成熟,各类 NGS 平台的工作原理不尽相同,但通常都包括 DNA 样本制备、文库建立、测序、数据分析与分型等步骤。较经典 Sanger 测序,HLA 二代测序的主要优势为高通量(能在单次反应中平行测序几万个甚至更多 DNA 分子)、成本低;能同时检测其他区域如内含子或调控区,提供更高的分辨率和发现新等位基因;此外,NGS 技术平台如单分子实时测序技术(SMRT)可对长链单分子 DNA 测序,从而避免 Sanger 测序时(检测两条同源染色体)样本可能因为存在复合杂合子,而无法确定单倍型相的情形(即测序峰图可由 2 种或以上的不同 HLA 基因型解释)。当前 HLA 二代测序分型技术的主要不足在于单个读长(read)较短,不利于后期序列分析时准确拼接、组装;各种后期数据处理软件的逻辑和运算法则存在差异,此类因素均可影响分型结果准确性。因而 HLA NGS 分型的质量控制、流程的标准化尤为重要。

第二节 聚合酶链式反应-序列特异性引物技术检测人类白细胞抗原-DR2

人类白细胞抗原-DR2(HLA-DR2)是 HLA-DRB1 基因编码的一种较为常见的血清型,可进一步分为 HLA-DR15 和 HLA-DR16 两种亚型。截至 2019 年 10 月,被世界卫生组织 HLA 因子命名委员会正式确认和命名的 HLA-DR2 等位基因包括 HLA-DRB1*15:01 至 DRB1*15:183N 及 HLA-DRB1*16:01 至 DRB1*16:63N 共 363 种。HLA-DR2 与系统性红斑狼疮、多发性硬化症等多基因复杂性自身免疫性疾病的遗传易感性有密切关系。本节介绍一种自行研发的能快速、准确鉴定 HLA-DR2 的 PCR-SSP 技术。

1. **实验原理** PCR 扩增很大程度上依赖于引物 3' 末端与靶序列的高度互补,基于该原理,共使用 4 种 PCR 引物建立 PCR-SSP 技术(表 1-6-1),从而快速、准确地鉴定 HLA-DR2。HLA-DR2 上游引物与已知的 HLA-DR2 等位基因第 7-13 密码子区域序列一致,但与非 HLA-DR2 编码基因存在 5 个碱基错配,其中 3 个碱基错配位于引物 3' 末端;HLA-DR2 下游引物与所有 HLA-DRB1 基因(包括 HLA-DR2 及非 HLA-DR2 编码基因)第 87~93 密码子区域序列互补(图 1-6-2)。因此,该对 PCR 引物将选择性地扩增 HLA-DR2 编码基因,产物长度为 261bp。实验所用内对照 PCR 引物扩增人类生长激素(human growth hormone,HGH)基因的保守区域,PCR 产物长度为 485bp。

表 1-6-1 HLA-DR2 PCR-SSP 引物序列

引物名称	序列(5'→3')
HLA-DR2 上游引物	TTCCTGTGGCAGCCTAAGAGG
HLA-DR2 下游引物	CCGCTGCACTGTGAAGCTCT
HGH 上游引物	CAGTGCCTTCCCAACCATTCCCTTA
HGH 下游引物	ATCCACTCACGGATTTCTGTTGTGT

2. 材料与试剂
(1) 1.5ml 塑料离心管、可调微量加样器、塑料吸头、恒温水浴箱。
(2) 蛋白酶 K、10%SDS、RBC 裂解液、蛋白酶 K 缓冲液、灭菌 ddH₂O、饱和醋酸钠、TE 溶液。
(3) PCR master mixture、HLA-DR2 阳性标准 DNA、HLA-DR2 阴性标准 DNA。
(4) PCR 扩增仪、电泳成像系统、电泳仪、DNA marker、琼脂糖。
3. 方法与步骤
(1) 外周血基因组 DNA 提取

　　　　　　　　　　　　　　　　　　　　　　　　　　(HLA-DR2下游引物)
　　　　　　　　　　　　　　　延伸 ← TCTCGAAGTGTCACGTCGCC 5′
DRB1*02:　5′ TTCCTGTGGCAGCCTAAGAGG……………AGAGCTTCACAGTGCAGCGG 3′

　　　　　3′ AAGGACACCGTCGGATTCTCC……………TCTCGAAGTGTCACGTCGCC 5′
　　　　　5′ TTCCTGTGGCAGCCTAAGAGG → 延伸
　　　　　(HLA-DR2上游引物)

　　　　　　　　　　　　　　　　　　　　　　　　　　(HLA-DR2下游引物)
　　　　　　　　　　　　　　　延伸 ← TCTCGAAGTGTCACGTCGCC 5′
非DRB1*02:　5′ TTCTTGTGGCAGCTTAAGTTT……………AGAGCTTCACAGTGCAGCGG 3′

　　　　　3′ AAGAACACCGTCGAATTCAAA……………TCTCGAAGTGTCACGTCGCC 5′
　　　　　5′ TTC TGTGGCAGC TAAG → 无延伸
　　　　　　　C　　　　　C　　AGG
　　　　　(HLA-DR2上游引物)

图 1-6-2　HLA-DR2 PCR-SSP 引物位置

红色粗体显示 HLA-DR2 PCR-SSP 上游引物与非 HLA-DR2 等位基因存在错配的碱基位置;虚线部分为上、下游引物间的 DNA 序列(未列出)。

　　1)分离白细胞:取 5% EDTA-Na$_2$ 抗凝全血 0.5ml(抗凝剂:血=1:5),加 1ml 红细胞裂解液,混匀,离心,13 000r/min,1min,去上清液。沉淀用 1ml ddH$_2$O 洗一遍,去上清液。

　　2)蛋白质的消化:加 80μl 蛋白酶 K 缓冲液,40μl 10% SDS,30μl 蛋白酶 K,220μl ddH$_2$O 混匀,56℃孵育 10min。

　　3)饱和醋酸钠沉淀蛋白质:加入 1/4 体积(100μl)饱和醋酸钠,剧烈震荡 15s,离心,13 000r/min,6min,将上清液转移至另一灭菌 1.5ml 离心管内。

　　4)异丙醇沉淀 DNA:加入与上清液等体积的异丙醇,轻轻混匀,DNA 呈絮状析出,13 000r/min 离心 1min,收集 DNA。

　　5)洗涤:用 70% 预冷的乙醇洗涤 DNA,共 3 次。去上清液,于室温放置 3~5min,加 TE 液 200μl。要注意避免 DNA 过分干燥,否则极难溶解。

　　(2)建立 HLA-DR2 PCR-SSP 反应:取 4 个灭菌的 0.2ml PCR 管,做好标记。PCR 反应体系设 20μl,按表 1-6-2 加样,使 HLA-DR2 引物与 HGH 内对照引物浓度比为 5:1。加样完毕瞬时离心 PCR 反应管。上 PCR 仪进行扩增。在 95℃预变性 2min 后,按 95℃ 30s,61℃ 50s,72℃ 30s 循环 35 次,再 72℃延伸 5min 后冷却至 15℃保存。

　　(3)PCR 扩增产物的检测:称取 2g 琼脂糖,加 100ml 电泳缓冲液(0.5×TBE),充分煮溶,加溴化乙锭 5μl(10mg/ml)。胶冷却后,取各孔 PCR 扩增产物 10μl,按一定顺序分别加样于琼脂糖胶的梳孔内(注意勿溢出或戳坏孔壁),另于一孔内加 100bp DNA 分子量对照 5μl。按 10V/cm 电泳 15min 后,将琼脂糖胶置于电泳成像系统内观察结果。

表 1-6-2　HLA-DR2 PCR-SSP 反应各成分浓度

单位:μl

	HLA-DR2 阳性对照孔	HLA-DR2 阴性对照孔	ddH$_2$O 对照孔	待测 DNA 样本
2×Taq PCR 混合物	10	10	10	10
5pmol/μl HLA-DR2 上游引物	1	1	1	1
5pmol/μl HLA-DR2 下游引物	1	1	1	1
5pmol/μl HGH 上游引物	0.2	0.2	0.2	0.2
5pmol/μl HGH 下游引物	0.2	0.2	0.2	0.2
灭菌 ddH$_2$O	5.6	5.6	5.6	5.6
DNA 模板	2	2	2	2

4. 结果判断

（1）本实验基于 4 个 PCR-SSP 反应孔的电泳结果来判定待测 DNA 样本是否含有 HLA-DR2。3 个对照孔的电泳格局为：HLA-DR2 阳性对照孔含有 HLA-DR2 特异性产物（长度为 261bp）和 HGH 内对照产物片段（长度为 485bp）；HLA-DR2 阴性对照孔有 HGH 内对照产物片段，但无 HLA-DR2 特异性产物；空白对照孔（以 ddH$_2$O 为 PCR 模板）无任何 PCR 产物。

（2）在上述对照成立的前提下，若待测样本孔出现长度为 261bp 的明亮 PCR 产物条带和 485bp 条带，即为 HLA-DR2 阳性；若仅有长度为 485bp 的产物，即为 HLA-DR2 阴性（图 1-6-3）。

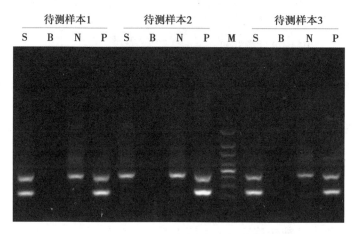

图 1-6-3　HLA-DR2 PCR-SSP 产物电泳图

S、B、N、P 分别代表待测样本、空白对照、阴性对照、阳性对照；待测样本 1、3 为 HLA-DR2 阳性；待测样本 2 为 HLA-DR2 阴性；M 为分子量标记（其最亮条带为 500bp）。

（3）需指出的是，本实验的引物浓度、PCR 参数等条件已经优化，当 HLA-DR2 阳性样本 DNA 浓度偏低时，HLA-DR2 基因仍能够被有效扩增并生成较明亮的 261bp 条带，但此时 485bp 条带往往较弱甚至消失。此外，HLA-DR2 阴性样本孔除 485bp 条带外，还可见其他 PCR 产物条带，但此类 PCR 产物长度均不等于 261bp，亮度亦弱于内对照，可据此判定为非特异性 PCR 产物。

5. 注意事项

（1）避免 DNA 样本的交叉污染。

（2）DNA 抽提区域、PCR 扩增区域、电泳区域应彼此独立。

（3）血样采集应遵循知情同意原则；血样废弃物、含 EB 染料琼脂糖等实验废弃物的处理应遵循生物安全实验室条例。

第三节 聚合酶链式反应-桑格法测序技术分析人类主要组织相容性复合体 I 类链相关基因 B 的遗传多态性

人类主要组织相容性复合体 I 类链相关基因（MHC class I chain-related gene，MIC）位于 MHC 复合体 I 类区内，MICA 基因和 MICB 基因是该基因家族的功能性基因，MICA、MICB 基因位于 HLA-B 基因近着丝粒端，距离分别为 46kb、140kb。生理情况下，MICA 和 MICB 基因主要表达在胃肠道上皮细胞的表面，它们作为 NKG2D 的配体与 NKG2D 受体结合，激活 NK 细胞、CD8αβT 细胞和 γδT 细胞，参与天然免疫应答和机体的免疫监视。病毒感染、热休

笔记

克等刺激都可使 MICA 和 MICB 的表达上调。MICA、MICB 基因具有丰富的等位基因多态性,其中,截至 2019 年 12 月,被世界卫生组织 HLA 命名委员会正式命名的 MICB 等位基因达到 109 种。MIC 基因多态性分析愈来愈多地被用于临床器官移植配型、疾病关联研究、人类学研究等领域。

1. 实验原理　已有的数据显示 MICB 等位基因序列变异主要分布在 2~4 外显子。本实验方法通过 PCR 技术先扩增 MICB 基因 2、3、4 外显子,采用 Sanger 测序技术获得各外显子序列,再行组装,从而判定 MICB 等位基因。

2. 材料与试剂

（1）1.5ml 离心管、0.5ml PCR 管、可调微量加样器、塑料吸头、恒温水浴箱。

（2）蛋白酶 K、10%SDS、RBC 裂解液、蛋白酶 K 缓冲液、灭菌 ddH$_2$O、饱和醋酸钠、TE 溶液。

（3）PCR master mixture、DNA 凝胶回收试剂盒、测序试剂盒。

（4）PCR 扩增仪、电泳成像系统、电泳仪、DNA marker、琼脂糖。

（5）DNA 测序仪。

3. 方法与步骤

（1）外周血基因组 DNA 提取:参见本章第二节。

（2）引物设计:根据 MICB 基因序列（Genbank accession number:U65416）设计 PCR 扩增引物（表 1-6-3）。

表 1-6-3　MICB 2~4 外显子 PCR 引物序列

外显子	引物（5'→3'）	PCR 产物/外显子长度/bp	引物位置*
2	forward:GTGCATTTCCTGCCTCCT	428/255	7319~7336
	reverse:TGCTCTCTGTCTCCAACTTTC		7726~7746
3	forward:GTTGTAAAACGACGGCCAGAAGGTGATGGGTTCGGGAAT	379/288	7907~7926
	reverse:CAGGAAACAGCTATGACAGCAGAATTGCGGGAACAGT		8266~8285
4	forward:AGTGGAGAGGAGCAGCCCTGTTCCCTGCAT	427/279	8753~8782
	reverse:AGAGAGCCACAGCCGTCCCTGCTGTT		9154~9179

* 各引物位置根据 MICB 基因序列（Genbank accession number:U65416）计算。

（3）PCR 扩增:分别扩增 MICB 2~4 外显子,PCR 反应体系均设 50μl,包括 1×PCR buffer,200μmol/L dNTP,0.5U Taq DNA 聚合酶,100ng 基因组 DNA,上、下游引物各 0.1μmol/L。加样完毕瞬时离心上 PCR 反应管,PCR 仪进行扩增。在 95℃ 预变性 5min 后,按 95℃ 变性 30s,62℃（第二外显子）、64℃（第三外显子）退火 1min,72℃ 延伸 1min 进行 30 个循环,最后 72℃ 延伸 5min;按 95℃ 变性 1min,61℃ 退火、延伸 1min 进行 35 个循环,最后 60℃ 延伸 8min（第 4 外显子）。取 2μl PCR 产物上样于含 0.5μg/ml 溴化乙锭的 2% 琼脂糖凝胶中,在 0.5×TBE 缓冲液中电泳 10min 后,将胶移至凝胶成像系统中观察记录结果。

（4）MICB 2-4 外显子 PCR 产物的纯化和测序:采用 DNA 凝胶回收试剂盒纯化 PCR 产物,采用测序试剂盒做测序反应,在 DNA 测序仪完成测序。

4. 峰图分析和 MICB 基因型判定

（1）采用 Chromas 软件分析测序峰图（图 1-6-4）。

（2）根据 MICB 基因数据库,确定各外显子区域的各种结构变异如单碱基核苷酸多态性（single nucleotide polymorphism,SNP）或碱基插入/缺失（insertion/deletion,indel）的单倍型相。

（3）对各外显子的两条 DNA 链做 blastn 分析;然后将 2~4 外显子的序列信息整合,判

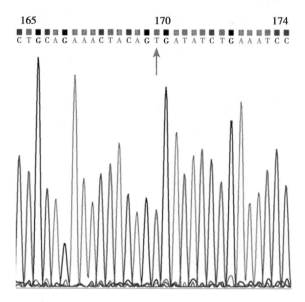

图1-6-4　MICB*009N等位基因第3外显子部分序列

MICB*009N第165~174密码子序列:其中第170位密
码子的T是该等位基因的标志性碱基。

定 MICB 基因型。

　　5. MICB 基因数据的遗传统计学分析　采用上述方法获取一定数量的人群数据后(样本量不应过小),可计算 MICB 位点 Hardy-Weinberg 平衡吻合度,用以反映样本采集的代表性及分型结果的可靠性;并可计算与 MICA、HLA-B 基因的连锁不平衡参数。已有的数据显示,在人群中,MICB*005:02 为最常见等位基因,MICB 与 MICA、HLA-B 基因均存在较强的连锁不平衡。

（田伟　李立新）

第七章　流式细胞术在免疫学中的应用

第一节　流式细胞术的简介

流式细胞术(flow cytometry,FCM)是利用流式细胞仪和单克隆抗体技术,对动植物单个细胞、病原微生物及微粒物质进行的一种多参数、快速定量分析和分选技术。该技术是集细胞生物学、免疫生物学、单克隆抗体、光电测量、激光技术和电子计算机技术等于一体的高端分析技术。

一、流式细胞仪的结构和工作原理

目前的流式细胞仪结构组成主要包括:流式细胞仪主机、流式细胞仪工作站、电源箱和自动进样器。主机结构可分为流动室、鞘液驱动系统、光路系统、检测分析系统和细胞分选系统等五个部分(图1-7-1)。结合荧光抗体的单细胞(或颗粒)悬液放入样品管中,在恒定气压下,随鞘液进入流动室。随着管道变细,迫使鞘液从四周、样本在中心进入流动室,在外加压力的作用下呈直线流动。鞘液充满流动室将样品裹挟,当二者通过流动室喷嘴流出时,压力迫使鞘液包裹的液滴仅包含单个细胞或颗粒,垂直依次通过检测区。细胞或颗粒在激光

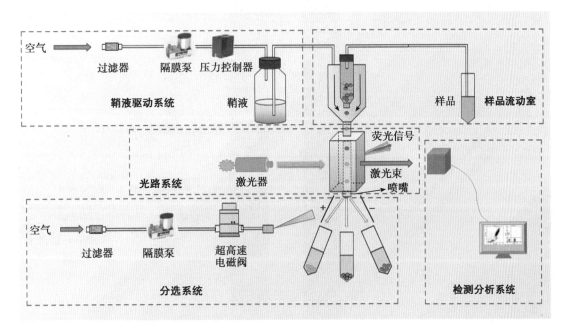

图 1-7-1　流式细胞仪结构及工作原理图

激发下产生的散射光和荧光信号,被检测器捕获,再经一系列滤光片、光栅处理经光电转换和放大后输入计算机,并由软件分析处理。对荧光标记的目的分子分别加载正或负电荷,当其在随液滴滴落的过程中受到外加高压电场的作用发生偏转而落入接收容器,从而实现细胞分选。

二、荧光素偶联抗体的选择

(一) 荧光抗体的选择和使用原则

流式细胞仪所接受的荧光信号主要来自结合在样品细胞或颗粒上的荧光染料,荧光染料(素)与抗体偶联。用于免疫表型分析的抗体主要是 IgG 类单克隆抗体。多克隆抗体常被荧光素标记后用作二抗。抗体选择一般遵循以下原则:①尽量选用直标抗体。②注意流式抗体的应用级别。流式抗体一般分为Ⅱ类体外诊断试剂(class Ⅱ *in vitro* diagnostic product)、分析物特异性试剂(analyte specific reagent)和仅用于研究(research use only)三大类。其中前两种试剂均可用于体外临床诊断,而第三种只用于科学研究。③根据信噪比选择抗体。信噪比(signal-to-noise ratio)是特异性荧光信号与非特异性荧光信号的比值。信噪比越大,表明阳性与对照荧光信号峰分离越好。抗原表达量较低时,一般应选择高信噪比的荧光素进行抗体标记。④多色分析时,在组合抗体使用前,须将每种抗体单独与组合应用的结果进行比较,无差别时方可进行组合使用。⑤根据仪器型号和抗原表达强弱合理选择荧光抗体。

(二) 荧光素(fluorochrome)

异硫氰酸荧光素(fluorescein isothiocyanate isomer, FITC)、碘化丙啶(propidium iodide, PI)、藻红蛋白(R-phycoerythrin, PE)、PE-Cy5 和别藻蓝蛋白(allophycocyanin, APC)是流式细胞术中最常用的荧光染料。除常见的荧光素外,Alexa Flour 系列的染料,具备信号强、不易淬灭、仪器的兼容性好、不易沉淀、适合长期保存等一系列优点。各种荧光染料的特性见表1-7-1。

表 1-7-1　流式细胞术常用荧光素列表

名称	激发波长/nm	发射波长/nm	基本用途	激光器
2-(4-羟基苯基)-5-(4-甲基-1-哌嗪基)-2, 5-二-1H-苯并咪唑/双苯并咪唑(H 33342)	355	465	核酸标记 DNA 分析	351nm 紫外线激光器
甲嗪双苯咪唑/双苯并咪唑(H 33258)	365	465		
4',6-二脒基-2-苯基吲哚(DAPI)	372	456		
Indo-1	350	405	细胞内游离钙离子标记	
异硫氰酸荧光素	490	520	标记抗体 抗原抗体分子检测	488nm 氩离子激光器
藻红蛋白	480	578		
PE-CY5	480	670		
PE-CY5. 5	480	695		
多甲藻黄素-叶绿素-蛋白质复合	490	675		
Alexa Fluor 488	494	517		
PE-Texas Red	480	613		
罗丹明 123	500	540	线粒体标记	
Fluo-3	506	526	细胞内游离钙离子标记	

续表

名称	激发波长/nm		发射波长/nm		基本用途	激光器
DiOC6(3)	480		501		内质网标记	
YOYO-1	490		510			488nm 氩离子激光器
碘化丙啶	530		615		DNA 染色 核酸标记	
7-氨基放线菌素 D	546		655			
吖啶橙	490		640			
别藻蓝蛋白	650		660			
APC-Cy7	647		774		标记抗体 抗原抗体分子检测	633nm 氦氖激光器
Alexa Fluor 647	650		668			
CY5	650		667			

三、流式细胞术的数据分析与流式图

对流式细胞术结果进行数据分析,实际上是对荧光标记的细胞所产生的散射光和荧光信号进行分析。仪器生产商和仪器型号不同,流式细胞仪自带的数据采集、处理、分析软件功能略有不同。但都可以通过公用软件 FlowJo 对这些数据进行后期分析。它可以兼容几乎目前所有流式仪采集的数据,操作简单,功能强大,而颇受欢迎。在进行数据分析时,涉及一些重要的术语。

（一）前向散射和侧向散射

散射光信号主要分为前向散射(forward scatter,FSC)和侧向散射(side scatter,SSC)光信号。FSC 也称小角散射,信号方向与激光束平行,该值的大小与细胞的直径成近似直线关系,细胞越大,其 FSC 越大;反之越小。通常在流式细胞仪中选取 FSC 作阈值,用以排除样本中的碎片和鞘液中的小颗粒,避免对被测细胞的干扰。SSC 又称90°散射,方向与激光束和液流形成的平面垂直,其信号强度几乎与细胞内颗粒结构的质量成近似直线关系,即细胞内颗粒结构越复杂,质量越大,其 SSC 越大,反之越小。FSC 与 SSC 均来自激光的原光束,其波长与激光的波长相同,可根据两者的特点把不同类型的细胞群体进行区分。

（二）荧光信号面积与宽度

荧光(fluorescence,FL)信号可分为细胞自身发出的微弱自发荧光和细胞携带的特殊荧光色素发出的特异性荧光。一般定性或定量分析的光信号是指相对于自发荧光的特异荧光信号部分。在激光的照射下,细胞所产生的荧光信号传递到信号收集器 PMT 中被收集,形成信号脉冲。每一个信号脉冲都有其高度、面积与宽度。信号脉冲的高度表示荧光信号的强度,用 FLn-Height 表示,n 为仪器的荧光信号收集器序号。荧光信号脉冲面积(FLn-A)是采用积分计算的荧光通量,一般在对 DNA 倍体分析时采用面积与宽度(FLn-W)进行计算;其他分析一般采用脉冲高度(FLn-H)进行计算。FLn-W 反映的是荧光的分布,常用来区分双连体或多连体细胞,因此在用流式细胞术分析 DNA 倍体时,可通过 FL-A 和 FL-W 散点图上设门(gating)的方法除去聚集细胞的信号。

（三）光谱重叠与荧光补偿

用激光束激发两种或两种以上荧光物质而发出不同波长的荧光,由于荧光素的激发或发射波长是呈现正态或偏态曲线,荧光素之间的波谱往往出现重叠现象(spectral overlap),需要进行一系列的设置,除去干扰。流式细胞仪可通过电子补偿系统,从一个被检测的荧光信号中除去任何其他干扰的荧光信号的过程被称之为荧光补偿(fluorescence compensation)。

（四）阈值的设定

在流式分析中,可通过设定阈值尽可能地排除细胞碎片和其他小颗粒性物质的影响,使得分析的对象主要是完整的细胞。设定阈值前先要确定阈值通道,给某参数设定一个信号强度值,也称之为道数(channel),任何低于该信号强度值的颗粒被认为"无效颗粒",数据不被处理。根据仪器不同,一次可以设一个参数或多个参数的阈值。对于散射光信号与背景差别明显的样本如免疫标记的细胞,通常选择FSC通道进行阈值设定。对于小细胞/颗粒如血小板、细菌等,可以用荧光参数(FL)作阈值设定。对于用PI染色分析样品的DNA时,可以用PI参数作为阈值。阈值的设定一般根据检测结果图的数据显示来调整。不宜过高或过低,原则是保证检测信号,减少靶细胞/颗粒的丢失。

（五）门的设定

在流式分析中,设门就是在细胞分布图中指定某一个范围或某一个细胞性状的细胞群,并对其进行单参数或多参数分析。根据细胞分布特点,门的形状可以是线性门、矩形门、圆形门、椭圆形门或多边形门等。可以选择在细胞物理参数的基础上,通过FSC与SSC参数进行设门;也可以根据某细胞的表面标志与相应荧光抗体结合的特性确定目的细胞进行设门;还有FSC、SSC与荧光(FL)参数相组合来设门,组合设门适合检测低表达分子时使用。对于FSC/SSC散点图中细胞群复杂、不易区分的情况下,可根据被标记细胞的荧光参数特点,先确定某一特定荧光参数的细胞群,随后再确定该特定细胞群在FSC/SSC散点图中的对应位置进行设门和进一步分析,该设门方法被称之为"反向设门"。

（六）流式图

流式细胞术的数据处理主要包括数据的显示和分析,根据研究者目的给出合理的流式分析结果图。流式图种类较多,包括单参数直方图(histogram plot,图1-7-2A)、二维散点图(dot plot,图1-7-2B)、二维等高线图(contour,图1-7-2C)、假三维图(pseudo 3D plot,图1-7-

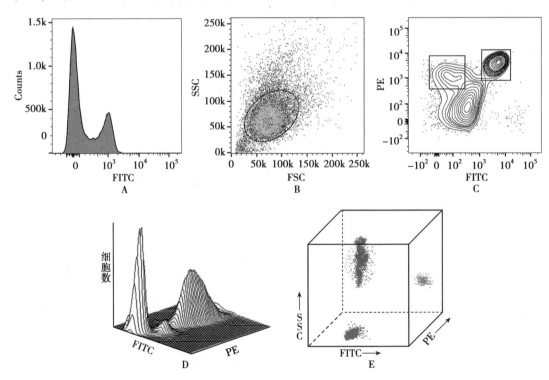

图 1-7-2　常见代表性流式图
A. 单参数直方图;B. 二维散点图;C. 二维等高线图;D. 假三维图;E. 三维图。

2D)以及三维图(3D plot,图1-7-2E)等。最常用的是单参数直方图、二维散点图和等高线图。直方图只能显示单通道或单参数的信息,散点图和等高线图可同时显示两个通道的信息。

1. **单参数直方图**　可用来进行定性分析和定量分析,是一维数据用得最多的图形。横坐标表示荧光信号或散射光信号强度的相对值,其单位用"道数"(channel)表示,依放大器的性质而定,横坐标(X)可以是线性的,也可以是对数的。纵坐标(X)通常代表具有相同光信号特性细胞出现的频率,一般为相对细胞数,非绝对细胞数。在直方图中"设门"确定分析区域后,分析软件对所选区域的数据进行分析,可得到细胞数目(events)、门内细胞百分比(% gated)、占检测细胞总数的百分比(% total)、平均荧光强度的算术平均数(mean)和几何均数(geo mean)、细胞变异系数(CV)、荧光强度的中位数(median)和峰值道数(peak Ch)等统计参量。

2. **二维散点图**　用以研究两个或更多参数之间的关系图。横坐标(X)与纵坐标(Y)分别代表一种参数。图上每一个点代表一个细胞,所对应的横坐标值表示细胞的 X 轴通道的值,而对应的纵坐标则表示细胞的 Y 轴通道的值。散点图是一种双变量描述,可以被分为四个象限,可以产生至少四种可能的结果来明确区分阴性和阳性,其结果用整个散点图中出现的特定象限的细胞占全部细胞的百分率来表示。

3. **二维等高线图**　类似于地图上的等高线,每一条连续曲线代表具有相同的细胞相对数或绝对数即"等高",越在里面的曲线代表的细胞数越多。该图形可以直观地体现细胞的分群,提供了一个对图中任一个团点位置的定性评价,不仅能判断细胞阴阳性,还可以区分所代表参数的相对强度(弱、中、强)。

4. **假三维图**　利用计算机软件在二维图双参数的基础上以细胞数目为"Z"轴展示的立体二维细胞分布情况。因该图中有一维是细胞数而非参数,实际仍为二维图,故称之为假三维图。该图型可通过旋转、倾斜等操作,便于多方位地观察"山峰"和"谷地"的结构和细节,有助于对数据的分析。

5. **三维图**　任意选择三个参数(如 FSC、SSC、FL1、FL2 或 FL3 等)为 X、Y、Z 轴,构成一个三维图。在三维空间图中,每一群细胞各处于独立的空间位置,因此对于复杂的细胞亚群的显示更为直观和准确。

第二节　免疫细胞的表面分子检测及亚群分析

细胞在正常分化成熟和活化的不同阶段,其细胞膜表面表达可供鉴别的标志分子。利用荧光染料标记的单克隆抗体作为探针,采用流式细胞术检测分析表面标志分子表达情况,进而对细胞的种类、亚型及功能进行研究。主要用于免疫细胞及其亚群的检测与细胞群体及细胞表面标志变化的监测。常用的免疫细胞表面标志的检测和分析包括 T 淋巴细胞及其亚型分析、B 细胞及其亚型分析和 NK 细胞及 NKT 细胞分析。

一、人外周血 CD4+ T 淋巴细胞、CD8+ T 淋巴细胞亚群的测定

1. **实验原理**　T 淋巴细胞具有高度的异质性,根据其表面的标志及功能特征,可分为若干个亚群,各亚群之间相互调节,共同发挥其免疫学功能,因此,对淋巴细胞亚群数量的检测能反映机体的免疫功能状态。依据 FSC 反映被检测细胞的大小,SSC 反映被检测细胞内部结构这一原理,因此,可利用 FSC、SSC 两种特征将外周血中的淋巴细胞、单核细胞和粒细胞区分开,之后经设门圈定淋巴细胞群,即可对淋巴细胞群体进行分型。利用双色/三色荧光抗体直接标记淋巴细胞表面 CD 分子,根据 CD 分子表达水平的不同,流式细胞仪可以鉴定

淋巴细胞及其亚群,并计算出各亚群的百分率。

2. **材料与试剂**

(1) 抗体:CD3-FITC、CD4-APC 和 CD8-PE 三色待测抗体;IgG1-FITC、IgG1-APC 和 IgG1-PE 三色同型对照抗体。

(2) 红细胞裂解液、生理盐水。

(3) 流式细胞仪、低速离心机、旋涡振荡器、Pipetman 加样器、离心管、FACS 试管等。

3. **方法与步骤**

(1) 血样:抽取人外周静脉血样本,吸 100μl 加入 1.5ml 离心管,共 5 管,标记为同型对照、CD3 单阳管、CD4 单阳管、CD8 单阳管以及待测管。

(2) 裂解红细胞:于每份样品管中加入 900μl 红细胞裂解液,颠倒混匀,避光室温静置 3~5min,充分裂解红细胞。

(3) 离心:将离心管置于低速台式离心机中,1 200r/min,离心 10min。离心后可见管底有白色细胞团。

(4) 重悬细胞:去上清液,加入 50μl 生理盐水,轻轻混匀。

(5) 加入抗体:按表 1-7-2 将抗体加入相应 1.5ml 离心管,手持离心管轻轻混匀,室温避光放置 30min~1h。

表 1-7-2　T 淋巴细胞及亚群流式检测抗体一览表

单位:μl

抗体名称	同型对照管	CD3 单阳对照管	CD4 单阳对照管	CD8 单阳对照管	待测管
IgG1-FITC	5	—	5	5	—
IgG1-APC	5	5	—	5	—
IgG1-PE	5	5	5	—	—
CD3-FITC	—	5	—	—	5
CD4-APC	—	—	5	—	5
CD8-PE	—	—	—	5	5

(6) 去除游离抗体:加入 900μl 生理盐水,重悬细胞,1 200r/min,离心 10min,弃上清液。

(7) 重悬细胞:加入 500μl 生理盐水,旋涡振荡器上混匀 5~10s。

(8) 上机检测:开启流式细胞仪。利用同型对照管、单阳管并同时调节其他通道的补偿,使得 IgG1-FITC、IgG1-APC 和 IgG1-PE 对应门的阳性细胞数为零,终止上样并保存对照检测结果。再将待测管上样检测,待总采集细胞数达 10 000 个时,停止上样,保存检测结果、图像信息。

(9) 数据分析:用流式细胞仪自带软件或 FlowJo 软件对结果进行分析,计算细胞百分数。

4. **结果与数据分析**

(1) 以 FSC 设门确定有核细胞群的位置(图 1-7-3A),以 CD3-FITC 设门确定 T 淋巴细胞的位置和比例(图 1-7-3B),再以 FSC 和 CD3-FITC 联合设门,以 CD3-FITC 为横坐标,CD4-APC、CD8-PE 分别为纵坐标,检测 CD4⁺、CD8⁺T 细胞的百分率分别为 35.27%、26.03%(图 1-7-3C、图 1-7-3D)。

(2) 健康成人外周血中,T 淋巴细胞通常占总的淋巴细胞约 60%~70%,其绝对数量值为 500~1 600 个/μl。健康成年人 T 淋巴细胞亚群的百分比存在性别和年龄差别,CD4⁺T/CD8⁺T 淋巴细胞的正常值范围为 1.4~2.0。

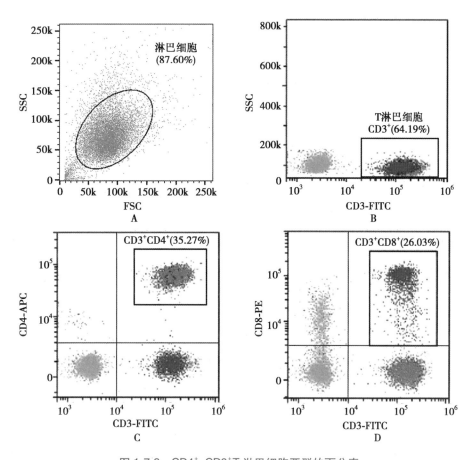

图 1-7-3　CD4⁺、CD8⁺ T 淋巴细胞亚群的百分率

A. 有核细胞主群及比例；B. T 淋巴细胞主群及比例；C. CD4⁺细胞百分率；D. CD8⁺细胞百分率。

5. **注意事项**

（1）正常人外周血的白细胞数在$(4\sim10)\times10^9$/L 之间，如果白细胞数小于 4×10^9/L，可以适当增加血样品量，或者分离单个核细胞后再行检测。

（2）在荧光抗体标记后，样品应尽快上机检测。如果不能及时检测，可加入 2% 的多聚甲醛固定样品，4℃ 保存，48h 内完成检测。

二、人外周血单核细胞的检测及亚群分析

单核细胞是血液中最大的免疫细胞，由骨髓中的造血干细胞增殖分化而来并被释放至外周血，进一步进入各组织、器官，分化为巨噬细胞。通常情况下单核细胞在骨髓中的数量并不多，当在机体需要时（如炎症），可迅速由幼稚单核细胞增殖发育，大量生成，且不断补充进入靶组织中，参与机体炎症反应，并发挥抗原提呈、促进 T 淋巴细胞活化等多种功能。因此，检测血液中的单核细胞具有重要的意义。

1. **实验原理**　CD14 是单核细胞/巨噬细胞的特征性标志，在中性粒细胞、B 细胞表达十分微弱，在 T 细胞、NK 细胞、红细胞和血小板上不表达。根据 CD14 与 CD16 的表达水平可将单核细胞至少分为三个亚群：①经典单核细胞，仅高水平表达 CD14；②中间单核细胞，高水平表达 CD14、低水平表达 CD16（CD16ᵈⁱᵐ）；③非经典单核细胞，低水平表达 CD14 和高水平表达 CD16。利用 FSC、SSC 特征，可使单核细胞与淋巴细胞以及粒细胞区分开。通过门控设置，圈中单核细胞群，利用 CD14 和 CD16 双色荧光抗体信号从而区分单核细胞的各个亚群。

2. 材料与试剂

（1）抗体：IgG1-FITC、IgG1-PE 双色同型对照抗体；CD16-FITC、CD14-PE 抗体。

（2）红细胞裂解液、生理盐水。

（3）流式细胞仪、低速离心机、旋涡振荡器、Pipetman 加样器、离心管、FACS 试管等。

3. 方法与步骤

（1）血样：抽取人外周静脉血样本，吸 100μl 加入 1.5ml 离心管，共 4 管，标记为同型对照、CD14 单阳管、CD16 单阳管以及待测管。

（2）裂解红细胞：于每份样品管中加入 900μl 红细胞裂解液，颠倒混匀，避光室温静置 3~5min，充分裂解红细胞。

（3）离心：将离心管置于低速台式离心机中，1 200r/min，离心 10min。离心后可见管底有白色细胞团。

（4）重悬细胞：去上清液，加入 50μl 生理盐水，轻轻混匀。

（5）加入抗体：按表 1-7-3 将抗体加入相应 1.5ml 离心管，手持离心管轻轻混匀，室温避光放置 30min~1h。

表 1-7-3　单核细胞及亚群流式检测抗体一览表

单位：μl

抗体名称	同型对照管	CD14 单阳对照管	CD16 单阳对照管	待测管
IgG1-FITC	5	5	—	
IgG1-PE	5	—	5	
CD16-FITC	—	—	5	5
CD14-PE	—	5	—	5

（6）去除游离抗体：加入 900μl 生理盐水，重悬细胞，1 200r/min，离心 10min，弃上清液。

（7）重悬细胞：加入 500μl 生理盐水，旋涡振荡器上混匀 5~10s。

（8）上机检测：开启流式细胞仪。利用同型对照管、单阳管并同时调节其他通道的补偿，使得 IgG1-FITC 和 IgG1-PE 对应门的阳性细胞数为零，终止上样并保存对照检测结果。再将待测管上样检测，待总采集细胞数达 10 000 个时，停止上样，保存检测结果、图像信息。

（9）数据分析：用流式细胞仪自带软件或 FlowJo 软件对结果进行分析，计算细胞百分数。

4. 结果与数据分析　以 FSC 设门确定单核细胞群的位置。再以 CD16-FITC 为纵坐标，CD14-PE 为横坐标，分析 CD14$^+$CD16$^-$（经典单核细胞）、CD14$^+$CD16^{dim}（中间单核细胞）和 CD14^{dim}CD16$^+$（非经典单核细胞）细胞的百分率（图 1-7-4）。正常成人外周血中，经典单核细胞约占总单核细胞的 85%。

5. 注意事项

（1）每个样品管中细胞量通常需达到 10^6。若细胞过少，可用 Ficoll 淋巴细胞分离液分离单个核细胞（PBMC），再进一步分析。

（2）尽可能地选用发射光谱无交叉的荧光染料。

三、人外周血自然杀伤细胞的检测

1. 实验原理　自然杀伤细胞（natural killer，NK）是属于天然免疫系统的大颗粒淋巴细胞，在清除病毒感染等方面起着关键作用。与 T、B 淋巴细胞相比，NK 细胞缺乏特异性的表面标志。人 NK 细胞不表达 CD3，通常表达 CD16、CD56、CD57，部分表达 CD2、CD8、CD11，故常以 CD3$^-$CD16$^+$CD56$^+$为其表型。利用一组特异性的荧光标记抗体与 NK 细胞表面分子结合，可鉴定 NK 细胞及其亚群。

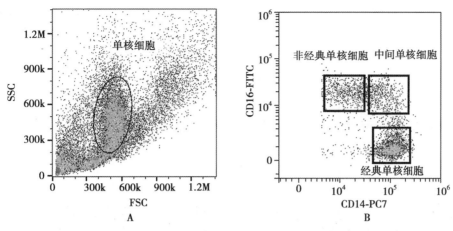

图 1-7-4　CD14/CD16 双染检测单核细胞的三种亚群
A. 单核细胞主群；B. 非经典单核细胞、中间单核细胞、经典单核细胞主群。

2. 材料与试剂

（1）抗体：IgG1-FITC、IgG1-PE 双色同型对照抗体；CD3-FITC、CD16-PE、CD56-PE 抗体。

（2）红细胞裂解液、生理盐水。

（3）染色缓冲溶液。

（4）Fc 受体封闭剂。

（5）流式细胞仪、低速离心机、旋涡振荡器、Pipetman 加样器、离心管、FACS 试管等。

3. 方法与步骤

（1）血液样品准备：取 500μl EDTA 或肝素钠抗凝外周静脉血，加于 1.5ml 离心管中。

（2）封闭 Fc 受体：加入 Fc 受体封闭剂，混匀，室温避光，孵育 10min。

（3）分装血样：取 4 支 FACS 试管，分别标记为同型对照管、FITC 单阳管、PE 单阳管、待测管。将 Fc 受体封闭后的血样 100μl 分别加入各 FACS 试管。

（4）加入抗体：按表 1-7-4 将抗体加入相应 FACS 试管，轻轻混匀，室温避光，孵育 15~30min。

表 1-7-4　NK 细胞流式检测抗体一览表

单位：μl

抗体名称	同型对照管	FITC 单阳对照管	PE 单阳对照管	待测管
IgG2a,κ-FITC	5	—	—	—
IgG2a,κ-PE	5	5	5	—
CD3-FITC	—	5	—	5
CD16-PE	—	—	5	5
CD56-PE	—	—	—	5

（5）裂解红细胞：每管加入 2ml 红细胞裂解液，轻轻摇匀，室温避光，放置 15min。

（6）洗涤细胞：1 500r/min 室温离心 5min，沉淀细胞，去上清液，加入 1ml 染色缓冲溶液。重复洗涤 2~3 次。最后一次洗涤后，加入 200μl 染色缓冲液，混匀，重悬细胞。

（7）上机检测：开启流式细胞仪。利用同型对照管、单阳管并同时调节其他通道的补偿，使得 IgG1-FITC 和 IgG1-PE 对应门的阳性细胞数为零，终止上样并保存对照检测结果。再将待测管上样检测，待总采集细胞数达 10 000 个时，停止上样，保存检测结果、图像信息。

（8）数据分析：用流式细胞仪自带软件或 FlowJo 软件对结果进行分析，计算细胞百分数。

4. 结果与数据分析 NK 细胞表型为 CD3⁻CD16⁺CD56⁺,流式细胞术检测结果如图 1-7-5 所示。NK 细胞百分数即图 1-7-5E 中 Q1 象限内黑框中的细胞百分数,为 13.67%。NK 细胞正常值参考范围一般在 8.1%~25.6%。

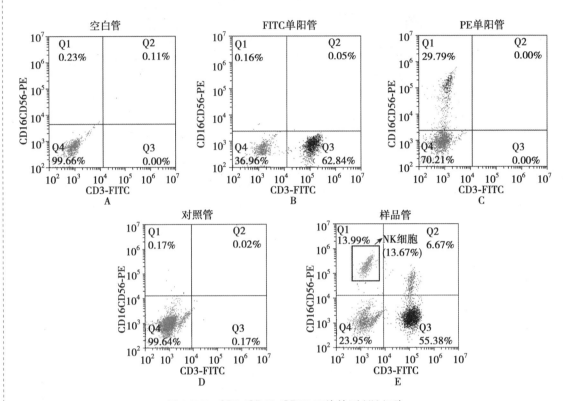

图 1-7-5 CD3/CD16/CD56 双染检测 NK 细胞

A. 未染色空白管细胞群;B. FITC 单阳管染色后分群;C. PE 单阳管细胞分群;D. 两种荧光染料双染的对照管检测结果;E. 两种荧光染料双染的样品管 NK 细胞检测结果。

5. 注意事项

(1) 荧光抗体在使用之前用 PBS 溶解并均匀混合,瞬时离心,4℃保存,避免冻结。

(2) 因为样本经固定,或较长时间放置后均可影响 NK 细胞表面分子和抗体之间的结合,故应尽量使用新鲜样本。

第三节 免疫细胞核内抗原的检测

调节性 T 细胞(regulatory T cells,Treg)是 CD4⁺CD25⁺Foxp3⁺的 T 淋巴细胞亚群,其中 Foxp3 是一种核抗原。作为转录因子,Foxp3 表达定位于细胞核内。Treg 细胞是一群重要的免疫调节细胞,在调节免疫应答中发挥不可或缺的作用。Treg 细胞的检测具有重要的意义。

与细胞表面分子的检测不同,细胞核内抗原检测的关键是要在保证细胞完整性及保持细胞内靶抗原不变的情况下,使得荧光标记的单克隆抗体可自由进入细胞核内。因此,需要进行细胞固定和增加细胞核膜的通透性。常用的固定剂有乙醇、甲醇、丙酮等有机溶剂,以及多聚甲醛等交联剂两大类。破膜剂的作用是增加细胞的通透性,有利于抗体进入细胞核,一般为去污剂,如 TritonX-100、NP-40、Saponin 等。

1. 实验原理 本实验应用荧光染料标记的核内抗原 Foxp3 的特异性单克隆抗体,结合抗细胞表面 CD4、CD25 分子的单克隆抗体,在固定待测细胞、增加细胞核膜的通透性后,利

笔记

用流式细胞术检测细胞内抗原的含量,并判定 Treg 细胞的数量。

2. **材料与试剂**

(1) 人外周血淋巴细胞分离液。

(2) 抗体:IgG1-FITC、IgG1-PE、IgG1-APC 同型对照抗体;CD4-FITC、CD25-PE、Foxp3-APC 抗体。

(3) 染色缓冲溶液、固定/穿膜液。

(4) 流式细胞仪、低速离心机、旋涡振荡器、Pipetman 加样器、离心管、FACS 试管等。

3. **方法与步骤**

(1) 分离 PBMC:常规分离外周血单个核细胞(PBMC),方法参见本书第一篇第四章第一节实验一,调整细胞浓度为 $2.0 \times 10^7/\mathrm{ml}$。

(2) 细胞悬液加样:取 7 支 FACS 试管,依次标记为空白、同型对照管、CD4 单阳管、CD25 单阳管、Foxp3 单阳管、CD4CD25 双阳管、CD4CD25Foxp3 待测管。各管加入 100μl 细胞悬液。按表 1-7-5 加入抗体(暂不添加 Foxp3 抗体),轻轻混匀。室温避光,孵育 30min。

表 1-7-5　Treg 细胞流式检测抗体一览表

单位:μl

抗体名称	空白对照管	同型对照管	CD4 单阳管	CD25 单阳管	Foxp3 单阳管	CD4CD25 双阳管	CD4CD25 Foxp3 待测管
CD4-FITC	—	—	5	—	—	5	5
CD25-PE	—	—	—	5	—	5	5
Foxp3-APC	—	—	—	—	5	—	5
IgG1-FITC	—	5	—	5	5	—	—
IgG1-PE	—	5	5	—	5	—	—
IgG1-APC	—	5	5	5	—	5	—

(3) 洗涤细胞:加入染色缓冲液 2ml,1 500r/min,室温离心 5min,沉淀细胞,弃上清液,重复洗涤 2 次。

(4) 加入固定/穿膜液:边涡旋边加入预冷的 1ml 固定/穿膜液,室温避光,孵育 40min~1h。

(5) 洗涤细胞:加入染色缓冲液 2ml,1 000r/min,室温离心 5min 沉淀细胞,弃上清液,重复洗涤 2 次。

(6) 重悬细胞:空白对照管、同型管、CD4 单阳管、CD25 单阳管、CD4CD25 双阳管分别加入 300~400μl 染色缓冲液,重悬细胞,轻弹混匀,避光待测。

(7) Foxp3 检测前的准备:在标有 Foxp3 的管中加入 100μl 穿膜液重悬,加入 Foxp3-APC,室温避光,孵育 30min。加入染色缓冲液 2ml,1 000r/min,室温离心 5min,沉淀细胞,弃上清液。重复洗涤 2 次。于第 2 次洗涤后加入 300~400μl 染色缓冲液,重悬细胞,轻弹混匀,避光待测。

(8) 上机检测:开启流式细胞仪。以空白对照调节电压(图 1-7-6A);以 CD4、CD25、Foxp3 单阳管调节补偿(图 1-7-6B);以 CD4、CD4CD25Foxp3 同型对照管确定 CD25 阴性、阳性区(图 1-7-6C);以 Foxp3 同型对照管确定 Foxp3 阴性、阳性区(图 1-7-6D、图 1-7-6E),保存对照检测结果。再将待测管上样检测,待总采集细胞数达 10 000 个时,停止上样,保存检测结果、图像信息。

(9) 数据分析:用流式细胞仪自带软件或 FlowJo 软件对结果进行分析,计算细胞百分数。

4. **结果与数据分析**　Treg 细胞表型为 CD4$^+$CD25$^+$Foxp3$^+$,最终流式结果如图 1-7-6E 所示,Q2 象限细胞群为 Treg 细胞,通常 Treg 细胞占 CD4$^+$淋巴细胞的比例约为 5%~10%。

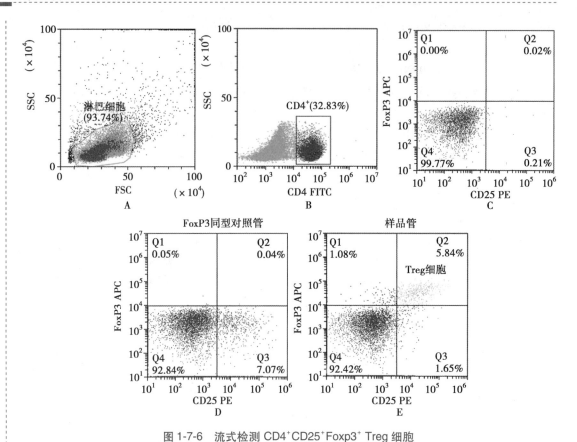

图 1-7-6　流式检测 CD4⁺CD25⁺Foxp3⁺ Treg 细胞

A. 淋巴细胞主群；B. CD34 阳性细胞群；C. CD4⁺CD25⁺ 与 CD4⁺CD25⁻ 细胞群位置的确定；D. CD4⁺
Foxp3⁺ 与 CD4⁺Foxp3⁻ 细胞群位置的确定；E. 样品管 Treg 细胞群及所占比例。

5. **注意事项**　固定剂与穿膜剂对于保持细胞内抗原的完整性至关重要，建议选择合适的配套试剂。

第四节　早期细胞凋亡的检测

细胞凋亡（apoptosis）是机体细胞在一定生理或病理条件下，通过基因调控和一系列酶的参与，出现高度有序性死亡的过程，亦称为细胞程序性死亡（programmed cell death，PCD）。流式细胞术检测细胞凋亡的方法有 PI 单染法、Annexin V-PI 复染法、末端转移酶标记技术（terminal deoxynucleotidyl transferase-mediated dUTP-biotin nick end labeling，TUNEL）等。其中 Annexin V-PI 复染法是目前最常用的流式细胞术检测细胞凋亡的方法。

1. **实验原理**　在正常细胞中，磷脂酰丝氨酸（PS）只分布在细胞膜脂质双层的内侧。在细胞发生凋亡的最早期，PS 由脂膜内侧翻向外侧，暴露于细胞膜外。这一变化早于染色质浓缩、DNA 片段化、细胞皱缩及细胞膜的通透性增加。连接素 V（Annexin V）是一种磷脂结合蛋白，与磷脂酰丝氨酸有高度亲和力，因而 Annexin V 是检测细胞早期凋亡的灵敏指标之一。碘化丙啶（PI）是一种核酸染料，它不能透过完整的细胞膜，但凋亡中晚期细胞和坏死细胞由于细胞膜通透性的增加，导致 PI 能够透过细胞膜而使细胞核染红。因此，当 Annexin V 与 PI 联合使用时，细胞染色的格局为：①活细胞，Annexin V⁻/PI⁻；②早期凋亡细胞，Annexin V⁺/PI⁻；③晚期凋亡细胞和坏死细胞，Annexin V⁺/PI⁺；④坏死细胞，PI⁺。

2. **材料与试剂**

（1）Annexin V-FITC、PI。

（2）1×PBS(pH 7.4)、结合缓冲液。

（3）流式细胞仪、低速离心机、旋涡振荡器、Pipetman 加样器、离心管、FACS 试管等。

3. **方法与步骤**

（1）准备细胞样品：包括对照组（未发生凋亡）、待测样品组（发生凋亡）。

（2）洗涤细胞：将两组细胞加于 FACS 试管,用 1×PBS 洗涤 1 次,1 000r/min,室温离心 5min,沉淀细胞,弃上清液。

（3）设置对照：对照组及实验组中,以不加 Annexin V-FITC 和 PI 的细胞作为空白对照;单标 Annexin V-FITC 和单标 PI 分别作为两种荧光的阳性对照。

（4）加入 Annexin V-FITC:用 190μl 结合缓冲液悬浮细胞,在 Annexin V-FITC 单阳管和待测样品管分别加入 5μl Annexin V-FITC 抗体,混匀,室温避光,孵育 10~30min。

（5）加入 5μl PI:除空白对照外,其余组均加入 5μl PI,混匀,室温避光,孵育 5min。

（6）补充结合液：各管加入 300μl 结合液,轻弹混匀,避光待测。抗体孵育 1h 内应尽快检测。

（7）上机检测：开启流式细胞仪。用空白对照调节电压,用两个单标对照调节荧光补偿,保存对照检测结果。再将待测管上样检测,保存检测结果、图像信息。

（8）数据分析：用流式细胞仪自带软件或 FlowJo 软件对结果进行分析,计算细胞百分数。

4. **结果与数据分析**　观察图 1-7-7 可知,Q3 象限为早期凋亡细胞（8.97%）,Q4 为活细

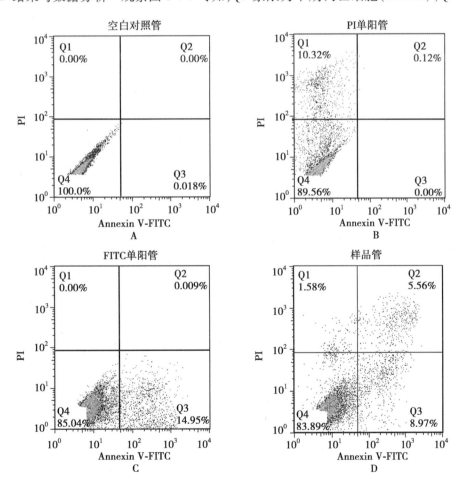

图 1-7-7　Annexin V-PI 复染法检测早期细胞凋亡

A. 未染色细胞群;B. PI 单阳管染色后细胞分群;C. FITC 单阳管染色后细胞分群;D. 两种荧光染料双染后样品管中活细胞（Q4）、早期凋亡细胞（Q3）、晚期凋亡细胞（Q2）所占比例。

胞群。

5. **注意事项**

（1）该方法不能区分晚期凋亡细胞和坏死细胞。

（2）并非所有凋亡细胞都存在 PS 外翻现象;同样,PS 外翻还见于活化的血小板等细胞。

（3）在操作过程中,动作须轻柔,及早检测,减少细胞死亡。

（4）Annexin V 是钙离子依赖的磷脂结合蛋白,应避免使用含 EDTA 的酶消化细胞。

（冯湘玲）

第二篇　医学微生物学

第一章　细菌的形态与结构

第一节　细菌的常用染色技术

微生物学(microbiology)是一门形态学科,所以细菌涂片的制备、染色及形态的观察是微生物学实验教学过程中的一个不可忽视的基本环节和技术。由于细菌本身半透明,故直接于显微镜下观察时看不清其形态和结构,经适当染色后,方能在显微镜下观察清楚。细菌的染色法包括简单染色法及复合染色法。本章节主要介绍细菌涂片的制作、细菌染色基本步骤、亚甲蓝染色法、革兰氏染色法及抗酸染色法等常用染色法,以及金胺染色法、奈瑟染色法、鞭毛染色法、荚膜染色法及芽孢染色法等特殊染色法。

一、细菌染色的基本步骤

（一）常用染料

用于细菌染色的染料,多为人工合成的含苯环的有机化合物,在其苯环上带有色基与助色基。带有色基的苯环化合物,又称色原,虽然本身带色,但与被染物无亲和力而不能使之着色,助色基并不显色,但它本身能解离,解离后的染料可以与被染物结合生成盐类,使之着色。根据助色基解离后的带电情况,可将染料分为碱性染料和酸性染料两大类。此外还有复合染料。

1. 碱性染料　电离后显色离子带正电荷,易与带负电荷的被染物结合。由于细菌的等电点在 pH 2~5 之间,在碱性、中性、弱酸性的环境中细菌均带负电荷,易与带正电荷的碱性染料结合而着色。常用的染料有碱性复红、结晶紫、亚甲蓝等。

2. 酸性染料　电离后显色离子带负电荷,易与带正电荷的被染物结合。一般情况下细菌都带有负电荷,故不易着色。如果降低菌液的 pH 使细菌带正电荷,则可被染色。酸性染料通常用来染细胞质,很少用于细菌的染色。常用的酸性染料有伊红、刚果红等。

3. 复合染料(中性染料)及荧光染料　复合染料是碱性染料和酸性染料的复合物,如瑞氏染料(伊红亚甲蓝)、吉姆萨染料(伊红天青)等;荧光染料如荧光标记的抗体,荧光素常用异硫氢基荧光素。这些染色常用于某些特殊的染色技术中。

（二）细菌染色的基本步骤

为了能在显微镜下看清细菌的形态特点,对细菌涂片的制作有一定要求,即涂片不能太厚,细菌在涂片中最好呈单层分布。另外为了观察细菌的典型形态,应取处于对数生长期的细菌进行涂片。

1. 材料与试剂

（1）细菌标本。

笔记

61

（2）载玻片、接种环和酒精灯。

2. **方法与步骤**

（1）涂片

1）固体培养物：取洁净的玻片一张，把接种环在酒精灯火焰上灼烧灭菌后，取 1~2 环无菌生理盐水，放于载玻片的中央，再将接种环灭菌，冷却后，从固体培养基上挑取菌落或菌苔少许，与玻片上的无菌生理盐水混匀，涂布直径约为 1cm 的圆形涂面。接种环用后需要灼烧灭菌放回原处。

2）液体培养物：可直接用灭菌接种环蘸取细菌培养液 1~2 环，在玻片上涂布直径约为 1cm 的圆形涂面。

3）液体标本（血液、渗出液、腹水）：取一张边缘整齐的载玻片，用一端蘸取血液等液体材料少许，在另一张洁净的玻片上，成 45°角均匀推成一薄层的涂面。

4）组织标本：以无菌剪刀、镊子剪去被检组织一小块，以其新鲜切面在玻片上做 3~5 个压印或涂抹成适当大小的一薄层。

（2）干燥：涂片可以放室温自然干燥；也可将标本一面向上，在离火焰约 15cm 高处微微加热烘干，但切勿靠近火焰；或用电吹风吹干。

（3）固定：常用加热固定法，其主要目的是使菌体较牢固黏附于载玻片，在染色时不会被染液和水冲掉，并杀死细菌。方法是手执载玻片一端，标本一面向上，在火焰外焰上水平地迅速来回通过 3 次，注意温度不宜太高，以玻片反面触及手背部皮肤感热而不感烫为宜。

（4）染色：滴加染液以覆盖标本，使细菌或背景着色。不同染色法，染料种类和数目、染色步骤和染色时间不同。

（5）染色标本的保存和封片法：观察细菌染色标本一般用油镜，如需要保存标本，可于观察后，用擦镜纸沾少许二甲苯轻轻将镜油擦去即可。若长期保留，最好于标本中央滴一滴加拿大树胶，其上覆盖一洁净盖玻片，待其自然干燥后，保存于玻片盒中，可多年不褪色。

二、常用简单染色法

细菌的染色法分为单染色法和复合染色法。单染色法只需在涂片干燥固定后用相应的染料进行染色即可。复合染色法由于使用两种以上的染料，所以染色程序较单染色法要复杂一些。

单染色法只用一种染料染色，可观察细菌的大小、形态和排列，但不能鉴别细菌。如亚甲蓝染色法常用于白喉棒状杆菌异染颗粒的染色。碱性亚甲蓝染色液带阳离子，易与白喉棒状杆菌异染颗粒的核糖核酸的羧基端及多偏磷酸盐的阴离子结合，使异染颗粒着色深。

1. **材料与试剂**

（1）白喉棒状杆菌（*Corynebacterium diphtheriae*）吕氏血清斜面培养物。

（2）碱性亚甲蓝染色液：亚甲蓝乙醇饱和液（95% 乙醇 100ml 中加亚甲蓝 2g）20ml 和 0.01%KOH 水溶液 100ml 两者混合。

2. **方法与步骤**

（1）自吕氏血清斜面培养物上取白喉棒状杆菌菌苔作涂片，干燥、固定。

（2）在制好的涂片上滴加碱性亚甲蓝染色液 1~2 滴，染色 2~3min 后，倾斜载玻片，用自来水轻轻淋洗，待干燥后即可观察。

3. **结果观察** 白喉棒状杆菌染成浅蓝色，异染颗粒呈深蓝色。

三、复合染色法

用两种以上的染料染色，可将细菌染成不同颜色，除可观测细菌的形态外还能鉴别细菌,故也称鉴别染色法。复合染色法一般包括初染、媒染(有的复合染色法无须此步)、脱色及复染等过程。常用复合染色法有革兰氏染色法(Gram stain)和抗酸染色法(acid-fast stain)。

(一)革兰氏染色法

1. **实验原理** 革兰氏染色法是由丹麦病理学家 Gram 于 1884 年创建,为细菌学中最经典的染色法。经此法染色后,可将细菌分为两大类,即革兰氏阳性菌和革兰氏阴性菌。该染色法的原理主要是基于革兰氏阳性菌及革兰氏阴性菌细胞壁结构的差异。革兰氏阳性菌的细胞壁主要由肽聚糖组成,细胞壁厚、类脂质含量低,用乙醇(或丙酮)脱色时细胞壁脱水,使肽聚糖层的网状结构孔径缩小,通透性降低,从而使结晶紫-碘的复合物不易被洗脱而保留在细胞内,经脱色和复染后仍保留初染的紫色。革兰氏阴性菌则不同,由于其细胞壁肽聚糖层较薄、类脂含量高,所以当脱色处理时,类脂质被乙醇(或丙酮)溶解,细胞壁通透性增大,使结晶紫-碘的复合物比较容易被洗脱出来,复染后细胞被染上红色。另外这两类细菌等电点及细胞质内核糖核酸镁盐的含量差异也对革兰氏染色有一定的影响。

2. **材料与试剂**

(1)葡萄球菌和大肠埃希氏菌混合菌液。

(2)结晶紫染色液:结晶紫乙醇饱和溶液(2g 结晶紫溶于 20ml 95%乙醇内)20ml 和 1%草酸铵水溶液 80ml 两者混合。

(3)卢戈碘液:先将碘化钾 2g 溶于 10ml 蒸馏水中,再加碘 1g,待碘全部溶解后,加蒸馏水至 200ml。

(4)95%乙醇。

(5)石炭酸复红液:碱性复红乙醇饱和液 10ml(碱性复红 5~10g,95%乙醇 100ml),5%石炭酸水溶液 10ml 加蒸馏水 80ml 混合。

3. **方法与步骤**

(1)制片:用葡萄球菌和大肠埃希氏菌混合菌液制作标本涂片。临床检测使用时,可直接取临床标本或菌落涂片,干燥后以火焰固定。

(2)初染:在制好的涂片上,加结晶紫染液 1~2 滴,染色 1min 后倾斜载玻片,用自来水轻轻淋洗后,将玻片上积水甩干。

(3)媒染:加碘液(卢戈碘液)1~2 滴,染色 1min 后用自来水轻轻淋洗,甩干。

(4)脱色:加 95%乙醇 2~3 滴,将涂片轻轻晃动,使其脱色,通常需 30s 左右,用自来水轻轻淋洗,甩干。

(5)复染:加石炭酸复红稀释液 1~2 滴复染 1min,用自来水轻轻淋洗,干燥即成。

4. **结果观察** 革兰氏阳性菌染成紫色,革兰氏阴性菌染成红色。

(二)抗酸染色法

1. **实验原理** 抗酸染色法在临床上针对性地用于结核病和麻风病等的细菌检查。分枝杆菌属的细菌由于细胞壁中含有较多的脂类,可以阻止小分子物质包括染料分子进入细菌细胞,故常规染色法不易着色,但延长染色时间或提高染色温度可使菌体着色,且菌体一旦着色后,即能抵抗酸性脱色剂的脱色,所以此类细菌又称为抗酸性细菌。抗酸染色法可将细菌分为两大类,即抗酸阳性菌和抗酸阴性菌。

2. **材料与试剂**

(1)石炭酸复红液:碱性复红乙醇饱和液 10ml(碱性复红 5~10g,95%乙醇 100ml)和 5%石炭酸水溶液 90ml 混合。

(2)亚甲蓝乙醇饱和液:95%乙醇 100ml 中加亚甲蓝 2g,取 20ml 和 0.01% KOH 水溶液 100ml 两者混合即成。

（3）3%盐酸乙醇溶液：浓盐酸 3ml 和 95% 乙醇 97ml 混合即成。

3. 方法与步骤

（1）冷染色法

1）制片：收集患者清晨咳痰，用接种环挑取痰液中干酪样坏死小块或带血小块，制成厚涂片，干燥后火焰固定。痰标本亦可于加热灭菌后制作涂片。

2）初染：将制好的涂片加石炭酸复红液 3~4 滴，维持 30min 以上（注意防止染料干涸），再用水轻轻冲洗，甩干。

3）脱色：加 3% 盐酸乙醇数滴于载玻片，轻轻摇动载玻片脱色，直至无红色染液脱出为止，然后再用水轻轻冲洗，甩干。

4）复染：加亚甲蓝染色液 1~2 滴，复染 1min，用水轻轻冲洗，干燥即成。

（2）加温染色法

1）将已固定好的涂片置于染色架上或用染色夹子夹好，滴加石炭酸复红染液，并于载玻片下方以小火加温至染液冒蒸气（切勿煮沸和煮干），随时补充染料以防干涸，持续 5min，然后用水冲洗，甩干。

2）同冷染色法 3）、4））。

4. 结果观察 抗酸菌被染成红色，为抗酸阳性；其他细菌染成蓝色，为抗酸阴性。背景细胞及杂质也被染成蓝色。

（三）金胺染色法

1. 材料与试剂

（1）金胺液：石炭酸结晶 3.0g、金胺 0.3g 加蒸馏水 100ml 溶解。

（2）酸性乙醇：浓盐酸 0.4ml、NaCl 0.5g、乙醇 75ml 加蒸馏水 25ml。

（3）5g/L 高锰酸钾溶液。

2. 方法与步骤

（1）按常规方法制备痰涂片并固定。

（2）加金胺染液 1~2 滴，染 4min 后用自来水轻轻冲洗，甩干。

（3）用酸性乙醇脱色 4min 后用自来水轻轻冲洗，甩干。

（4）用高锰酸钾溶液冲洗，干燥后用荧光显微镜观察。

3. 结果观察 抗酸菌呈金黄色或银白色荧光，紫外线光源呈暗背景，紫蓝光源呈蓝色背景。

（四）奈瑟染色法（Neisser stain）

1. 材料与试剂

（1）第一染液：亚甲蓝 1.0g、95% 乙醇 2ml、冰醋酸 5ml、蒸馏水 95ml 混合过滤。

（2）第二染液：俾斯麦氏褐色素 0.2g 和蒸馏水 100ml 混合过滤。

（3）白喉棒状杆菌涂片。

2. 方法与步骤

（1）于已固定的涂片上，加第一染液 1~2 滴，染色 4~5min。

（2）倾去染液，以流水轻轻冲洗，甩干。

（3）加第二染液 1~2 滴，染色 1~2min。

（4）倾去染液，以流水轻轻冲洗，待干后镜检。

3. 结果观察 白喉棒状杆菌经本染色后，菌体呈黄褐色，异染颗粒呈蓝黑色。

四、特殊染色法

细菌的结构如荚膜、芽孢、鞭毛以及细胞壁等的染色，用上述染色法不易着色，必须用特殊染色法才能着色。这些染色法不仅能使特殊结构着色,还可使它染成与菌体不同的颜色,利于观察和鉴别细菌。

（一）细菌鞭毛染色法

鞭毛（flagellum）是细菌的运动"器官",一般细菌的鞭毛都非常纤细,其直径为 0.01~0.02μm,在普通光学显微镜的分辨力限度以外,故需要用特殊的鞭毛染色法才能看到。鞭毛染色是借媒染剂和染色剂的沉淀作用,使染料堆积在鞭毛上,以加粗鞭毛的直径,同时使鞭毛着色,使其在普通光学显微镜下能够被看见（图 2-1-1）。

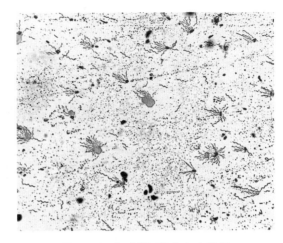

图 2-1-1　细菌鞭毛染色（×1 000）

1. **材料与试剂**

（1）甲液:饱和钾明矾液 2ml、50g/L 石炭酸 5ml、200g/L 鞣酸液 2ml,混合后备用。

（2）乙液:碱性复红乙醇饱和液。

使用前,将甲液 9 份、乙液 1 份混合后过滤,过滤后以第 3d 使用最佳。

2. **方法与步骤**

（1）将鞭毛细菌每天在肉汤培养基中移种 1 次,共 7 次。

（2）吸出琼脂斜面培养基内的凝结水,加入无菌生理盐水 2ml 到培养基内,接种 1 环菌液至琼脂斜面与液体交界部位,再自该部位向上划线。

（3）37℃培养 7~16h 后以接种环自该交界处取出 1 环菌液,轻轻放在盛有 3~4ml 蒸馏水的小碟表面,使细菌自由分散,浮在液体表面,静置 4~5min,用接种环由上层液面轻轻挑取 1 环菌液,放在高度洁净无油脂的玻片上,切勿研磨和摇动,置 37℃温箱内让其自然干燥（不能以火焰固定）。

（4）滴加染液染色 1~2min,轻轻水洗,干燥后镜检。

3. **结果观察**　菌体和鞭毛皆为红色,菌体染色较鞭毛为深。

（二）细菌荚膜染色法

荚膜（capsule）是细菌在生活过程中在细胞壁外面形成的一层黏液性物质。细菌的荚膜具有保护细菌抵抗吞噬和消化的作用,可增加细菌的侵袭力。由于荚膜与染料间的亲和力弱,不易着色,通常采用负染色法染荚膜,即使菌体和背景着色而荚膜不着色,从而使荚膜在菌体周围呈一透明圈。由于荚膜的含水量在 90% 以上,故染色时一般不加热固定,以免荚膜皱缩变形（图 2-1-2）。

1. **材料与试剂**

（1）结晶紫染色液:结晶紫乙醇饱和溶液（见上文）5ml 加蒸馏水 95ml。

（2）200g/L 硫酸铜溶液。

2. **方法与步骤**

（1）将有荚膜的细菌涂片自然干燥,火焰固定。

（2）滴加几滴结晶紫染色液,在乙醇灯上略加热,使之冒蒸气为止。

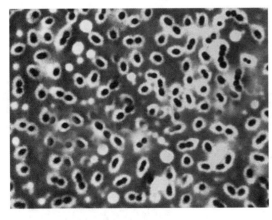

图 2-1-2　肺炎链球菌荚膜染色（×1 000）

笔记

（3）用200g/L的硫酸铜溶液将涂片上的染液洗去。

（4）以吸水纸吸干后镜检。

3. **结果观察** 菌体及背景呈紫色,菌体周围有一圈淡紫色或无色的荚膜。

（三）细菌芽孢染色法

细菌的芽孢(endospore)具有厚而致密的壁,通透性低,不易着色,若用一般染色法只能使菌体着色而芽孢呈无色透明状。芽孢染色法是根据芽孢难以着色但一旦着色后又难以被脱色这一特点而设计的。所有的芽孢染色法都基于同一个原则:除了用着色力强的染料外,还需要加热,以促进芽孢着色。当染芽孢时,菌体也会着色,然后水洗,芽孢染上的颜色难以渗出,而菌体会脱色(图2-1-3)。然后用对比度强的染料对菌体复染,使菌体和芽孢呈现出不同的颜色,因而能更明显地衬托出芽孢,便于观察。

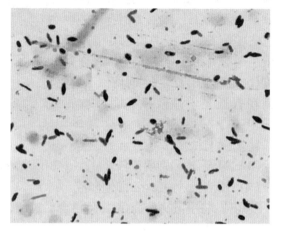

图2-1-3 肉毒杆菌芽孢染色(×1 000)

1. **材料与试剂**

（1）石炭酸复红液。

（2）碱性亚甲蓝液。

（3）95%乙醇。

2. **方法与步骤**

（1）将有芽孢的细菌涂片,自然干燥后火焰固定。

（2）滴加石炭酸复红于涂片上,并以弱火加热,使染液冒蒸气约5min,冷却后以流水轻轻冲洗。用95%乙醇脱色2min,以流水轻轻冲洗。

（3）碱性亚甲蓝复染0.5min,以流水轻轻冲洗、待干燥后镜检。

3. **结果观察** 芽孢呈红色,菌体呈蓝色。

（四）细菌核质染色法

细菌无成形的核,只是在细胞质的某些部位有DNA的浓集,而细胞质中含大量嗜碱性的RNA,经碱性染料染色后会因胞质普遍着色而看不清核质,所以核质染色的关键是先水解去除胞质中的RNA,再染色方可清楚地看到其核质。

1. **材料与试剂**

（1）蜡样芽孢杆菌(*Bacillus cereus*)琼脂斜面培养4h的培养物。

（2）甲醇。

（3）HCl(1mol/L)。

（4）吉姆萨染色液。

（5）新鲜双蒸水(pH 7.0)。

2. **方法与步骤**

（1）将蜡样芽孢杆菌培养物常规涂片,甲醇固定。

（2）将涂片置60℃ HCl(1mol/L)中水解10min。

（3）取吉姆萨染色液2~3滴加入1ml pH 7.0的新鲜双蒸水中,用此液染30min。

（4）待涂片干燥后置油镜下观察。

3. **结果观察** 胞质呈浅紫红色,核质呈深紫色。

（五）细菌细胞壁染色法

细菌细胞壁很薄,革兰氏阳性菌的细胞壁为20~30nm,革兰氏阴性菌的细胞壁为10~

13nm。组成细菌细胞壁的主要化学成分是肽聚糖,它与染料结合的能力差,不易着色,在细菌的染色过程中,一般情况染料都是通过细胞壁的渗透、扩散等作用而进入细胞,细胞壁本身并未着色,因此,欲通过染色来观察细胞壁,必须设法使细胞壁能着色,而细胞质则不易着色。常用的方法有单宁酸(鞣酸)法和磷钼酸法。单宁酸和磷钼酸都是起媒染作用,它们使细胞壁形成可着色的复合物,而使细胞质不易被着色,经结晶紫或甲基绿染色后,便可在普通光学显微镜下观察到细胞壁。根据细菌细胞在高渗溶液中或用乙醚蒸气处理后,会产生质壁分离这一现象,经染色后也可在普通光学显微镜下区分细胞壁和细胞质膜(图2-1-4)。下面介绍单宁酸法。

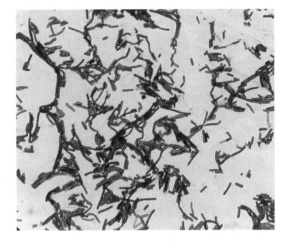

图 2-1-4　细菌细胞壁染色(×1 000)

1. **材料与试剂**

(1) 蜡样芽孢杆菌琼脂斜面培养 4h 的培养物。

(2) 5%单宁酸(鞣酸)。

(3) 0.5%结晶紫水溶液。

(4) 0.5%刚果红。

2. **方法与步骤**

(1) 将蜡样芽孢杆菌培养物常规涂片,自然干燥(不需固定)。

(2) 用 5%单宁酸染 30~60min,然后轻轻水洗,将涂片上的积水甩干。

(3) 加 0.5%结晶紫染 2min,然后轻轻水洗,甩干。

(4) 用 0.5%刚果红脱色 2~3min。

(5) 将涂片印干,置油镜下观察。

3. **结果观察**　细胞壁为紫红色。

第二节　细菌形态与结构

细菌是一类具有细胞壁和核质的单细胞微生物,在分类上属于原核生物界的原核细胞性微生物。细菌有相对恒定的形态与结构,可用光学显微镜或电子显微镜观察与识别。了解细菌的形态和结构,对研究细菌的生理活动、致病性、免疫性以及鉴别细菌,诊断和防治细菌性感染具有重要的意义。

一、细菌基本形态

细菌按其外形,分为球菌、杆菌和螺旋菌三大类。

1. **材料与试剂**

(1) 金黄色葡萄球菌(*Staphylococcus aureus*)革兰氏染色片。

(2) 大肠埃希氏菌(*Escherichia coli*)革兰氏染色片。

(3) 霍乱弧菌(*Vibrio cholerae*)革兰氏染色片。

2. **方法与步骤**　分别将各标本置显微镜油镜下观察,注意其形态、排列、染色性及有无特殊结构。

笔记

3. 结果观察

（1）葡萄球菌:革兰氏阳性（紫色），球形,常呈葡萄串状排列。

（2）大肠埃希氏菌:革兰氏阴性（红色），为两端钝圆的短杆菌,散在排列。

（3）霍乱弧菌:革兰氏阴性（红色），菌体有一个弯曲呈弧形或逗点状,散在排列。

二、细菌基本结构

细菌的基本结构是指所有细菌都具有的结构,如细胞壁、细胞膜、细胞质、核质等。

1. 材料与试剂

（1）细菌细胞壁染色片。

（2）细菌核质染色片。

（3）白喉棒状杆菌异染颗粒亚甲蓝染色片。

2. 方法与步骤   分别将以上标本置显微镜油镜下观察。

3. 结果观察

（1）细胞壁为紫红色,围绕在细菌细胞周围薄薄的一层。

（2）胞质呈浅紫红色,核质呈深紫色。

（3）白喉棒状杆菌菌体呈浅蓝色,异染颗粒呈深蓝色。

三、细菌特殊结构

细菌的特殊结构仅某些细菌在某些条件下具有,如荚膜、鞭毛、芽孢等。

1. 材料与试剂

（1）变形杆菌（*Proteusbacillus vulgaris*）鞭毛染色片。

（2）肺炎链球菌（*Streptococus pneumonia*）革兰氏染色片。

（3）破伤风梭菌（*Clostridium tetani*）革兰氏染色片。

2. 方法与步骤   分别将各标本置显微镜油镜下观察。

3. 结果观察

（1）变形杆菌鞭毛染色,可见变形杆菌菌体呈紫红色,周身鞭毛呈红色。

（2）肺炎链球菌革兰氏染色,可见肺炎球菌为革兰氏阳性球菌,成双排列,菌体周围有一未着色的环状带,即为荚膜。

（3）破伤风梭菌革兰氏染色,可见破伤风梭菌为革兰氏阳性细长杆菌,芽孢位于菌体顶端,呈正圆形,大于菌体。

（谭宇蓉）

第二章 细菌的人工培养及外界因素的影响

根据细菌生长繁殖的条件与规律,可在体外对细菌进行人工培养,以研究各种外界因素对细菌生物学性状的影响,有助于生物制品的制备及各种细菌性疾病的诊断与治疗。

第一节 培养基的分类

培养基(culture medium)是由人工方法配制而成的,专供微生物生长繁殖的混合营养物制品。培养基的基本成分为蛋白胨、氨基酸、糖类、盐和水分。任何培养基除含有必需的营养物质外,还必须具有一定的酸碱度(pH 7.4~7.6),并保证无菌。培养基的主要作用是:①分离和繁殖细菌;②保存菌种;③鉴定细菌;④生产菌苗、抗生素;⑤细菌生理学的研究。

1. **按物理性状分类**

(1) 液体培养基:培养基中不加任何凝固剂。这种培养基的成分均匀,具有进行通气培养、振荡培养的优点。因此细菌能充分接触和利用培养基中的养料,从而有利于自身生长繁殖。

(2) 半固体培养基:在液体培养基中加入0.2%~0.5%琼脂,加热至100℃溶解,冷却而成,主要用于观察细菌的动力及短期保存菌种。

(3) 固体培养基:在液体培养基中加入1.5%~2.0%的琼脂,加热至100℃溶解,40℃下冷却并凝固,使其成为固体状态即为固体培养基。多用于细菌的分离培养和菌种鉴定。

2. **按用途分类**

(1) 基础培养基(basic medium):含有细菌生长所需的基本营养成分,用于培养营养要求不高的细菌。如肉汤培养基和普通琼脂培养基等。其成分是牛肉膏或肉汤、蛋白胨、氯化钠、水等。可供大多数细菌培养用。

(2) 营养培养基(nutrient medium):在基础培养基中加入血液、葡萄糖、血清、酵母浸液生长因子等特殊成分,供营养要求较高的细菌或需要特殊生长因子的细菌生长,常用于分离营养需求较高的细菌。如血琼脂平板等。

(3) 鉴别培养基(differential medium):利用细菌分解糖类或蛋白质的能力及代谢产物不同,在培养基中加入特定的作用底物和指示剂,观察细菌生长过程中分解底物所释放的不同产物,通过指示剂的反应不同来鉴别细菌。如双糖培养基等。

(4) 选择培养基(selective medium):指一类根据特定微生物的特殊营养要求或其对某理化因素抗性的原理而设计的培养基。具有只允许特定的微生物生长,而同时抑制或阻止其他微生物生长的功能。因此可使混合菌群中的某种(类)微生物变成优势种群,从而提高该种(类)微生物的筛选效率,如SS琼脂平板等。

(5) 厌氧培养基(anaerobic medium):在培养基中加入还原剂以降低培养基的氧化还原

电势,并在培养基表面上用凡士林或石蜡封闭,使培养基与外界空气隔绝,让培养基本身成为无氧的环境,用于培养厌氧菌。如庖肉培养基等。

第二节　细菌培养技术与生长情况观察

不同的细菌具有不同的生物学特性,利用细菌培养技术可以将被检细菌分离纯化。通过观察细菌的生长情况和培养特性,鉴别细菌的种类,并进一步研究它们的生化反应和变异性、制备细菌抗原及深入进行分子生物学研究等。

一、细菌接种器具

接种环和接种针是最常用的细菌接种、分离、鉴定的工具,它们的使用方法是微生物学实验的最基本技能之一。

1. 结构　接种针和接种环均由三部分组成。环和针部分多由易于传热、不易生锈、经久耐用的白金或镍制成,环的直径一般为 3~4mm,环和针的长度一般为 40~50mm,其一端固定于铝制的金属杆上,金属杆的另一端为隔热柄(图 2-2-1)。

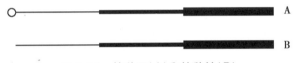

图 2-2-1　接种环(A)和接种针(B)

2. 使用方法　手持隔热柄,先将接种环或接种针的金属丝部分垂直置于酒精灯外焰中烧红,然后斜持接种环或接种针,使其金属杆部分通过火焰外焰三次,待冷却后才可取标本。用毕后,斜持接种环或接种针,先将金属丝沾菌部位稍上部分置于酒精灯外焰中,使染菌部位的水分蒸发后,再将接种环或接种针垂直置于酒精灯外焰中烧红,然后将金属杆部分通过外焰三次,灭菌后置于接种筒中,切勿随手乱放,以免灼焦实验台面或其他物品。

3. 用途　接种环主要用于细菌的分离、纯种移种、扩增及涂片制备等,接种针主要用于穿刺接种及菌落的挑选。

二、细菌接种法

(一) 平板培养基接种法

通过划线,将混杂的细菌在平板表面逐一分散,经培养后,各自形成菌落(colony)。根据菌落形态、特征挑选单个菌落,移种培养后,即得到纯种细菌。

1. 材料与试剂

(1) 葡萄球菌与大肠埃希氏菌的混合菌液或临床标本。

(2) 普通琼脂平板。

2. 方法与步骤

(1) 连续划线法:此法适用于含菌较少的液体标本,如脑脊液、腹水、分泌物、脓汁以及稀薄的菌液等。

1) 在平板底面上用记号笔做好标记(如菌种、姓名、接种日期等),点燃酒精灯。

2) 以左手持菌种管,右手持接种环。接种环在火焰上灭菌,冷却。

3) 菌种管管口通过酒精灯火焰灭菌,拔出管塞,以灭菌的接种环沾取标本。菌种管管口通过火焰灭菌,塞上管塞,菌种管放回原处。

4) 左手斜持琼脂平板,略开盖(45°角)。用沾取了标本的接种环先在平板表面的一侧边缘作一条原划线(图 2-2-2A)。

5) 接种环烧灼灭菌,冷却后从原划线末端沾取少许标本,使接种环与平板表面成 30°～40°角,运用腕力用接种环在平板上来回划线(继划线),直至划满平板的剩余部分(图 2-2-2B)。

6) 盖上平板盖,将平板倒置放下。

7) 接种环火焰灭菌后放回。

注意事项:划继划线时不能与原划线脱节;继划线要密集,但不能重叠;不能划破琼脂,并注意无菌操作,避免空气中细菌的污染。

(2) 分区划线法:此法适用于接种含菌较多的检测标本,如粪便,痰、细菌固体培养物等。

1) 划线前的操作同连续划线法。先在平板表面的一侧边缘作一条原划线。

2) 接种环火焰灭菌,冷却后用接种环从原划线末端沾取少许标本,在平板上来回作连续密集划线,约占平板面积的 1/3(图 2-2-2C)。

3) 将平板转动约 60°,接种环火焰灭菌,冷却后,用接种环从已划线的 1 区末端沾取少许标本,如上法在第 2 区作连续密集划线,划线面积同样约占平板面积的 1/3(图 2-2-2D)。

4) 再转动平板约 60°,接种环再通过火焰灭菌,冷却后如上法在第 3 区划线,划满余下的培养基表面(图 2-2-2E)。

5) 盖上平板盖,将平板倒置放下。

6) 接种环火焰灭菌后放回。

注意事项:在第一区划继划线时不能与原划线脱节,在第二区划继划线时要与第一区的

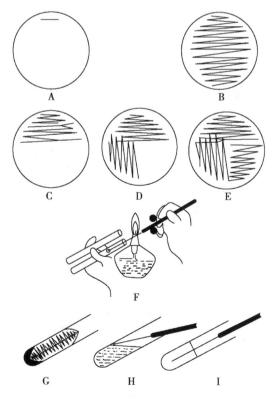

图 2-2-2 各种培养的接种法

A.原划线;B.继划线;C-E.分区划线法;F.斜面培养基接种法;G.斜面划线;H.液体培养基接种法;I.半固体培养基接种法。

划线有少部分重叠,同样在第三区划继划线时要与在第二区的划线少部分重叠。

（3）倾注平板法:此法是借溶化的琼脂将被检材料内的细菌冲散,待琼脂冷却后分散的细菌就固定,经培养后即可形成菌落而达到分离细菌得到纯种的目的。同时通过计算平板中菌落的数量,达到测定标本中活菌数量的目的。此法多用于牛乳、饮水及尿液等标本的细菌计数。

1）以无菌步骤先将待检样品用无菌生理盐水进行 10 倍稀释。

2）用 1ml 无菌吸管吸取 2~3 个适当浓度的稀释样品 1ml,分别注入无菌平皿中。

3）倾注约 15ml 已融化并冷却至 45℃左右的营养琼脂于上述平皿中,并立即旋转平皿,使样品与琼脂充分混匀。每个检样应同时做两个平板,每次检验时另用一个平皿只倾注营养琼脂作空白对照。

4）待平板内琼脂冷却凝固后,将平板倒置,于 37℃培养 24h。

培养后选择平均菌落在 30~300 个之间的平板进行活菌数计算,以菌落数乘以标本稀释度再除以所接种的标本量,即可计算出每毫升待检标本的活菌数。单位为每毫升菌落形成单位（CFU/ml）。

（二）斜面培养基接种法

斜面培养基接种法一般不用于分离培养,仅用于繁殖细菌,作为菌种或观察细菌的生化特性等。

1. 材料与试剂

（1）大肠埃希氏菌斜面培养物（甲管）。

（2）枸橼酸盐斜面培养基（乙管）。

2. 方法与步骤

（1）在培养基管壁用记号笔做好标记（如菌种、姓名、接种日期等）,点燃酒精灯。

（2）左手握大肠埃希氏菌斜面培养物的甲管与枸橼酸盐斜面培养基的乙管下端,管口平齐,甲管在外,乙管在内,右手持接种环并以无名指与小指挟住甲管的棉塞,小指与手掌挟住乙管的棉塞,在火焰旁拔开,并将管口通过火焰（图 2-2-2F）。

（3）将经烧灼灭菌后的接种环插入甲管,待冷却后,从斜面挑取菌苔少许,立即移入乙管,先从斜面底端向上划一条直线,再沿斜面底部向上轻轻来回连续划线,见图 2-2-2G。接种环烧灼灭菌后方可放回。

（三）液体培养基接种法

用于纯种细菌的增菌及观察细菌在液体环境中不同生长现象。

1. 材料与试剂

（1）大肠埃希氏菌肉汤培养物（甲管）。

（2）乳糖发酵管（乙管）。

2. 方法与步骤

（1）在培养基管壁用记号笔做好标记（如菌种、姓名、接种日期等）,点燃酒精灯。

（2）左手握含菌的甲管与乳糖发酵管的乙管下端,管口平齐,甲管在外,乙管在内,右手持接种环并以环指与小指挟住甲管的棉塞,小指与手掌挟住乙管的棉塞,在火焰旁拔开,并将管口通过火焰。

（3）将经烧灼灭菌的接种环插入甲管,待冷后,取菌液少许,立即移入乙管,在接近液面的管壁上轻轻研磨,然后将试管稍倾斜,并沾取少许肉汤调和,使细菌混合于肉汤中,见图 2-2-2H。

（4）管口通过火焰,塞上棉塞。接种环须烧灼灭菌后方可放回。

（四）半固体培养基接种法

半固体培养基一般采用穿刺接种法,主要用于保存菌种和检查细菌有无动力。此外,也用于观察细菌生化反应,如双糖铁培养基。

1. 材料与试剂

（1）大肠埃希氏菌肉汤培养物（甲管）。

（2）葡萄糖半固体培养基（乙管）。

2. 方法与步骤

（1）在培养基管壁用记号笔做好标记（如菌种、姓名、接种日期等）,点燃酒精灯。

（2）按上法握好含菌的甲管及半固体培养基的乙管。

（3）将经烧灼灭菌的接种针置甲管中冷却后,取少许菌液,立即移入乙管,从半固体培养基的中心垂直刺入,但不可刺到管底,然后沿原路退出,见图 2-2-2I。

（4）管口通过火焰,塞上棉塞。接种针须烧灼灭菌后方可放回。

三、细菌培养法

（一）一般培养法

又称需氧培养法。将接种好标本的各种培养基,置 37℃温箱中培养,一般细菌 18~24h 可见在培养基上生长。但菌量少或难于生长的细菌需培养 3~7d 甚至一个月才能生长。如为固体平板,则需将平板倒置后置 37℃温箱培养。

（二）二氧化碳培养法

二氧化碳培养法是将某些细菌,如脑膜炎球菌、布鲁氏菌等,放入较高 CO_2 浓度的环境中培养。常用的产生 CO_2 的方法有烛缸法、化学法和 CO_2 培养箱法。

1. 烛缸法　将已接种标本的平板置于容量为 2 000ml 的可密闭玻璃容器内（为了隔绝空气,缸盖及缸口涂以凡士林）放入点燃的蜡烛（勿靠近缸壁,以免烤热缸壁而炸裂）和一小杯水（保持缸内湿度）,盖密缸盖。缸内燃烧的蜡烛约于 0.5~1min 因缺氧自行熄灭,此时容器内二氧化碳含量为 5%~10%。连同容器一并置于 37℃温箱中培养。

2. 化学法（碳酸氢钠盐酸法）　按每升容积加入碳酸氢钠 0.4g 与浓盐酸 0.35ml 的比例,分别将两者置于容器（平皿内）,连同容器置于标本缸或干燥器内,盖紧缸盖后倾斜容器,使盐酸与碳酸氢钠接触生成 CO_2。

3. 二氧化碳培养箱法　将接种有标本的培养基置二氧化碳培养箱中进行培养。CO_2 培养箱种类繁多,其核心部分是 CO_2 调节器、温度调节器及湿度调节装置,一般温度调节范围为室温至 50℃,湿度在 95% 以上,CO_2 控制范围为 0%~20%,当空气进入箱内后,通过能产生潮湿的含水托盘,用 CO_2 调节装置调节 CO_2 的张力,或者将空气和 CO_2 按比例混合来调节 CO_2 的张力,CO_2 调节装置可以减少 CO_2 的消耗并且在打开培养箱门后能很好地控制和恢复 CO_2 的含量,使气体由培养箱灌到样品小室内,在培养箱内空气循环流动,既能保持 CO_2 水平,又能使空气均匀分布。由于 CO_2 箱内湿度较高,必须经常处理以避免霉菌生长。

（三）厌氧培养法

厌氧性细菌由于缺乏氧化还原电势较高的呼吸酶或去除超氧阴离子的超氧化物歧化酶,在有氧的环境下不能生长,所以培养厌氧菌时,须将培养环境或培养基中的 O_2 除去,或将氧化型物质还原,以降低其氧化还原电势,厌氧菌才能生长。常用的厌氧培养方法有以下几种：

1. 庖肉培养基法　此种培养基中的肉渣含有不饱和脂肪酸及麸氨基硫等强还原性物质,能吸收培养基中的氧,使氧化还原电势降低,操作时在液面覆盖一层无菌凡士林,以隔离空气中的游离氧继续进入培养基,形成良好的厌氧条件,并可借凡士林上移与否,指示该菌是否产气。

将制备牛肉浸液时剩下的肉渣装于小试管中,每管高约 3cm,然后加入 pH 7.6 的肉汤培养基约 5ml,比肉渣高 1 倍,液体表面加入约 0.5cm 厚凡士林,103.4kPa(1.05kg/cm^2)高压蒸气灭菌 20min 即成。

覆盖凡士林的疱肉培养基,接种前应置于火焰上,微微加热先使熔化,然后接种。

2. 碱性焦性没食子酸法 焦性没食子酸的碱性溶液,能迅速吸收 O$_2$,生成深棕色的焦性没食子橙,造成适合厌氧菌生长的环境。其方法是将厌氧菌接种于血琼脂平皿上,取无菌方形玻板一块,中央置焦性没食子酸 1.0g,覆盖一小片纱布(中央夹薄层脱脂棉花),在其上滴加 10%氢氧化钠 1.0ml,迅速取去平板盖,将平板倒置于玻板上,周围以融化石蜡或胶泥密封。将玻板连同平板放入 37℃ 温箱内培养,24~48h 后,取出观察。

3. 厌氧生物袋法 厌氧生物袋是一种特制不透气的塑料袋,袋内放有气体发生小管、催化剂小管(内放钯粒)和厌氧环境指示剂(亚甲蓝)。接种好的平板放入袋中,排出袋中气体,卷叠好袋口,用弹簧夹夹紧,然后折断气体发生小管中安瓿瓶,发生化学反应,产生 CO$_2$、H$_2$ 等气体。在催化剂钯的作用下,H$_2$ 与袋中剩余 O$_2$ 生成 H$_2$O,使袋内 O$_2$ 耗竭,达到无氧环境。经约半小时左右,再折断亚甲蓝液安瓿(亚甲蓝在无氧环境中无色,在有氧环境中变成蓝色),如指示剂不变蓝,表示袋内已成无氧环境,此时即可放 37℃ 温箱培养。

4. 厌氧培养箱法 厌氧培养箱主要是为有利于厌氧菌的生长繁殖,利用物理方法,密封箱门、抽气、换气及化学方法除氧制成厌氧状态。

(1)首先将所有气阀全部关闭。开启真空泵阀,再开启 A 罐体阀,将 A 罐体门敞开。

(2)迅速将已接种细菌的培养基放入罐内,同时将 105 型脱氧催化剂约 50g 与高效干燥剂分子筛 3A 约 15g 混合后放入 2 只不加盖玻璃皿内,而后放入 A 罐内。

(3)将预先备好的厌氧环境指示剂放入罐门真空玻璃前(以利于观察颜色变化),迅速关闭罐门、扭紧。

(4)开动真空泵,当真空达到 700mmHg 时,将泵阀门关闭后,再关停真空泵电源。

(5)开启输气总阀(即输 N$_2$、H$_2$、CO$_2$),开启气体盘铜阀(N$_2$ 阀),用 N$_2$ 冲洗罐床及管路,轻轻开启 N$_2$ 瓶阀及减压器阀。

(6)当真空表针由 700mmHg 回复到 0 位时,关闭 N$_2$ 铜阀,再开启真空泵阀,按上述操作重复二次,以除去残余氧气。

(7)再按"4、5"操作,按需要比例通入 N$_2$、H$_2$、CO$_2$。

(8)真空表指针回复到 0 位时,即将铜瓶阀门关闭,再次检查,所有气阀需一律关闭。

(9)在已放有接种之培养基的罐门上,挂一标牌,注明放物日期,并在化验单上也注明罐体号。

四、细菌生长情况观察

(一)液体培养基中生长情况观察

大部分细菌在液体培养基中培养后,澄清的培养液呈现均匀混浊;有的细菌如炭疽杆菌及链球菌呈沉淀生长,细菌沉于管底,培养液并不混浊;有的细菌如枯草杆菌、结核分枝杆菌等则在液体表面生长形成菌膜,此时培养液仍可能较澄清。这些现象均有助于细菌的鉴别。细菌接种于其他特殊的液体培养基(如蛋白胨水、各种单糖发酵管等),可进行细菌生化反应的观察,用于细菌的鉴定。

(二)半固体培养基中生长情况观察

半固体培养基琼脂含量少,黏度低,细菌在其中仍可自由运动。用接种针将细菌穿刺接种于半固体培养基中,如该菌有鞭毛,能运动,则细菌由穿刺线向四周扩散生长,培养一段时间后,可见细菌沿穿刺线呈羽毛状或云雾状混浊生长,穿刺线模糊不清。如细菌无鞭毛,不能运动,则穿刺线明显,细菌沿穿刺线呈线性生长,周围培养基仍呈透明状。半固体培养基常用来检查细菌的动力和保存菌种。

(三) 琼脂平板中生长情况观察

生长在琼脂平皿上可出现由单个细菌生长繁殖形成的肉眼可见的细菌集团,称为菌落(colony)。一个菌落一般是由一个细菌繁殖形成,常从以下几方面进行观察与描述:从菌落的大小(直径2~3mm 为中等大小)、形状(圆形或不规则)、颜色(水溶性色素或脂溶性色素)、表面情况(光滑或粗糙)、边缘(完整、齿状或花边状、或不规则)、湿度(湿润或干燥)、透明度(透明、不透明或半透明)、凸起度(凸起、平凸、凹下)、黏稠度(黏或不黏)、溶血性(菌落周围有无溶血环,是完全溶血还是不完全溶血环)等。

第三节　常用消毒灭菌法

灭菌(sterilization)是指杀灭或去除外环境中一切微生物的过程,包括病原和非病原微生物及细菌芽孢,使之完全无菌。消毒(disinfection)是指杀灭或去除外环境中病原微生物的过程,使之无害化,不致引起感染或致病。消毒和灭菌都要求杀灭或去除外环境中的微生物,只是杀灭或去除的目标微生物和程度不同,即消毒处理不一定都能达到灭菌要求,而灭菌一定可达到消毒的目的。

一、物理消毒灭菌法

(一) 热力消毒与灭菌

热力消毒与灭菌是指用加热的方法使微生物体内蛋白质凝固、酶失活,致使微生物死亡。可分为干热和湿热两类。

1. 干热消毒灭菌　干热是指相对湿度在20%以下的高热,干热消毒灭菌是由空气导热,传热效果较慢。一般繁殖体在干热80~100℃中经1h 可以杀死,芽孢需160~170℃经2h方可杀死。常用干热消毒灭菌方法有以下几种。

(1) 焚烧法:利用点燃燃料或在焚烧炉内燃烧的方法使被处理对象焚为灰烬,排出的废气应不污染环境。一般分为两级焚烧,一级温度约为800℃,二级温度应高于1 100℃。焚烧法主要用于有传染性的废弃物处理,如接触传染源的衣物、食物、疫源地垃圾等。

(2) 烧灼法:烧灼灭菌适用于微生物实验室小件耐热物品灭菌,利用酒精灯或煤气灯火焰杀灭微生物,如接种针、剪刀、镊子、试管等。烧灼时,应注意将器材放在操作者与火焰相隔的彼方,并逐渐靠近火焰,防止污染物突然进入火焰发生爆炸导致污染周围环境。

(3) 干烤法:用电热,电磁辐射线等依靠空气传导加热物体,因此加热过程较慢。干热主要用于耐高热物品消毒或灭菌,如玻璃器材、金属器械、油脂、粉剂等。一般情况下,加热至160℃,2h;170℃,1h;180℃,30min,可达到灭菌目的。纸张等有机物品灭菌时,温度不宜超过170℃,且在干烤箱温度降至80℃后,才可开启干烤箱。

2. 湿热消毒灭菌　湿热灭菌法是指用饱和水蒸气、沸水或流通蒸汽进行灭菌的方法,以高温高压水蒸气为介质,由于蒸汽潜热大,穿透力强,容易使蛋白质变性或凝固,最终导致微生物的死亡,所以该法的灭菌效率比干热灭菌法高,是实验室中最常用的灭菌方法。

(1) 煮沸消毒法:煮沸消毒时,将物品浸没于水中加热至沸点,细菌繁殖体5~10min 可被杀灭,肝炎病毒污染物应煮沸20min,注射器灭菌应煮沸30min,水中加10g/L 碳酸钠或磷酸钠可提高水的沸点至105℃,杀菌作用随之增强。高原地区煮沸消毒时,由于沸点较低需延长煮沸时间。煮沸消毒时,应将物品清洗干净,所用水应是蒸馏水,避免物品沾上水垢,煮沸过程中不要中途添加新的物品,待水沸后开始计时。基层常用煮沸法灭菌注射器材,尤其要注意将针筒、针筒芯、针头拆卸开,充分进行清洗,针头应用金属丝穿通,清除残留物,经煮沸消毒的器材应及时使用。

(2)巴氏消毒法:巴氏消毒法是以较低温度杀灭液体中的病原菌,而液体中不耐热物质不受损失的一种消毒方法。主要用于除去热敏感物品的病原体,杀灭布鲁氏菌、分枝杆菌及多种病毒等细胞内生长微生物,不能杀灭芽孢。

(3)高压蒸汽灭菌法:高压蒸汽灭菌用途广,效率高,是微生物学实验中常用的灭菌方法。这种灭菌方法是利用密闭的蒸气锅,加热产生的蒸汽,不使之外溢,容器内随着蒸汽压力不断增加,温度也会随之升高的原理设计的。当蒸汽压力达到103.4kPa(1.05kg/cm^2)时,水蒸气的温度升高到121.3℃,经15~30min,可全部杀死锅内物品上的各种微生物和它们的孢子或芽孢。具有杀菌谱广,杀菌作用强,效果最可靠,作用快速,无任何残留毒性,且由于处于较高压力下,可使蒸气穿透力增强,温度提高,极大地提高杀菌效果。凡耐高温,不怕潮湿的物品,如手术器械、敷料和一般培养基等均可用此法灭菌。灭菌时,必须将锅内冷空气排尽,并应注意放置的物品不宜过于紧密,否则会影响灭菌效果。

(4)流通蒸汽法:利用蒸笼或阿诺蒸锅进行消毒。流通蒸汽法温度不超过100℃,经15~30min可杀死细菌繁殖体,如果把流通蒸气加热的物品放置37℃孵育箱过夜,使其中芽孢发育成繁殖体,次日再经流通蒸汽加热,如此重复三次,可达到灭菌的目的,称为间歇灭菌法。此法常用于不耐高温的营养丰富的培养基的灭菌。

(二)辐射灭菌

1. 日光与紫外线   日晒是有效的杀菌方法。患者的衣服、被褥、书报等经日光直接暴晒数小时,可杀死大部分微生物。日光的杀菌作用主要靠紫外线。波长为200~300nm的紫外线对细菌有杀菌作用,其中以波长为265~266nm的紫外线杀菌作用最强。此波长与DNA吸收峰一致,易被细菌DNA吸收,使一条DNA链上相邻的两个胸腺嘧啶共价结合形成二聚体,干扰DNA的复制和转录,导致细菌的死亡或变异。医学上常使用紫外线灯产生的紫外线消毒,但由于紫外线穿透力弱,即使是玻璃或纸片也能吸收大部分紫外线而阻碍其通过,所以只能用于物品表面及空气的消毒。杀菌波长的紫外线对人体皮肤和眼睛有损伤作用,使用时应注意防护。

2. 电离辐射   包括高速电子,X射线和γ辐射等。在足够剂量时,辐射粒子与某些分子撞击后,可激发这些分子产生离子或其他活性分子和游离基,从而破坏DNA链,发挥灭菌作用。电离辐射因有较高的能量和穿透力,常用于注射针、注射器、导管、手套等一次性医用塑料制品的大批量灭菌,亦可用于食品的消毒,而不破坏其营养成分。

(三)滤过除菌法

滤过除菌是指用物理阻留技术除去液体或空气中的细菌,以达到无菌的目的。主要用于不耐高温的血清、抗毒素、抗生素、药液等的除菌。所用的器具是一种带有滤孔装置的滤菌器。其除菌的效能与滤菌器滤菌孔的大小,滤器电荷等因素有关。

(四)超声波

频率超过20 000Hz而不能被人耳感受的声波,称为超声波。超声波杀菌机制是其通过液体时,发生空化作用破坏了原生质的胶体状态,导致细菌的死亡,革兰氏阴性菌对超声波更为敏感,但往往有残留菌。目前主要用于粉碎细胞以提取细胞组分或制备抗原等。

二、化学消毒灭菌法

许多化学制剂具有能影响细菌的化学组成,结构与生理活动作用,从而抑制和杀灭细菌。用于抑制细菌生长与代谢的制剂称防腐剂,用于杀死细菌的化学制剂称消毒剂,通常只能外用。

(一) 消毒剂

1. **常用化学消毒剂的作用机制** 化学消毒剂种类繁多,其作用机制也各不相同,主要通过:①使菌体蛋白质凝固或变性;②干扰微生物的重要酶系统;③改变菌体胞浆膜的通透性。

2. **影响消毒剂灭菌因素**

(1) 药物浓度:一般而言,消毒剂的浓度愈高消毒效果愈好,但是盲目提高浓度,容易损坏物品和皮肤,不仅对消毒不利,而且可造成危害和浪费;浓度过低,不但无杀菌效果,反而刺激细菌生长繁殖。

(2) 酸碱度:pH 的变化同样与消毒剂杀灭微生物的功能有关,因 pH 可改变消毒剂的溶解度、离解程度及分子结构。例如,季铵盐类化合物的戊二醛药物在碱性环境中杀灭微生物效果较好;酚类和次氯酸盐药剂则在酸性条件下杀灭微生物的作用较强。

(3) 温度和湿度:提高消毒剂的温度可以增强杀菌能力,并能缩短消毒时间,但升温不可超过消毒剂本身能承受之极限(该消毒剂的分解温度)。例如,2% 碱性戊二醛 40℃ 2min 与 20℃ 15min 的杀菌效果相同,但若高于 45℃ 即会破坏碱性活化剂而降低消毒灭菌效果。消毒环境的湿度是气体灭菌剂不容忽视的因素。如甲醛气体灭菌最适宜的湿度为 60% ~ 80%,温度为 72℃ 左右,这是甲醛气体灭菌成败的关键。所以完全依靠自然蒸发,不调控温、湿度,很难保证甲醛气体的灭菌效果。

(4) 时间:作用时间越长,微生物遭杀灭的概率越大,对浓度降低,含菌量高以及特殊菌体(芽孢)可延长作用时间来补偿。例如,戊二醛对一般细菌繁殖体作用 30min 即可,对肝炎病毒需 1~2h,对细菌芽孢需 2~3h,而要完全杀灭芽孢应浸泡 4~6h。另外应掌握消毒灭菌剂的有效使用期,到期及时更换。

(5) 溶媒(剂)影响:同一种消毒剂采用不同的溶剂配制,则杀菌强度大不相同,醇溶剂大于水溶剂,水溶剂大于油溶剂。例如,碘酒>碘溶液>碘甘油,而对皮肤黏膜的刺激作用则依次减弱,对此,应根据不同用途选择适宜的溶剂。

(6) 化学拮抗物质:阴离子表面活性剂可降低季铵盐类和洗必泰的消毒作用,因此不能将新洁尔灭等消毒剂与肥皂、阴离子洗涤剂合用。次氯酸盐和过氧乙酸会被硫代硫酸钠中和,金属离子的存在对消毒效果也有一定影响,可降低或增加消毒作用。

(7) 水的硬度:硬水(含钙、镁盐类较多的水)易中和一些化学消毒剂,因此在稀释消毒剂时要求用离子水或无菌蒸馏水。

(8) 微生物种类和数量:不同的微生物对消毒剂的抵抗力不同,同时微生物的多少也影响消毒结果。所以在消毒前要考虑微生物污染的种类和数量。一般情况下,环境中的微生物抵抗力由强到弱为:芽孢(坚固的胞壁酸)>无囊膜病毒>囊膜病毒>细菌,选择消毒剂时应根据微生物情况选择合适的消毒剂或消毒剂组合。

(9) 微生物的敏感性:由于抗生素的滥用,许多致病微生物对化学消毒灭菌剂的敏感性有减弱趋势。

3. **化学消毒剂种类** 常用化学消毒剂种类繁多,其用法和用途也有所不同,见表 2-2-1,以供实际工作中选用。

表 2-2-1　常用化学消毒剂的种类、用法和用途

类别	名称	用法	用途	附注
表面活性剂	十二烷基二甲基苄基溴化铵	0.05%~0.1%	外科洗手,皮肤黏膜消毒,浸泡器械,皮肤创伤冲洗;金属器械、塑料、橡皮管、棉织品等消毒	
	溴化二甲基-苯氧乙基-十二烷基铵	0.05%~0.1%		
醇类	乙醇	70%~75%	皮肤、体温计消毒	不用于伤口和黏膜
酚类	石炭酸	3%~5%	地面、家具、器皿表面消毒	
己烷	双氯苯双胍己烷	0.02%~0.05%	常用于皮肤黏膜消毒,手术前洗手,而0.01%~0.025%浓度可用于腹腔、膀胱等冲洗	
酸碱类	醋酸	5~10ml/m³ 加等量水蒸发	房间消毒,控制呼吸道感染	
	乳酸	10~15g 或 20ml 2%水溶液加温蒸发	可消毒空气 100m³,可用于喷雾,空气消毒	
	生石灰	加水(1:4或1:8)配成糊状	消毒排泄物及地面	
重金属盐类	升汞	0.05%~0.1% 2%水溶液	非金属器皿消毒 皮肤黏膜,小创伤消毒	
	红汞	0.01%	生物制品防腐	
	硫柳汞	0.1%	皮肤消毒,手术部位消毒	
	硝酸银	1%	新生儿滴眼;预防淋球菌感染	
氧化剂	高锰酸钾	0.1%	皮肤、尿道消毒,蔬菜水果消毒	
	过氧化氢	3%	外耳道、口腔黏膜消毒	
	过氧乙酸	0.2%~0.5%	塑料、玻璃、人造纤维消毒,皮肤消毒(洗手)	
醛类	甲醛	10%	①浸泡、物品表面消毒 ②房间空气消毒:10%溶液加等量水,加温蒸发,密闭房间6~24h;或加半量高锰酸钾,产生烟雾,消毒效果更好	
	戊二醛	先以 0.3% NaHCO₃ 调整 pH 至 7.5~8.5,再配成 2%溶液	用于不能用热力灭菌的物品,如精密仪器	
烷基化合物	环氧乙烷	塑料袋消毒法:用药量为 1.5ml/L(0.001 335g/L,作用 24h(>15℃)	用于手术器械、敷料及手术用品等的消毒,亦可用于食具、皮毛等的消毒	有毒,使用时要注意防护;易爆,严禁与烟火接触
染料	龙胆紫	2%~4%水溶液	表浅创伤消毒	

注意事项：消毒液应现用现配,最好当天使用,及时更换;盛放消毒液的容器应洗净并事先消毒;物品应除去脏污后再进行消毒,消毒后应用灭菌注射用水冲洗,无菌纱布擦干后使用;勿将两种消毒液混合使用,也不要将新液加入旧液中混合使用;了解每种化学消毒灭菌剂的性能、作用、用途、用法及有关事项。不要认为使用消毒灭菌溶液后,被消毒物品已达到无菌、可靠、安全的要求。

（二）防腐剂

某些低浓度的消毒剂可用作防腐剂。在生物制品中,如疫苗,类毒素等常加入防腐剂,以防杂菌生长。常用的防腐剂有 0.01%硫柳汞,0.5%石炭酸和 0.1%~0.2%甲醛等。

第四节　噬菌体特异性溶菌试验

噬菌体(phage)是寄生于细菌、真菌或螺旋体等细胞内的病毒,能通过滤菌器。根据其与宿主细胞的关系,可分为毒性噬菌体及温和噬菌体两类。毒性噬菌体感染细菌后,繁殖到相当数量时,可使细菌细胞裂解。噬菌体对细菌的寄生及裂解关系具有种、型特异性,故可借噬菌体来鉴定细菌。

一、痢疾志贺氏菌噬菌体特异性溶菌试验

1. **材料与试剂**
（1）普通琼脂平板。
（2）大肠埃希氏菌及痢疾志贺氏菌纯培养物。
（3）痢疾志贺氏菌噬菌体。

2. **方法与步骤**
（1）用记号笔在普通琼脂平板底面划一直线将平板一分为二,分别标记为"大"和"痢"。
（2）用无菌棉签分别沾取大肠埃希氏菌及痢疾志贺氏菌的菌液涂布于相应区域的培养基上。
（3）待菌液稍干后,用接种环取痢疾志贺氏菌噬菌体,点种于"大"的中心,然后烧灼接种环,冷却后,再取痢疾志贺菌噬菌体点种于"痢"的中心。
（4）将上述平板,置37℃温箱培养24h,观察并记录结果。

3. **结果观察**　在涂布痢疾志贺氏菌的中心出现了溶菌斑,而在涂布大肠埃希氏菌的中心未出现溶菌斑。

4. **注意事项**
（1）用无菌棉签涂布细菌时不要使两种细菌相互接触。同样每次用接种环点种噬菌体后均需烧灼接种环灭菌,以免将两侧的细菌混在一起。
（2）点种噬菌体后,平板正放数分钟后再倒置。

二、金黄色葡萄球菌噬菌体特异性溶菌试验

1. **材料与试剂**
（1）金黄色葡萄球菌53C株、1 800株、Cowanl株及表皮葡萄球菌。
（2）普通琼脂平板。
（3）金黄色葡萄球菌53C噬菌体。

2. 方法与步骤

（1）将普通琼脂平板划分为四区，注明"1、2、3、4"。

（2）以无菌接种环取金黄色葡萄球菌 53C 株、1 800 株、Cowan1 株及表皮葡萄球菌菌液分别涂布于"1、2、3、4"。

（3）用无菌接种环分别取金黄色葡萄球菌 53C 噬菌体一环，点种于第 1 区的中央。烧灼接种环，冷却后，再取一环接种于第 2 区，依此类推，点种于第 3、4 区。

（4）37℃培养 24h 后，观察并记录结果。

3. 结果观察　在 1 区中央有溶菌斑出现，其他区无溶菌斑出现。

4. 注意事项

（1）各区间的菌种不能相互接触。

（2）点种噬菌体后，平板正放数分钟后再倒置。

第五节　细菌对抗菌药物的敏感性试验

抗生素是某些微生物在代谢过程中产生的一种能抑制或杀灭某些其他生物细胞的抗生物质，临床上常用来治疗细菌感染。抗生素的抗菌范围称为抗菌谱，不同的抗生素具有不同的抗菌谱。由于各种抗生素的抗菌机制不同，各种致病菌对抗生素的敏感性不同。在治疗过程中，细菌长期接触某种单一抗生素，其对药物的敏感性可能发生改变，甚至产生耐药性，所以，临床治疗前测定细菌对药物的敏感性，在选择用药上具有重要意义。

药物敏感试验通常有纸片扩散法、试管稀释法、E-test 法等多种方法。纸片扩散法只能定性，试管稀释法可定量测定药物的最低抑菌浓度或最低杀菌浓度。

一、纸片扩散法

1. 实验原理　在已接种被测细菌的水解酪蛋白琼脂平板上，平贴含有一定量抗菌药物的药敏纸片，由于平板中含大量的水分，所以抗菌药物很快溶解于培养基内，并向四周呈半球面扩散，琼脂中药物的浓度随离纸片的距离增大而降低。在药物浓度与该药物对该菌的最低抑菌浓度的琼脂上，该细菌的生长就受到抑制；而在药物浓度低于该药物对该菌的最低抑菌浓度的琼脂中，细菌能够生长，所以细菌培养一段时间后，在含药纸片的周围形成透明的抑菌环，量取该抑菌环的直径，与解释标准进行对比，即可判断该细菌对相应药物是否敏感。

2. 材料与试剂

（1）对青霉素敏感及对青霉素耐药的金黄色葡萄球菌血琼脂平板培养物。

（2）标准比浊管：1.75% $BaCl_2 \cdot 2H_2O$ 0.5ml；1% H_2SO_4 99.5ml。

将标准比浊液装于 12mm×100mm 试管内（口径应与肉汤管一致），密封管口，避光保存于室温。

（3）含有青霉素 G、庆大霉素、红霉素等抗生素的滤纸片：选用新华 1 号定性滤纸，用打孔机制作直径为 6.00~6.35mm 的圆形纸片，置平皿内高压灭菌，取出后烘干，分装于灭菌小瓶内，以无菌蒸馏水将各药稀释成以下浓度：青霉素 G 和庆大霉素分别为 1 000IU/ml，红霉素 15 000μg/ml。取各药 1ml 加入装有 100 张纸片的小瓶中，浸泡 1~2h，然后真空干燥。此干燥药纸片常保存于-20℃，药效可维持数月。

（4）水解酪蛋白平板（MHA）、无菌镊子、接种环、无菌棉签、95%乙醇、毫米尺。

3. 方法与步骤

（1）用接种环分别在血琼脂平板上挑取形态相似的金黄色葡萄球菌菌落5～10个，移种于肉汤管中。

（2）35℃摇床培养4～6h，与标准比浊管比较，菌液浓度太浓时，可用肉汤或生理盐水稀释至与标准比浊管浊度相同。

（3）用无菌棉签沾取菌液，并在管壁上挤去多余的菌液后涂布于药物敏感质控MHA琼脂平皿上（注意：涂布要均匀、致密）。

（4）用镊子沾取95%乙醇并通过火焰，待烧干后再沾取乙醇重复上述操作，共三次即可达到灭菌的效果。用此无菌镊子分别夹取青霉素G、庆大霉素、红霉素纸片，按一定间隔贴在平板的不同区域，即两纸片间距离不小于2cm，纸片距平板边缘不小于1cm。

（5）35℃恒温箱培养18～24h观察结果。用毫米尺量取各种抗生素滤纸片周围抑菌环直径，依据表2-2-2确定的药物敏感标准，按敏感、中度敏感或耐药报告结果。

表2-2-2　几种抗生素抑菌环解释标准及相应的最低抑菌浓度

代号	抗生素	纸片含药量	抑菌环直径/mm			相应的MIC/(μg/ml)	
			耐药	中度	敏感	耐药	敏感
P-G	青霉素G	10IU	≤20	21～28	≥29		≤0.1
ERY	红霉素	15μg	≤13	14～22	≥23	≥8	≤0.5
GEN	庆大霉素	10μg	≤12	13～14	≥15	≥8	≤4.0

4. 质量控制

用标准的参考菌金黄色葡萄球菌ATCC25923按上述标准方法平行测定药敏，对照菌株的敏感度应在表2-2-3规定的范围内。如果对照菌株的结果落在范围之外时，不能发出报告，应寻找造成误差的原因，待复查准确后再行报告。

表2-2-3　药物敏感性试验对照菌株ATCC25923对各种抗生素的敏感度

抗生素或磺胺	纸片含药量	抑菌环直径/mm（金黄色葡萄球菌 ATCC25923）
青霉素G	10IU	26～37
链霉素	10μg	14～22
红霉素	15μg	23～30
庆大霉素	10μg	19～27
先锋霉素 I	30μg	25～37
氨苄青霉素	10μg	24～35
磺胺+TMP	25μg	24～32

二、稀释法

培养基内抗生素的含量按几何级数稀释并接种适量的细菌，经37℃恒温箱培养18～24h后，观察能引起抑菌作用的最低抗生素浓度，称最低抑菌浓度（MIC）。MIC为该菌对药物的敏感度。稀释法所获得的结果比较准确，常被用作校正其他方法的标准。稀释法又分为试管稀释法、琼脂稀释法、微量稀释法及自动化稀释法等。

（一）试管稀释法

以水解酪蛋白（MH）液体培养基将抗生素作不同浓度的稀释，然后接种适量待检细菌，定量测定抗菌药物抑制或杀死该菌的最低抑菌浓度(MIC)或最低杀菌浓度(MBC)。

1. 材料与试剂

(1) 菌种:金黄色葡萄球菌菌液(10^5CFU/ml)。

(2) 培养基:MH 肉汤,去脂牛肉 300g 绞碎,加蒸馏水 1 000ml,制成肉浸液。将可溶性淀粉 1.5g、胰蛋白水解物 17.5g 加入肉浸液内,加热溶解后调 pH 至 7.6,高压蒸气灭菌后备用(高压蒸气灭菌后 pH 常下降 0.2)。

(3) 100U/ml 的青霉素钾盐。

2. 方法与步骤

(1) 取无菌小试管 10 支排于试管架,第一管加入 MH 肉汤 1.9ml,2~10 管各加 1ml。

(2) 于第一管加入稀释好的 100U/ml 的青霉素钾盐 0.1ml,混匀后取 1ml 加入第 2 管,依次对倍稀释,至第 9 管吸出 1ml 弃去,第 10 管对照管。各管中的青霉素浓度为 5U/ml、2.5U/ml、1.25U/ml、0.62U/ml、0.31U/ml、0.16U/ml、0.08U/ml、0.04U/ml、0.02U/ml。

(3) 将各管中加入已校正浓度的金黄色葡萄球菌液(10^5CFU/ml)0.05ml,混匀后放置 35℃恒温培养 18h,观察结果。

3. 结果观察   以药物最高稀释管中无细菌生长者,为该菌对此药物的敏感度,即 MIC 或 MBC。

(二) 琼脂稀释法

琼脂稀释法药物敏感试验是将一系列不同剂量的抗菌药物,分别加入融化并冷却至 45℃的定量琼脂培养基中,混匀,倾注成无菌平板,即为含有药物不同浓度梯度的培养基。接种对数生长期菌于该培养基上,经培养后观察被检菌的生长情况,能抑制细菌生长的最低药物浓度即为该药对该菌的 MIC 或 MBC。

1. 材料与试剂

(1) 菌种:金黄色葡萄球菌菌液(10^8CFU/ml)。

(2) 培养基:MH 肉汤,MH 琼脂(1 000ml MH 肉汤调 pH 至 7.6 后加 15g 琼脂),分装后高压蒸气灭菌备用。

(3) 抗菌药物原液。

(4) 麦氏比浊管(校正待测菌浓度用)。

2. 方法与步骤

(1) 将抗菌药物原液进行系列稀释。

(2) 制备含抗生素琼脂平板:在直径 100mm 无菌平皿中加入相应浓度的抗生素 2.5ml,再加入 MH 琼脂 25ml,充分混匀(接种前平板必须相当干燥)。

(3) 取已校正浓度的待测菌液(10^8CFU/ml)接种于含药琼脂的表面,待接种点干燥后,再翻转平板,置 35℃孵箱内孵育 16~24h 观察结果。

3. 结果观察   不出现菌落的琼脂平板上的最低药物浓度为其最低抑菌浓度。结果可用药物的浓度报告。若超过抑菌终点仍有数个明显菌落,则可能为待检菌不纯,必须重新试验。如仅为单个菌落,可予以忽略。判定时注意:①薄物状生长不算;②<5 个菌落不算;③若在数个平板上呈拖尾或跳管生长的现象,应该重做。参照表 2-2-2,根据 MIC 值(MIC 单位为 µg/ml)报告相应的敏感或耐药结果。

三、E-test 法

1. 实验原理   E-test 法是一种新型的检测细菌或真菌对抗菌药物敏感性的试验,是稀释法和扩散法原理的结合。E-test 试纸条是一 5mm×50mm 大小非活性的无孔塑料薄条,背面固定有一系列预先制备的干燥而稳定的呈指数分布的抗生素浓度梯度,正面标有以 µg/

ml 为单位的 MIC 判读刻度。当 E-test 试条被放至一个已接种细菌的琼脂平板时,其载体上的药物立即且有效地释放入琼脂介质,在试纸条下产生一个抗菌药物浓度的连续的指数梯度。经过孵育后,可见一个以试纸条为中心的对称抑菌椭圆形环。椭圆环边缘与试纸条的交界处的刻度即为该药物对该菌的 MIC 或 MBC。

2. 材料与试剂

(1) 待测菌株:大肠埃希氏菌。

(2) MH 琼脂平板。

(3) E-test 试纸条。

3. 方法与步骤

(1) 取培养 18~24h 的菌落数个,均匀混悬于生理盐水中,调整浓度至 1.5×10^8 个/ml(相当于 0.5 麦氏比浊管)。

(2) 以无菌棉拭子沾取菌液后,沿管壁旋转挤去多余水分,均匀涂布整个琼脂表面,每次旋转平板以 60° 为宜。

(3) 平板置室温或温箱 10~15min,让琼脂表面菌液吸收,确保加试纸条前琼脂表面完全干燥。

(4) 用无毒无菌镊子将 E-test 试纸条贴于琼脂表面(有刻度面朝上,浓度最大端靠近平板边缘)。

(5) 平板置 35℃ 恒温箱孵育过夜后观察结果,抑菌椭圆环与试条交界处的刻度即为最小抑菌浓度 MIC。

4. 结果观察 读取椭圆环与 E-test 试纸条的交界点值,即为 MIC(图 2-2-3)。

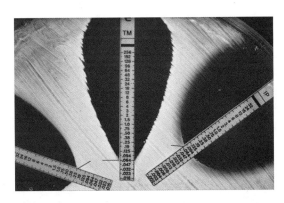

图 2-2-3 E-test 结果

四、联合药物敏感试验

对于治疗混合性感染、预防或推迟细菌耐药性的发生、减少剂量避免达到毒性剂量、单一用药效果不明显的情况,可以采取体外联合药敏试验。

棋盘稀释法是目前临床实验室最常用的定量联合药物敏感试验法,由两种抗菌药物的不同或相同稀释度加以组合,每一种药物浓度都有单独的和另一种药物不同浓度的联合,能精确测定出两种抗菌药物在适当浓度的比例下所产生的相互作用。因其排列成棋牌状而得名。

1. 方法与步骤

(1) 利用试管稀释法原理,分别测定拟联合的抗菌药物对待测菌的 MIC。

(2) 根据 MIC,确定药物稀释度(一般为 6~8 个稀释度),药物最高浓度为其 MIC 的 2 倍,依次对倍稀释。

(3) 两种药物的稀释分别在方阵的纵列和横列进行,每管(孔)得到不同浓度组合的两种药物混合液。

（4）每管（孔）接种菌量为 $5 \times 10^5 CFU/ml$，35℃孵育 18~24h 后观察结果，计算部分抑菌浓度（fractional inhibitory concentration，FIC）指数。

2. 结果观察   联合药敏试验可以出现4种结果：①协同作用：两种抗菌药物联合使用药效大于同样浓度的两种药物抗菌作用的总和。②无关作用：联合用药后药物的活性与单独一种抗菌药物作用相同。③累加作用：两种药物联合使用后，其活性等于两种药物抗菌作用的总和。④拮抗作用：两种药物联合使用后的抗菌活性小于单独一种药物的抗菌作用。FIC指数<0.5 为协同作用；0.5~1 为相加作用；1~2 为无关作用；>2 为拮抗作用。

（谭宇蓉）

第三章 化脓性球菌

第一节 概　述

球菌(coccus)是指菌体形态为球形的一类细菌,是细菌中的一大类,种类繁多。大多数为非致病性球菌,少数对人有致病作用,称为病原性球菌。病原性球菌(pathogenic coccus)在临床上主要引起化脓性炎症,故又称化脓性球菌(pyogenic coccus)。化脓性细菌对人体有致病性,常引起皮肤、皮下软组织、深部组织的化脓性感染乃至内脏器官的脓肿,也能引起脓毒血症。化脓性细菌种类较多,有球菌也有杆菌;有革兰氏阳性细菌也有革兰氏阴性细菌;有需氧菌、兼性厌氧菌也有厌氧菌。一般把对人类有致病性的化脓性细菌分为两大类:化脓性球菌和化脓性杆菌。化脓性细菌引起的感染在临床上有重要意义,常引起创伤感染和医院内感染。

葡萄球菌属(Staphylococcus)的细菌因常堆积成葡萄串状而得名,广泛分布于自然界(水、空气、土壤、物品)和人体体表及与外界相通的腔道中。大多数是非致病性的腐物寄生菌,少数为致病菌。有些人的皮肤和鼻咽部可带有致病菌株,一般人鼻咽部带菌率为20%~30%,医院工作人员中的带菌率可达70%,是医院内交叉感染的重要传染源。葡萄球菌(staphylococcus)是为最常见的化脓性球菌,80%以上的化脓性感染由此菌引起的,该菌所引起的败血症和脓毒血症仍占首位。根据色素和生化反应的不同可分为金黄色葡萄球菌(Staphylococcus aureus)、表皮葡萄球菌(Staphylococcus epidermidis)和腐生葡萄球菌(Staphylococcus saprophyticus)三种。此外,根据有无血浆凝固酶可将葡萄球菌分为血浆凝固酶阳性和血浆凝固酶阴性两大类。

链球菌属(Streptococcus)是化脓性球菌中的另一大类常见的革兰氏阳性球菌,广泛分布于自然界和人体鼻咽部、胃肠道等处,是人和某些动物的寄生菌。大多数为人体正常菌群,寄居于宿主的呼吸道、消化道、泌尿生殖道、还有一些是皮肤上的过路菌和黏膜上的定居菌。另一些则为毒力较强的致病性链球菌,可引起人类各种化脓性炎症、猩红热、丹毒、新生儿败血症等。不同的链球菌其形态、培养特点、生化反应及对药物的敏感性不同,借此可鉴别。

肺炎链球菌(Streptococcus pneumoniae),通称肺炎球菌(pneumococcus),革兰氏阳性球菌。广泛分布于自然界,常寄居于人类呼吸道,多数不致病。当人体抵抗力下降时,肺炎链球菌可由上呼吸道侵入,经支气管到达肺组织,引起大叶性肺炎。肺炎后可继发胸膜炎、脓胸,也可引起中耳炎、乳突炎、脑膜炎和鼻窦炎等疾病。本菌的致病物质是荚膜,荚膜具有抗吞噬作用,使细菌进入人体之后能迅速繁殖而致病。一旦失去荚膜,细菌就失去致病力。此外,本菌产生的溶血素O、紫癜形成因子及神经氨酸酶等物质,参与其致病。

肠球菌属(Enterococcus)广泛分布于自然界,常栖居在人、动物的肠道和女性生殖道,为医院感染的重要病原体。研究者在肠球菌内发现了一个约包含 150 个基因的致病 DNA 片段,称为"致病岛"。包括多种致病因子,可增强肠球菌离开人类肠道后的侵袭力,引起肠道感染。表面黏附素是此菌的致病因素,与细菌对上皮细胞或者内皮细胞的黏附有关,可以抵抗多形核白细胞和巨噬细胞的吞噬作用,促进肠球菌对肠上皮细胞的黏附及肠腔内细胞的易位,有利于细菌在尿道的定植和存活。

脑膜炎奈瑟氏菌(*Neisseria meningitidis*),也称脑膜炎球菌(*meningococcus*)是流行性脑脊髓膜炎(流脑)的病原菌。革兰氏阴性球菌,有菌毛、荚膜和内毒素。菌毛可使细菌黏附于宿主细胞表面,有利于细菌入侵。荚膜有抗吞噬的作用。内毒素是最主要的致病物质,它引起机体发热、白细胞升高,小血管和毛细血管上皮细胞损伤,出现出血性皮疹或瘀斑。严重时引起弥散性血管内凝血(DIC)和中毒性休克。机体对脑膜炎球菌的免疫以体液免疫为主,患者及带菌者体内都可产生群特异性抗体,抗体可通过调理作用促进白细胞的吞噬、活化补体而引起溶菌。

淋病奈瑟氏菌(*Neisseria gonorrhoeae*)俗称淋球菌(*gonococcus*)是人类淋病的病原菌。淋病是一种传染性疾病,是国内发病率最高的传染病,人是淋球菌唯一的宿主。致病物质主要是表面结构,如菌毛、外膜蛋白、脂多糖、内毒素等。菌毛使菌体黏附到泌尿生殖道上皮细胞上,菌毛还有抗吞噬的作用。外膜蛋白 I 可直接插入中性粒细胞膜中,使细胞膜损伤;外膜蛋白 II 参与淋病与宿主细胞间的黏附;外膜蛋白 III 抑制抗体的杀菌作用。脂多糖能使黏膜上皮坏死脱落、中性粒细胞聚集。

卡他莫拉菌(*Moraxella catarrhalis*)又称为卡他布兰汉菌。可存在于健康人群的上呼吸道,是导致中耳炎、鼻窦炎、慢性阻塞性肺炎的病原体,在免疫抑制和 ICU 的患者可导致菌血症。检查卡他莫拉菌时从中耳炎或者鼻窦炎患者穿刺抽取标本,呼吸道感染患者应采取合格的痰标本或支气管灌洗液,标本直接涂片革兰染色,如出现多个中性粒细胞、柱状上皮细胞以及大量直径为 $0.5 \sim 1.5 \mu m$ 革兰氏阴性双球菌应怀疑卡他莫拉菌感染。

本章节要求掌握葡萄球菌属、链球菌属及奈瑟氏属的形态特征及染色性;熟悉球菌的致病性及对药物敏感性的快速检测方法。

第二节　常见化脓性球菌的种类、形态及染色性

球菌是细菌中的一大类。对人类有致病性的病原性球菌主要引起化脓性炎症,所以称为化脓性球菌,其中革兰氏阳性菌主要包括葡萄球菌、链球菌、肺炎球菌,革兰氏阴性菌包括脑膜炎球菌和淋球菌等。

1. **材料与试剂**

(1) 金黄色葡萄球菌、表皮葡萄球菌及腐生葡萄球菌(*Staphylococcus saprophyticus*)革兰氏染色玻片标本。

(2) 甲、乙、丙型链球菌、肺炎链球菌革兰氏染色玻片标本。

(3) 脑膜炎奈瑟氏菌、淋病奈瑟氏菌革兰氏染色玻片标本。

(4) 粪肠球菌(*Enterococcus faecalis*)革兰氏染色玻片标本。

(5) 香柏油。

2. **方法与步骤**　将示教片置油镜下观察,先用低倍镜观察各球菌的形态特征及排列方式,用油镜观察各个细菌的具体结构,并将观察结果记录在记录本上。

3. **结果观察**

(1) 葡萄球菌:革兰氏染色阳性,球形或椭圆形。直径 $1 \mu m$ 左右,常以葡萄串状或散在排列,体外培养一般不形成荚膜,无芽孢(图 2-3-1)。

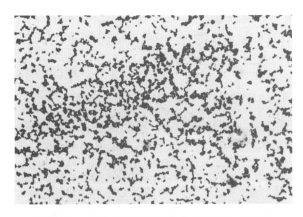

图 2-3-1　金黄色葡萄球菌革兰氏染色(×1 000)

（2）甲、乙、丙型链球菌：革兰氏染色阳性，菌体呈圆形或卵圆形，0.6~1.0μm，成双或呈链状排列。链的长度因菌种和培养基不同而有明显差异，一般在液体培养基中易形成长链(图 2-3-2)。

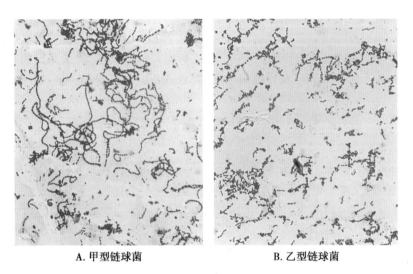

A. 甲型链球菌　　　　　　　　B. 乙型链球菌

图 2-3-2　链球菌革兰氏染色(×1 000)

（3）肺炎链球菌：肺炎链球菌为矛头状，尖端朝外、成双排列的革兰氏阳性球菌，有荚膜(图 2-3-3)。

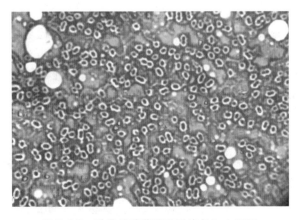

图 2-3-3　肺炎链球菌革兰氏染色(×1 000)

（4）脑膜炎奈瑟氏菌和淋病奈瑟氏菌：脑膜奈瑟氏菌，革兰氏染色阴性，呈肾形或豆形，直径0.6~0.8μm，凹面相对，常成双排列。淋病奈瑟氏菌，革兰氏阴性双球菌，与脑膜炎球菌相似，两菌接触面平坦，形似一对咖啡豆（图2-3-4）。

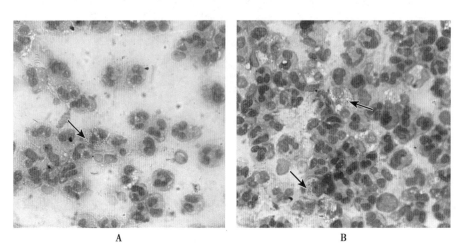

图2-3-4 脑膜炎奈瑟氏菌（A）和淋病奈瑟氏菌（B）革兰氏染色（×1 000）

（5）粪肠球菌：革兰氏染色阳性，呈单个，成对或者短链状排列，无芽孢和荚膜。

4. 注意事项 注意不同化脓性球菌的形态、排列及染色性区别。

第三节 常见化脓性球菌的培养特征

葡萄球菌属营养要求不高，在普通培养基上生长良好，需氧或兼性厌氧，最适生长温度37℃，最适生长pH 7.4。平板上菌落厚、有光泽、圆形凸起，直径1~2mm。金黄色葡萄球菌血平板菌落周围形成透明的溶血环。链球菌属根据在血琼脂培养基上的溶血特征可分为三种不同类型：甲型（α）溶血性链球菌又称草绿色链球菌，菌落周围出现草绿色溶血环，通常寄居在人的口咽腔、呼吸道及肠道中，致病力弱；乙型（β）溶血性链球菌产生强烈的溶血毒素，在血琼脂培养基上，可使菌落周围出现宽2~4mm、界限分明、无色透明的溶血环，致病力强，能引起人类多种疾病；丙型（γ）链球菌不溶血，对人类无致病作用。奈瑟氏菌属直接分离于血琼脂平板，巧克力平板或EPV平板，置5%~10%二氧化碳环境中，经35~37℃培养18~24h后观察菌落特征。

1. 材料与试剂

（1）金黄色葡萄球菌、表皮葡萄球菌及腐生葡萄球菌的普通琼脂培养物和血琼脂平板培养物。

（2）甲、乙、丙型溶血性链球菌及肺炎链球菌血琼脂平板培养物。

（3）粪肠球菌的普通琼脂培养物和血琼脂平板培养物。

（4）脑膜炎奈瑟氏菌及淋病奈瑟氏菌的巧克力（色）血琼脂平板培养物。

2. 方法与步骤 观察菌落特点。

（1）葡萄球菌：营养要求不高，在普通培养基上生长良好。普通琼脂平板上37℃孵育18~24h后3种葡萄球菌均形成中等大小、圆形凸起、表面光滑、湿润、边缘整齐、不透明菌落，但3种葡萄球菌可产生不同的脂溶性色素，使菌落呈现不同的颜色，如金黄色葡萄球菌呈金黄色、表皮葡萄球菌大多呈白色、腐生葡萄球菌大多呈柠檬色。在血琼脂平板上，3种葡萄球菌的菌落特点与它们在普通琼脂平板上的菌落相同,但金黄色葡萄球菌菌落周围有完全溶血环(β溶血),而大多数表皮葡萄球菌和腐生葡萄球菌菌落周围无溶血环。

(2) 链球菌:需氧或者兼性厌氧,营养要求较高,必须在含有血液、血清葡萄糖的培养基上才能生长。在血琼脂平板上生长后出现灰白色、圆形凸起、表面光滑、边缘整齐的针尖大小菌落,不同菌落周围可出现不同的溶血情况。甲型链球菌菌落周围出现草绿色溶血环(α溶血,不完全溶血),此草绿色物质可能是细菌产生的过氧化氢,使血红蛋白氧化成正铁血红蛋白所致。乙型链球菌菌落周围出现透明溶血环(β溶血,完全溶血),丙型链球菌不产生溶血素,菌落周围无溶血环。

(3) 肺炎链球菌:兼性厌氧,营养要求高,在含有血液或者血清等培养基上才能生长,血平板上肺炎链球菌的菌落与溶血性链球菌菌落相似。培养时间稍久,因细菌产生自溶酶,菌体溶解,故血平板上的菌落中间下陷呈"脐状"。

(4) 粪肠球菌:兼性厌氧,营养要求不高。在普通琼脂培养基上形成灰白、不透明、表面光滑、直径0.5~1mm大小圆形菌落。血平板上为β溶血,需要注意的是部分粪肠球菌菌株在含有兔血、马血和人血的平板上出现β溶血,而在羊血平板上不出现,其他的菌种出现α溶血或不溶血。

(5) 脑膜炎奈瑟氏菌:营养要求较高,必须在含有血液或者血清等培养基上才能生长。最常见的培养基为巧克力血琼脂培养基,即经80℃加热的血琼脂培养基,因血液加热后呈巧克力色而得名。专性需氧,初次分离需在5%~10% CO_2 环境中。本菌在巧克力血琼脂平板上37℃孵育24h后,可形成圆形凸起、光滑湿润、无色透明、边缘整齐,似露滴状的小菌落。

(6) 淋病奈瑟氏菌:专性需氧。营养要求高,一般多用巧克力血琼脂平板,初次分离培养时须置于5%~10% CO_2 条件下,孵育48h后可形成圆形凸起、半透明或不透明、无色或灰白色、边缘整齐、直径为0.5~1.0mm的小菌落。

3. 注意事项　对平板中菌落的描述主要包括:菌落的大小、形状、颜色、表面情况(光滑/粗糙)、边缘(完整、齿状、花边状或不规则)、湿度、透明度、凸起度、溶血性等。

第四节　血标本的细菌学检查

正常血液是无菌的。血液感染是一种危害的全身感染,对其进行病原菌的检验,提供病原学的诊断极为重要。随着现代医学的发展,广谱、超广谱抗菌药物的广泛应用,耐药菌、条件致病菌和非致病菌在血液感染中的发病率显著增高,在各种感染中居首位,其死亡率高达20%~50%。当少量细菌侵入血液循环,为一过性,不繁殖或者很少繁殖,不引起或者仅仅引起轻微的炎症反应者称为菌血症(bacteremia),若有全身性炎症反应的表现称为脓毒血症(sepsis)。血液标本的细菌培养是诊断菌血症的基本而重要的方法,若血液中检出细菌,一般视为病原菌感染,提示有菌血症。如果检出细菌(排除污染)即有确诊意义。葡萄球菌、链球菌、肺炎链球菌、大肠埃希氏菌、沙门氏菌、变形杆菌、铜绿假单胞菌和厌氧菌等均可引起菌血症、败血症和脓毒血症。对临床表现酷似败血症而普通培养多次阴性者,应注意厌氧菌或L型菌感染的可能性。

1. 材料与试剂

(1) 可疑败血症患者血标本。

(2) 肉汤、血琼脂平板。

（3）人血浆或兔血浆。

（4）生理盐水、载玻片等。

2. 方法与步骤

（1）血标本的采取

1）皮肤消毒程序：血培养为防止皮肤寄生菌感染，使用消毒剂（聚维酮碘或碘酊）对皮肤进行严格的消毒处理。严格执行以下三步：一是 70% 乙醇擦拭静脉穿刺部位 30s 以上；二是 1%~2% 碘酊作用 60s 或聚维酮碘 60~90s，从穿刺点向外花圈消毒，至消毒直径达 3cm 以上；三是 70% 乙醇脱碘。

2）采血部位：通常采血部位为肘静脉，采取静脉血 3~5ml，立即注入含 30~50ml 肉汤的培养瓶中摇匀，以防血液凝固。因为血液中含抗体和补体等抗菌物质，所以血液和肉汤培养基的比例一般以 1:10 为宜。如果血液过多，抗菌物质未被充分稀释，会影响病原菌的生长繁殖；血液过少则细菌数量也少，两者均会影响细菌检出的阳性率。尽可能于疾病早期、高热期（阳性率最高）、抗菌药物治疗前采血。

3）如已用过抗菌药物，应在化验单上注明使用过何种抗菌药物，以便有关检验人员在进行细菌培养时作适当处理。例如用过青霉素的，则应在培养基内加入青霉素酶；用过链霉素的，则应加入胱氨酸；用过磺胺的，则应加入对氨基苯甲酸；用过四环素族、多粘菌素、链霉素等的，可加入 0.3% 硫酸镁，以消除药物对细菌的抑制作用，提高阳性率。

4）凡疑为厌氧菌败血症时，应按厌氧培养程序分离培养鉴定。血液中因含菌数较少，一般不作直接涂片镜检，首先接种在液体培养基中进行增菌，然后再进行分离鉴定。

（2）鉴定程序：图 2-3-5。

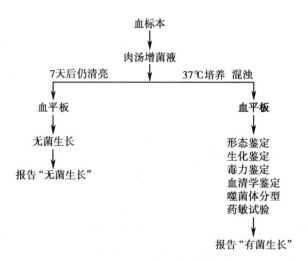

图 2-3-5　血标本的细菌鉴定程序

（3）操作

1）增菌及分纯：将已接种血标本的肉汤培养基置 37℃ 培养，逐日观察，连续 7d。无菌生长者则肉汤呈清亮，血液呈鲜红色沉于瓶底（如增菌培养结果为液体培养基外观清亮，应在培养 7d 后，作盲目转种血平板，血平板经培养后仍无菌生长者，方可报告为"无菌生长"）。有细菌生长，则可出现肉汤混浊、颗粒状沉淀、菌膜、凝脓、色素产生、血液变为暗红玫瑰色等现象。

2）如增菌培养基中有菌生长，则用无菌接种环挑取肉汤培养基的底部沉淀，划线接种于血平板上，置 37℃ 培养 18~24h。

3）形态学初步鉴定:观察血平板上菌落特征,取菌落涂片作革兰氏染色镜检,根据菌落特点,结合染色结果得出初步鉴定结论。

（4）生化鉴定

1）触酶试验(过氧化氢酶试验):用接种环挑取固体培养基上的菌落,置于洁净的试管内或玻片上,然后滴加3%过氧化氢溶液数滴,观察结果。

结果判定:于半分钟内有大量气泡产生者为阳性,不产生气泡者为阴性。

绝大多数细菌均产生过氧化氢酶,但链球菌属的细菌其触酶试验阴性。故常用此试验来鉴别葡萄球菌和链球菌。此试验不宜用血平板上的菌落,因红细胞内含有血红素,而血红素具有过氧化氢酶活性,故红细胞可导致触酶试验假阳性。此外,在陈旧培养物上细菌可失去触酶活性。

2）葡萄球菌凝固酶试验:葡萄球菌凝固酶一般是由致病性葡萄球菌产生的一种能使枸橼酸钠或肝素抗凝人或兔血浆发生凝固的酶类物质。血浆凝固酶试验被广泛用于常规鉴别金黄色葡萄球菌与其他葡萄球菌,是致病性葡萄球菌的一个主要鉴定依据。

3）耐热核酸酶试验:致病性葡萄球菌产生一种耐热的DNA酶,能分解DNA。非致病葡萄球菌虽也能产生DNA酶,但不耐热。因此,耐热DNA酶测定可作为鉴定致病性葡萄球菌的一个重要指标。

4）甘露醇发酵试验:将金黄色葡萄球菌、表皮葡萄球菌和腐生葡萄球菌分别接种于甘露醇发酵管,其上覆盖无菌液状石蜡,37℃孵育18~24d观察结果。致病性的葡萄球菌多能发酵甘露醇产酸,而非致病性的葡萄球菌如表皮葡萄球菌和腐生葡萄球菌均不能发酵甘露醇。

第五节　球菌的致病性检查

一、概述

对人类有致病性的病原性球菌主要是革兰氏阳性菌,主要包括葡萄球菌、链球菌、肺炎球菌。金黄色葡萄球菌是较常见的致病菌,产生血浆凝固酶、葡萄球菌溶血素、杀白细胞素、肠毒素等,80%以上的化脓性感染都由此细菌引起,如化脓性炎症(purulent inflammation)、败血症(septicemia)和脓毒血症(pyemia)。链球菌是化脓性球菌的另一类常见的细菌,广泛存在于自然界和人及动物粪便和健康人鼻咽部。A族链球菌有较强的侵袭力,可产生多种酶和外毒素,如M蛋白是链球菌细胞壁中的蛋白质组分,具有抗吞噬和抗吞噬细胞内的杀菌作用。透明质酸酶能分解细胞间质的透明质酸,使病菌易于在组织中扩散。链球菌溶血素有溶解红细胞,杀死白细胞及毒害心脏的作用,主要有"O"和"S"两种。引起各种化脓性炎症、猩红热、丹毒、新生儿败血症、脑膜炎、产褥热以及链球菌变态反应性疾病等。本实验着重检测葡萄球菌的致病性。

致病性葡萄球菌可产生血浆凝固酶(coagulase),能够使含有枸橼酸钠或肝素抗凝剂的人或兔血浆发生凝固的酶类物质,常作为鉴别葡萄球菌有无致病性的重要标志。血浆凝固酶可分为两类:①游离凝固酶(free coagulase):分泌至菌体外的蛋白质,作用类似凝血酶原物质,被人或兔血浆中的协同因子激活为凝血样物质后,使液态的纤维蛋白原变成固态的纤维蛋白,从而使血浆凝固,可以用试管法检测。②结合凝固酶(bound coagulase)或凝聚因子(chumping factor):结合于菌体表面并不释放,其作用是在该菌株的表面有纤

笔记

维蛋白原受体,当菌混悬于人或兔血浆时,纤维蛋白原与菌受体交联而且使细菌凝集,玻片法阳性结果是由此凝聚因子所致,也可以用试管法检测。两种凝固酶互不相同,但呈平行分布,达90%以上。凝固酶耐热,粗制品100℃ 30min或高压灭菌后仍保持部分活性,但易被蛋白分解酶破坏。

二、血浆凝固酶试验

凝固酶和葡萄球菌的毒力关系密切。凝固酶阳性菌株进入机体后,使血液或血浆中的纤维蛋白沉积于菌体表面,阻碍体内吞噬细胞的吞噬,即使被吞噬后,也不易被杀死。同时,凝固酶集聚在菌体四周,亦能保护病菌不受血清中杀菌物质的作用。葡萄球菌引起的感染易于局限化和形成血栓,与凝固酶的生成有关。凝固酶具有免疫原性,刺激机体产生的抗体对凝固酶阳性的细菌感染有一定的保护作用。慢性感染患者血清可有凝固酶抗体的存在。

1. **材料与试剂**

(1) 葡萄球菌株。

(2) 人血浆或兔血浆。

(3) 生理盐水、载玻片等。

2. **方法与步骤**

(1) 玻片法

1) 取干净玻片一块,用记号笔将玻片划成两格,其中一格用接种环加生理盐水二环,另一格加1:2的兔血浆(或人血浆)一环。

2) 用接种环取葡萄球菌菌落少许在生理盐水中磨匀,然后取此悬液一环与血浆侧混匀。

3) 5min内观察结果。若有大片凝块出现,即为阳性;若无凝块出现,即为阴性。

(2) 试管法:按表2-3-1加入血浆(1:4)及18~24h细菌液体培养物。

表2-3-1　葡萄球菌血浆凝固酶试验

试管	血浆(1:4)	葡萄球菌培养液	肉汤
1	0.5ml	已知阳性菌 0.5ml	–
2	0.5ml	待检菌 0.5ml	–
3	0.5ml	–	0.5ml

经37℃培养5h,每小时观察1次,通常在3~4h出现血浆凝固。多数情况下玻片法与试管法二者结果平行。但偶有玻片法阴性而试管法却为阳性。如果玻片法阴性时,实际工作中应用试管法证实。在鉴定未知菌时,应该用已知阳性菌株作为对照,试验管和对照管均凝固者方可判断为阳性。

3. **注意事项**

(1) 不要把生理盐水侧与血浆侧混在一起,且血浆必须新鲜。

(2) 因为粗糙型菌落可自凝,所以作生理盐水对照加以排除。若生理盐水侧有凝块,则挑选光滑菌落重做。

(3) 用人血浆时玻片可能出现假阳性,由于某些人产生葡萄球菌特异性凝集抗体使菌体凝集,可用试管法,或改用兔血浆进行试验。

(4) 玻片法为筛选试验,阳性、阴性均需进行试管法测定。

(5) 所有器材试剂应不含热原质。玻璃器材需要160~180℃,2~4h;250℃,1h。

笔记

（6）本试验也可用市购的胶乳凝集试验试剂盒测定。

第六节 球菌对药物敏感性的快速检测——β-内酰胺酶试验

抗生素是某些微生物在代谢过程中产生的一种能抑制或杀灭某些其他生物细胞的抗生物质，临床上常用来治疗细菌感染。抗生素的抗菌范围称为抗菌谱，不同的抗生素具有不同的抗菌谱。

体外抗菌药物敏感性试验简称药敏试验（AST），是指在体外测定药物抑菌或杀菌能力的试验。用药敏实验进行药物敏感度的测定，以便准确有效的利用药物进行治疗。目前，临床微生物实验室进行药敏试验的方法主要有纸片扩散法、稀释法（包括琼脂和肉汤稀释法）、抗生素浓度梯度法（E-test 法）和自动化仪器等。

1. 实验原理　β-内酰胺酶是金黄色葡萄球菌和淋球菌等多种细菌所产生的一种抗生素灭活酶，它能裂解青霉素和头孢菌素等 β-内酰胺类抗生素的 β-内酰胺环，使其变成无抗菌活性的物质，从而表现为产酶细菌对这些抗生素耐药。由于 β-内酰胺酶检测快速，所以检测 β-内酰胺酶，能较常规药敏试验更快地获得药敏结果。

检测 β-内酰胺酶的方法一般有酸度法和碘测定法。两类方法的原理基本相同，仅在显示剂方面有所差异。酸度法是根据 β-内酰胺酶可将青霉素的 β-内酰胺环水解，使其变成无抗菌活性的青霉噻唑酸，从而使溶液的 pH 下降，用 pH 指示剂（溴麝香草酚蓝溶液）检测溶液的 pH 变化，即可测知细菌对 β-内酰胺类抗生素的敏感性。而碘测量法则是根据 β 内酰胺酶破坏 β 内酰胺环，碘与被打开 β 内酰胺环结合，使蓝色的淀粉-碘复合物转变成无色，而知细菌对 β-内酰胺类抗生素的敏感性。

2. 材料与试剂

（1）底物：取青霉素 G 80 万单位溶于 8ml pH 7.2、0.05mol/L PBS 中，-20℃保存备用。

（2）0.05%溴麝香草酚蓝溶液。

（3）β-内酰胺酶阳性菌、阴性菌及待测菌的 18~24h 培养物。

（4）碘溶液：称取碘 2.03g、碘化钾 53.2g 溶于 100ml 蒸馏水中，暗处保存。

（5）5g/L 淀粉溶液。

3. 方法与步骤

（1）酸度法

1）取 3 支小试管，各加青霉素溶液 0.05ml。

2）分别用接种环挑取阳性菌、阴性菌及待测菌的菌落数个于上述 3 支小试管中，制成浓稠悬液，37℃水浴 1h。

3）分别加 1 小滴溴麝香草酚蓝指示剂于各试管中，观察颜色变化。

4）溴麝香草酚蓝指示剂呈黄色者为 β-内酰胺酶阳性；溴麝香草酚蓝指示剂呈绿色者为 β-内酰胺酶阴性。

（2）碘量法

1）取小试管 3 支，各加青霉素溶液 0.1ml。

2）分别用接种环挑取阳性菌、阴性菌及待测菌的菌落数个于上述 3 支小试管中，制成浓稠悬液，室温振摇 30min。

3）分别加两滴（约 0.1ml）淀粉溶液于各试管中，混匀后再加一滴碘溶液，振摇 1min 后观察结果。

4）若细菌产生 β-内酰胺酶，则可水解青霉素的 β-内酰胺环，使其变为青霉噻唑酸，后者与碘结合，使蓝色的碘-淀粉复合物转为无色。10min 内蓝色消失者为产酶株，否则为 β-内酰胺酶阴性。

4. 注意事项

（1）由于青霉素很容易分解,用于实验的青霉素应该新鲜配制。

（2）淀粉也应新鲜配制,在 200ml 蒸馏水中加入 1g 可溶性淀粉,放到开水中水浴直到淀粉溶解。

（3）实验应按步骤操作,如果碘液加入过早,酶反应就会停止,产生假阴性结果。

（4）每次实验最好做阳性和阴性对照,以便观察实验结果。

（谭宇蓉　余俊龙）

第四章　肠道感染细菌

第一节　概　述

　　肠道感染细菌是以消化道黏膜为入侵门户,通过粪-口途径进行传播的。包括肠杆菌科(Enterobacteriaceae)、弧菌属(Vibrio)和弯曲菌属(Campylobacter),其中的肠杆菌科细菌种类最多,肠道杆菌中大多数肠道细菌是正常菌群,只有在宿主免疫力下降或者细菌寄居部位改变时成为条件致病菌引起疾病,如大肠埃希氏菌、变形杆菌等;少数是致病菌,寄生在肠道能引起某些肠道传染病,如痢疾志贺氏菌、伤寒沙门氏菌、致病性大肠埃希氏菌等。弧菌属细菌是一群短小,弯曲呈弧状的革兰氏阴性菌。与肠杆菌科主要的不同点是氧化酶试验阳性和一根端生鞭毛。弧菌属广泛分布于自然界,以水中最多。本菌属目前有 36 个种,其中至少有 12 个种与人来感染有关,主要有霍乱弧菌和副溶血性弧菌,分别引起霍乱和食物中毒,偶尔引起浅部创伤感染。弯曲菌属是一种形态呈弧形或 S 形的革兰氏阴性细菌,分为空肠弯曲菌和幽门螺杆菌。对人类致病的主要是空肠弯曲菌和胎儿弯曲菌的胎儿亚种,前者引起人类急性腹泻,后者在免疫功能低下时引起败血症、脑膜炎等。

　　埃希氏菌属(Escherichia)的细菌一般不致病,为肠道中的正常菌群,其中大肠埃希氏菌(E. coli)最为重要,是临床上最重要的一个菌种。大肠埃希氏菌在人出生后数小时就进入肠道,并伴随终生。该菌能在肠道合成 B 族和 K 族维生素等供人体吸收利用;其分解代谢产物、大肠菌素及优势生长等因素能抑制志贺氏菌等病原菌的生长。当机体免疫力下降或者该菌侵入肠道外组织或器官时,可引起肠外感染,以泌尿系统感染多见。多数在肠道内不致病,是肠道中重要的正常菌群;在一定条件下可成为条件致病菌,引起肠外感染;有些血清型大肠埃希氏菌可致人类腹泻,称致病性大肠埃希氏菌;在环境卫生和食品卫生学中,常用作被粪便污染的检测指标;在分子生物学和基因工程研究中,是重要的实验材料。

　　志贺氏菌属(Shigella genera)的细菌是人类细菌性痢疾的病原菌。此属菌无鞭毛,有菌毛。在肠道鉴别培养基上形成无色、半透明的菌落。均能分解葡萄糖只产酸不产气,除宋内志贺氏菌迟缓发酵乳糖外,均不分解乳糖。抗原构造与分类有 O 和 K 两种抗原。O 抗原是分类的依据,将志贺氏菌属分为四群(种)40 余血清型(包括亚型)。致病物质主要是侵袭力和内毒素,有的菌株尚产生外毒素。借菌毛黏附、穿入回肠末端和结肠黏膜上皮细胞,在上皮细胞内繁殖,形成感染灶,引起炎症反应。细菌一般不进入血流,志贺氏菌黏附并侵入肠黏膜细胞是致病的先决条件,具有穿透上皮细胞的能力,其侵袭力受质粒(140MD)控制。在机体内,尤其在慢性患者和恢复期患者,志贺氏菌可发生变异而失去原来的生化和抗原特性,成为不典型菌株。但其中部分不典型菌株,可通过 10%胆汁肉汤等返祖为典型菌株。故在慢性患者或带菌者粪便检查时,对这类菌株要特别注意,必须多次反复检查。因这对传染

笔记

源的发现及控制有重要意义。

沙门氏菌属(*Salmonella*)是一大群寄生在人类和动物肠道中,生化反应和抗原结构相关的革兰氏阴性杆菌。已达 2 463 种血清型,但对人致病的仅少数,如引起肠热症的伤寒沙门氏菌(*Salmonella typhi*)、副伤寒沙门氏菌。其他沙门氏菌一般对动物致病,也有些沙门氏菌偶尔可传染给人,引起食物中毒或败血症,如猪霍乱沙门氏菌、鼠伤寒沙门氏菌和肠炎沙门氏菌等。此属菌除个别外,都有周身鞭毛,有菌毛。在鉴别培养基上不分解乳糖,形成无色、光滑、较透明的菌落。生化反应对沙门氏菌属各菌的鉴定有重要意义。

变形杆菌(*Proteus*)是一群运动活泼、产生 H_2S、苯丙氨酸和脲酶阳性的革兰氏阴性杆菌。广泛存在于泥土、水、垃圾和人及动物肠道中。变形杆菌包括普通变形杆菌(*P. vulgaris*)、奇异变形杆菌(*P. mirabilis*)、产黏变形杆菌(*P. myxofaciens*)和潘变形杆菌(*P. permeri*)4 个种。本菌为条件致病菌,奇异变形杆菌和普通变形杆菌是仅次于大肠埃希氏菌引起泌尿系统感染的主要病原菌。还可引起创伤感染、慢性中耳炎、肺炎、腹膜炎和败血症,有的菌株可引起食物中毒、婴幼儿腹泻。另外,肾结石和膀胱结石可能与变形杆菌感染有关。

克雷伯氏菌属(*Klebsiella*)有 5 个种,对人致病的主要有肺炎克雷伯氏菌(*K. pneumoniae*),革兰氏阴性杆菌,有较厚的荚膜,多有菌毛,无芽孢和鞭毛,在普通琼脂培养基上形成较大的灰白色黏液型菌落,用接种环挑取菌丝易拉成长丝为特征。在肠道鉴别培养基上能发酵乳糖,呈现有色菌落。

弧菌属(*Vibrio*)细菌是一大群菌体短小,弧形的革兰氏阴性菌,与肠道杆菌主要不同是氧化酶试验阳性和有一根位于菌体一端的单鞭毛。至少有 12 种与人类疾病有关,尤以霍乱弧菌(*V. cholerae*)和副溶血性弧菌(*V. parahemolyticus*)最为重要。其中霍乱弧菌是烈性传染病霍乱的病原菌,曾多次引起世界大流行,因此属国际检疫的传染病。副溶血性弧菌存在于近海的海水、海底沉积物和鱼类、贝类等海产品中,是我国沿海地区食物中毒中最常见的一种病原菌。

弯曲菌属(*Campylobacter*)是一种形态呈弧形或 S 形的革兰阴性菌,其中幽门螺杆菌(*Helicobacter pylori*)是一种螺旋形、微厌氧、对生长条件要求十分苛刻的细菌。1983 年首次从慢性活动性胃炎患者的胃黏膜活检组织中分离成功,是目前所知能够在人胃中生存的唯一微生物种类。菌体弯曲呈弧形,S 形或海鸥状,菌体一端或两端有多根鞭毛,运动活泼,是慢性胃炎、胃溃疡和十二指肠溃疡的最主要病因,传染源主要是人,传播途径主要是粪-口途径传播,对胃酸敏感能够抑制胃酸分泌,中和胃酸,产生尿素酶分解尿素产氨(鉴定依据之一)。

肠道杆菌科细菌种属很多,分布广泛,其中大多数是人和动物肠道的正常菌群成员,在特定条件下可成为条件致病菌,少数是致病菌。该科细菌具革兰氏染色阴性、杆状、发酵葡萄糖、氧化酶阴性、还原硝酸盐(某些菌例外)等共性。但它们培养、生化反应、抗原结构及其毒力等方面却各具其特性。本章节要求掌握肠道杆菌、弧菌的形态染色等共性,熟悉粪便标本的细菌学检查程序和方法。

第二节　肠杆菌科细菌的形态及染色性观察

肠杆菌科细菌分布广,寄主范围大,人、动物、植物都有寄生或共生、附生、腐生,也可在土壤或水中生存,与人类关系密切。肠杆菌科细菌为革兰氏阴性杆菌,两端钝圆,无芽孢,多数细菌有周身鞭毛,能运动,个别细菌有荚膜,多数细菌有菌毛。

1. 材料与试剂

（1）大肠埃希氏菌、伤寒沙门氏菌、痢疾志贺氏菌、普通变形杆菌革兰氏染色示教片。

（2）大肠埃希氏菌普通琼脂及血琼脂平板。

（3）伤寒沙门氏菌普通琼脂平板。

（4）痢疾志贺氏菌普通琼脂平板。

（5）普通变形杆菌普通琼脂平板。

（6）香柏油。

2. 方法与步骤

（1）将示教片置油镜下观察，先用低倍镜观察各菌的形态特征，再用油镜观察各个细菌的具体结构。

（2）观察各细菌在普通琼脂平板上的菌落特征，以及大肠埃希氏菌在琼脂平板上的溶血环特点。

将观察结果记录在记录本上。

3. 结果观察

（1）大肠埃希氏菌：革兰氏阴性杆菌，两端钝圆的短小杆菌，一般大小约$(0.5 \sim 0.8 \mu m) \times (1.0 \sim 3.0 \mu m)$（图2-4-1）。兼性厌氧菌，营养要求不高，在普通培养基上生长良好，形成较大的圆形、光滑、湿润、灰白色的菌落，在血琼脂上可产生 β 溶血。

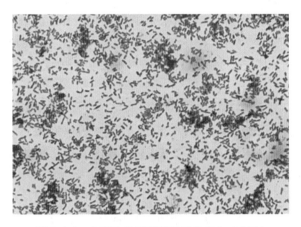

图2-4-1　大肠埃希氏菌革兰氏染色（×1 000）

（2）伤寒沙门氏菌：革兰氏阴性直杆菌，大小$(0.5 \sim 1.5 \mu m) \times (2.0 \sim 5.0 \mu m)$，呈短粗杆状或长条形，体周满布鞭毛，兼性厌氧菌，对营养要求不高，在普通琼脂培养基上生长的菌落为圆形、光滑、半透明、边缘整齐的菌落，也可观察到粗糙型的菌落。

（3）痢疾志贺氏菌：革兰氏阴性短小杆菌，大小为$(0.5 \sim 0.7 \mu m) \times (2.0 \sim 3.0 \mu m)$，无芽孢，无荚膜。兼性厌氧菌，营养要求不高，在普通琼脂培养基上形成中等大小、半透明、光滑型菌落。

（4）变形杆菌：革兰氏阴性杆菌，两端钝圆，有明显的多样性，呈球状或丝状，无芽孢。兼性厌氧，对营养无特殊要求，在普通琼脂平板上可蔓延或者波纹状薄膜布满整个培养基表面，称为迁徙现象，是本属细菌的特征。

第三节　细菌生化反应

肠道杆菌生化反应活泼，生化反应可作为肠道菌群的快速诊断方法和重要的鉴定依据。

一、细菌生化反应常用培养基的制备

（一）蛋白胨水

1. 成分 蛋白胨 1.0g、氯化钠 0.5g、蒸馏水 100ml。

2. 制备 将上述成分加热溶解后校正 pH 至 7.6，分装试管，121.3℃ 15min 高压灭菌备用。常用于制备糖发酵培养基或用于检查细菌的靛基质产生试验等。

（二）糖发酵管

1. 成分 蛋白胨水，葡萄糖、乳糖、甘露醇、蔗糖或麦芽糖等糖，溴甲酚紫（B.C.P）、溴麝香草酚蓝（B.T.B）或酚红（P.R）等指示剂。

2. 制备 在蛋白胨水中加入某种糖（0.51%）和指示剂，分装于带一倒立小管的小试管中，121.3℃ 20min 高压灭菌后备用。常用于糖发酵试验。

（三）葡萄糖蛋白胨水

1. 成分 蛋白胨 0.5g、葡萄糖 0.5g、磷酸氢二钾 0.5g、蒸馏水 100ml。

2. 制备 上述成分混合溶化后校正 pH 至 7.0，分装试管，121.3℃ 20min 高压灭菌备用。用于 V-P 试验和甲基红试验。

（四）枸橼酸盐培养基

1. 成分 枸橼酸钠 0.2g、硫酸镁 0.02g、磷酸二氢铵 0.1g、磷酸氢二钾 0.1g、氯化钠 0.5g、琼脂（经流水连续彻底漂洗）2.0g、蒸馏水 100ml、B.T.B 乙醇溶液（0.5%）1.6ml。

2. 制备 加热溶化各种成分后校正 pH 至 6.8，再加入 0.5% B.T.B 乙醇溶液混匀，分装试管，121.3℃ 15min 高压灭菌，趁热取出制成斜面。用于枸橼酸盐利用试验。

（五）醋酸铅培养基

1. 成分 普通琼脂培养基 100ml、硫代硫酸钠 0.25g、醋酸铅溶液（10%）1ml。

2. 制备 先溶化普通琼脂培养基，然后加入硫代硫酸钠，校正 pH 为 7.2，煮沸过滤，121.3℃ 20min 高压灭菌，取出后无菌操作加入已灭菌的 10%醋酸铅溶液 1ml，混匀后装于小试管，直立凝固后备用。用于检测硫化氢的产生。

（六）尿素培养基

1. 成分 蛋白胨 0.1g、氯化钠 0.5g、磷酸二氢钾 0.2g、琼脂 2.0g、蒸馏水 100ml、酚红溶液（0.6%）0.2ml、葡萄糖溶液（10%）0.1ml、尿素（20%）1ml。

2. 制备 在蒸馏水内加热溶化蛋白胨、氯化钠、磷酸二氢钾和琼脂，校正 pH 至 7.4，过滤后加入 0.6%酚红溶液混匀，121℃灭菌 15min 高压灭菌，取出待冷至 60℃，加入灭菌的 10%葡萄糖溶液和 20%尿素，分装于小试管内，凝成斜面备用。用于尿素分解试验。

（七）10%卵黄琼脂

1. 以无菌技术取出鸡蛋黄，与等量无菌生理盐水混合，即为 1∶2 卵黄水混合液。

2. 将 pH 7.4 的营养琼脂 100ml 加热到融解，待冷至 50℃左右时，以无菌技术加入卵黄水混合液 20ml，摇匀后倾注平皿内。冷却凝固后做无菌试验，如无菌生长即备用。

（八）1%盐酸四甲基苯二胺水溶液，或 1%盐酸二甲基对苯二胺水溶液

配制后盛于棕色瓶中，置冰箱中可保存 2 周，若冷冻保存可保存 4~6 周。

（九）Hugh-Leifson 培养基

1. 成分 蛋白胨 2g、氯化钠 5g、磷酸氢二钾 0.3g、琼脂 4g、葡萄糖 10g、0.2%溴麝香草酚蓝溶液 12ml、蒸馏水 1 000ml、pH 7.2。

2. 制备 将蛋白胨和盐类加水溶解后，校正 pH 至 7.2。加入葡萄糖、琼脂煮沸，溶化琼

脂,然后加入指示剂。混匀后,分装试管,121℃高压灭菌15min,直立凝固备用。

（十）　0.75mol/L 2-硝基苯基-β-D-吡喃半乳糖苷（ONPG）溶液

取80mg的ONPG溶于15ml蒸馏水中,再加入缓冲液（6.9g NaH_2PO_4 溶于45ml蒸馏水中,用30% NaOH调整pH为7.0,再加水至50ml）,置于4℃冰箱中保存。

（十一）　明胶培养基

1. 成分　蛋白胨0.5g、葡萄糖2g、明胶20g、水100ml、pH 7.2。

2. 制备　将上述成分煮沸后分装试管,在115℃灭菌15min后立即浸入冷水中。

（十二）　苯丙氨酸琼脂培养基

1. 成分　酵母浸膏3g、DI-苯丙氨酸（或L-苯丙氨酸1g）2g、磷酸氢二钠1g、氯化钠5g、琼脂12g、蒸馏水1 000ml。

2. 制备　加热溶解后分装试管,121℃高压灭菌15min,使成斜面。

（十三）　氨基酸脱羧酶培养基

1. 成分　蛋白胨5g、酵母浸膏3g、葡萄糖1g、蒸馏水1 000ml、1.6%溴甲酚紫-乙醇溶液1ml、L-氨基酸或DL-氨基酸0.5g/100ml或1g/100ml、pH 6.8。

2. 制备　除氨基酸以外的成分加热溶解后,分装每瓶100ml,分别加入各种氨基酸:赖氨酸、精氨酸和鸟氨酸。L-氨基酸按0.5%加入,DL-氨基酸按1%加入。再行校正pH至6.8。对照培养基不加氨基酸。分装于灭菌的小试管内,每管0.5ml,上面滴加一层液状石蜡,115℃高压灭菌10min。

（十四）　硝酸盐培养基

1. 成分　硝酸钾0.2g、蛋白5.0g、蒸馏水100ml、pH 7.4。

硝酸盐还原试剂:甲液:将对氨基苯磺酸0.8g溶解于2.5mol/L乙酸溶液100ml中。乙液:将甲萘胺0.5g溶解于2.5mol/L乙酸溶液100ml中。

2. 试验方法　接种后在（36±1）℃培养1~4d,加入甲液和乙液各一滴,观察结果。硝酸盐还原为亚硝酸盐时于立刻或数分钟内显红色。

（十五）　DNA琼脂培养基

1. 成分　胰蛋白胨15.0g、DNA 2.0g、大豆胨5.0g、氯化钠5.0g、琼脂20.0g、蒸馏水100ml、pH 7.2~7.4。

2. 制备　将上述成分混合于蒸馏水中,加热溶解,校正pH,经115℃灭菌15min,倒入平板,冷藏备用。

二、细菌生化反应检测

（一）　糖发酵（sugar fermentation）

不同细菌具有发酵不同糖类的酶,因而分解糖类的能力各不相同。有的能分解某些糖产酸,有的则既能产酸又能产气,有的则不能分解糖类,据此可以鉴别细菌。常用的糖（醇）有葡萄糖、乳糖、麦芽糖、甘露醇、蔗糖等。将细菌接种于糖发酵管中,37℃培养18~24h后观察结果。必要时可培养更长时间后再判定结果。细菌如分解糖时,则产酸,使指示剂变色（一般记录符号是"+"）;有些细菌在分解糖的同时还产生气体,则倒立小管中有气泡出现（记录符号为"⊕"）;如细菌不分解该糖时,指示剂不变色,不见培养基混浊（记录符号为"-"）。

1. 材料与试剂

（1）粪便双糖培养基上的菌苔。

（2）蛋白胨水,分别以葡萄糖、乳糖、甘露醇为碳源(0.51%)。

（3）溴甲酚紫[pH 5.2(黄色)～6.8(紫色)]指示剂。

2. 方法与步骤

（1）培养基准备:在蛋白胨水中分别加入葡萄糖、乳糖、甘露糖(0.51%)和指示剂,分装于带一倒立小试管中,121℃ 20min 高压灭菌后备用。

（2）将细菌接种于糖发酵管中,每种碳源三支,各留一支为对照,37℃培养 18～24h 后观察结果。必要时可培养更长时间后再判定结果。

3. 结果观察　细菌如分解糖时,则产酸,使培养基由紫色变成黄色(一般记录符号是"+");有些细菌在分解糖的同时还产生气体,则倒立小管中有气泡出现(记录符号为"⊕");如细菌不分解该糖时,培养基不变色,不见培养基混浊(记录符号为"−")。

（二）氧化-发酵试验(O/F 试验)

细菌在分解葡萄糖的过程中必须有氧分子参加的,称为氧化型。氧化型细菌在无氧环境中不能分解葡萄糖。细菌在分解葡萄糖的过程中,可以进行无氧降解的,称为发酵型。发酵型细菌不论在有氧或者无氧的环境中都能分解葡萄糖。不分解葡萄糖的细菌称为产碱型。主要用于肠杆菌科细菌与非发酵菌(指示剂为溴麝香草酚蓝)的鉴别,前者均为发酵型,而后者通常为氧化型或者产碱型。也可用于葡萄球菌与微球菌之间(指示剂为溴甲酚紫)的鉴别。

1. 材料与试剂

（1）粪便双糖培养基上的菌苔。

（2）Hugh-Leifson 培养基。

（3）溴甲酚紫[pH 5.2(黄色)～6.8(紫色)]指示剂。

2. 方法与步骤

（1）培养基准备:蛋白胨和盐类加水溶解后,校正 pH 至 7.2。加入葡萄糖、琼脂煮沸,溶化琼脂,然后加入指示剂。混匀后,分装试管,121℃高压灭菌 15min,直立凝固备用。

（2）将待检细菌同时穿刺接种两支 Hugh-Leifson 培养基,其中一支培养基滴加无菌的液状石蜡(或其他矿物油),高度不少于 1cm。将培养基于 35℃培养 48h 或更长。

3. 结果观察　两支试管中指示剂均变黄,说明待测菌可以发酵性地分解葡萄糖,仅在不受石蜡覆盖的培养基中有酸性反应,说明葡萄糖被氧化性地分解。在两个试管中均无反应说明葡萄糖不被受试菌所分解,为产碱型细菌。

（三）β-半乳糖苷酶试验(ONPG 试验)

有的细菌可以产生 β-半乳糖苷酶,能分解邻-硝基酚-β-D-半乳糖苷(ONPG),而产生黄色的邻硝基酚,在很低的浓度下也可检出。

1. 材料与试剂

（1）粪便双糖培养基上的菌苔。

（2）ONPG 溶液。

（3）无菌生理盐水。

2. 方法与步骤

（1）溶液制备 0.75mol/L ONPG 溶液:取 80mg 的 ONPG 溶于 15ml 蒸馏水中,再加入缓冲液(NaH_2PO_4 溶于 45ml 蒸馏水中,用 30% NaOH 调整 pH 为 7.0,再加水至 50ml),置于 4℃冰箱中保存。

（2）取纯菌落用无菌生理盐水制成浓的菌悬液,加入 0.25ml ONPG 液,置 35℃水浴

20min～3h,观察结果。

3. **结果观察**　通常在 20～30min 内显色,出现黄色为阳性反应。

（四） IMViC 试验

【靛基质(吲哚)产生(production of indole)】

某些细菌具有色氨酸酶,能分解蛋白胨中的色氨酸而生成吲哚(靛基质)。吲哚本身无色,不能直接观察,如与吲哚试剂中的对二甲基氨基苯甲醛作用,形成红色的玫瑰吲哚,即为吲哚试验阳性。本试验常用于鉴别某些肠道杆菌。将细菌接种于蛋白胨水中,37℃培养18～24h,滴加数滴靛基质试剂[Kovacs 试剂:取对二甲基氨基苯甲醛(paradimethylaminobenz-aldehyde)4g,加 95% 乙醇 380ml,浓盐酸 80ml 即成]于培养基的液面上,其接触面呈玫瑰红色者为阳性,仍呈黄色者为阴性,若颜色不明显,可再加 4～5 滴乙醚,振荡试管使乙醚分散于液体中,若培养液中有靛基质存在,就可以被提取至乙醚层中,颜色反应较为明显。主要用于肠杆菌科细菌的鉴定。

1. **材料与试剂**

（1） 粪便双糖培养基上的菌苔。

（2） 蛋白胨水。

（3） 靛基质试剂(Kovacs 试剂)。

（4） 乙醚溶液。

2. **方法与步骤**　将细菌接种于蛋白胨水中,37℃培养 18～24h。

3. **结果观察**　滴加数滴靛基质试剂(Kovacs 试剂)于培养基的液面上,其接触面呈玫瑰红色者为阳性,仍呈黄色者为阴性,若颜色不明显,可再加 4～5 滴乙醚,振荡试管使乙醚分散于液体中,若培养液中有靛基质存在,就可以被提取至乙醚层中,颜色反应较为明显。

【甲基红试验(methyl red test)】

将细菌接种于葡萄糖蛋白胨水中,37℃培养 48h 后,再向其中加入甲基红试剂 3 滴。大肠杆菌等细菌分解葡萄糖产生丙酮酸,但丙酮酸不被缩合成乙酰甲基甲醇,培养基中酸多,pH 低,故呈红色,为阳性。而产气杆菌将丙酮酸缩合成乙酰甲基甲醇,培养基中酸少,pH 高,故呈黄色,为阴性。

甲基红试剂:取甲基红 0.04g,溶于 60% 的乙醇 100ml 中。该试剂酸性时呈红色,碱性时呈黄色。

1. **材料与试剂**

（1） 粪便双糖培养基上的菌苔。

（2） 葡萄糖蛋白胨水。

（3） 甲基红指示剂。

2. **方法与步骤**

挑取菌落少许,接种于葡萄糖蛋白胨水,培养于 36℃,3～5d,从第 2d 起,每日取培养液1ml,加甲基红指示剂 1～2 滴,阳性呈鲜红色,弱阳性呈淡红色,阴性为黄色。

3. **结果观察**　培养基颜色变成红色,说明有酸产生,能够分解葡萄糖。

【V-P 试验(Voges-Proskauer test)】

某些细菌分解葡萄糖生成丙酮酸,丙酮酸可进一步脱羧生成乙酰甲基甲醇,乙酰甲基甲醇在碱性环境下被氧化成为二乙酰,后者与蛋白胨中精氨酸所含的胍基起作用,生成红色的胍缩二乙酰而呈现红色,为 VP 试验阳性。将细菌接种于葡萄糖蛋白胨水中,37℃培养 48h后,再向培养基中加入等量的 40% 氢氧化钾溶液(含有 0.3% 肌酸)。培养基变红色,是为 V-

P 试验阳性,其他细菌不能生成乙酰甲基甲醇,培养基不变色,为阴性。若培养基中胍基含量少,可加入少量含胍基的化合物如肌酸肌酐等(本试验加入 α 萘酚)可以加速其反应。(注意:滴加 VP 试剂甲液和乙液后需摇匀,静置 10min 后才能看到红色化合物出现。)

1. **材料与试剂**

(1) 粪便双糖培养基上的菌苔。

(2) 葡萄糖蛋白胨水。

(3) 氢氧化钾溶液(含有 0.3%肌酸)。

2. **方法与步骤** 将细菌接种于葡萄糖蛋白胨水中,37℃培养 48h 后,再向培养基中加入等量的 40%氢氧化钾溶液(含有 0.3%肌酸)。

3. **结果观察** 培养基变红色,是为 V-P 试验阳性,其他细菌不能生成乙酰甲基甲醇,培养基不变色,为阴性。若培养基中胍基含量少,可加入少量含胍基的化合物如肌酸肌酐等(本试验加入 α 萘酚)可以加速其反应。(注意:滴加 VP 试剂甲液和乙液后需摇匀,静置10min 后才能看到红色化合物出现。)

【枸橼酸盐利用试验(utilization of citrate)】

将细菌接种于枸橼酸盐培养基上,37℃培养 48h。产气杆菌等细菌能利用枸橼酸盐作为碳源,分解枸橼酸盐生成碳酸盐,使培养基变为碱性,培养基中的指示剂由淡绿色转为深蓝色,为枸橼酸盐利用试验阳性。大肠埃希氏菌则不能分解枸橼酸盐,培养基颜色不变,为阴性。

1. **材料与试剂**

(1) 粪便双糖培养基上的菌苔。

(2) 枸橼酸盐培养基。

(3) 溴麝香草酚蓝(BTB)指示剂。

2. **方法与步骤**

(1) 培养基制备:加热熔化各培养基成分后校正 pH 至 6.8,再加入 0.5% B.T.B 乙醇溶液混匀,分装试管,121℃ 15min 高压灭菌,趁热取出置成斜面。

(2) 将细菌接种于枸橼酸盐培养基上,37℃培养 48h。

3. **结果观察** 产气杆菌等细菌能利用枸橼酸盐作为碳源,分解枸橼酸盐生成碳酸盐,使培养基变为碱性,培养基中的指示剂由淡绿色转为深蓝色,为枸橼酸盐利用试验阳性。大肠埃希氏菌则不能分解枸橼酸盐,培养基颜色不变,为阴性。

(五) 明胶液化试验

某些细菌可以产生一种胞外酶——明胶酶,能使明胶分解成氨基酸,从而失去凝固力,半固体的明胶培养基成为流动的液体。该试验主要用于肠杆菌科细菌的鉴别,如普通变形杆菌、奇异变形杆菌等均可使明胶液化,而其他细菌很少液化明胶。有些厌氧菌如产气荚膜梭菌、脆弱类杆菌等也可液化明胶。另外,多数假单胞菌也能液化明胶。

1. **材料与试剂**

(1) 粪便双糖培养基上的菌苔。

(2) 明胶培养基。

2. **方法与步骤** 将被检菌穿刺接种于明胶培养基,于 20℃培养 7d,逐日观察明胶液化现象。如室温高,培养基自行熔化时,可于冰箱内放置 30min,然后取出观察结果,不再凝固时为阳性。

(六) 硫化氢产生试验 (production of H$_2$S)

将细菌穿刺接种于醋酸铅培养基中,37℃培养 24h 后观察结果。有些细菌能分解培养基中的含硫氨基酸,生成硫化氢,穿刺部位呈黑褐色,是为反应阳性。褐色沉淀物越多,表示生成的 H_2S 量越多,因此可间接地检测细菌是否产生 H_2S。培养基颜色无变化,则为阴性。

1. **材料与试剂**

（1）粪便双糖培养基上的菌苔。

（2）醋酸铅培养基。

2. **方法与步骤**

（1）培养基制备:先溶化普通琼脂培养基,然后加入硫代硫酸钠,校正 pH 为 7.2,煮沸过滤,121.3℃ 20min 高压灭菌,取出后无菌操作加入已灭菌的 10%醋酸铅溶液 1ml,混匀后装于小试管,直立凝固后备用。用于检测硫化氢的产生。

（2）以无菌操作将各菌分别穿刺接种至培养基中,将所有试管置于 37℃ 下培养 24～48h。

3. **结果观察**　观察所有醋酸铅培养基,接种线有无黑色产生。观察微生物是否沿接种线向四周扩散,并判断其是否具运动性。

（七）**尿素分解试验(splitting of urea)**

某些细菌如变形杆菌具有尿素酶,因此,在含有尿素的培养基中,能分解尿素产生氨,使培养基变碱,此时培养基中的酚红指示剂显红色,借此可鉴别细菌。将细菌接种于尿素培养基中,37℃培养 18～24h。变形杆菌能迅速(24h)分解尿素产生大量的氨,使培养基变碱而呈紫红色,是为阳性反应。

1. **材料与试剂**

（1）粪便双糖培养基上的菌苔。

（2）酚红指示剂。

（3）尿素培养基。

2. **方法与步骤**　将细菌接种于尿素培养基中,37℃培养 18～24h。

3. **结果观察**　变形杆菌能迅速(24h)分解尿素产生大量的氨,使培养基变碱而呈紫红色,是为阳性反应。

（八）**卵磷脂酶试验(Nagler's reaction)**

某些微生物能产生卵磷脂酶,在钙离子存在时,能迅速分解卵磷脂,生成不溶性甘油酯和水溶性磷酸胆碱,在卵黄琼脂平板上菌落周围形成不透明的乳浊环或混浊白环,或使血清、卵黄液变混浊,以此鉴别细菌。

1. **材料与试剂**

（1）粪便双糖培养基上的菌苔。

（2）10%卵黄琼脂。

2. **方法与步骤**

（1）卵黄琼脂平板制备以无菌技术取出鸡蛋黄,与等量无菌生理盐水混合,即为 1:2 卵黄水混合液。将 pH 7.4 的营养琼脂 100ml 加热到溶解,待冷至 50℃ 左右时,以无菌技术加入卵黄水混合液 20ml,摇匀后倾注平皿内。冷却凝固后做无菌试验,如无菌生长即备用。

（2）将被检菌划线接种或点种于卵黄琼脂平板上,于 35℃ 培养 3～6h。

3. **结果观察**　若 3h 后在菌落周围形成乳白色混浊环,即为阳性,6h 后混浊环可扩展至 5～6mm。

（九）**氧化酶试验(oxidase test)**

氧化酶又名细胞色素氧化酶、呼吸酶和细胞色素氧化酶 C。此实验用于检测细菌是否

有该酶存在。做氧化酶试验时,此酶并不直接与氧化酶试剂起反应,而是首先使细胞色素 C
氧化,然后此氧化型细胞色素 C 再使对苯二胺氧化,产生紫色反应。肠杆菌科阴性,假单胞
菌属、气单胞菌属阳性,可区别。

1. 材料与试剂

(1) 粪便双糖培养基上的菌苔。

(2) 1%盐酸二甲基对苯二胺水溶液。

2. 方法与步骤　取一条滤纸,沾取试验菌的菌落少许。然后加一滴盐酸二甲基对苯二
胺试剂,仅使滤纸湿润,不可过湿,在 10s 内出现红色者为阳性,10～60s 呈现红色者为延迟
反应,60s 以上出现红色者,按阴性处理,铁可催化试剂,不能使用,可用白金丝或玻璃棒
取菌。

(十) 苯丙氨酸脱氨酶试验

某些细菌可以产生苯丙氨酸脱氢酶,是苯丙氨酸失去氨基,形成苯丙酮酸,加入氯化铁
试剂后产生绿色反应。主要用于肠杆菌科细菌的鉴定。变形杆菌、普罗菲登斯菌属和摩根
菌属细菌均为阳性,肠杆菌中其他的细菌均为阴性。

1. 材料与试剂

(1) 粪便双糖培养基上的菌苔。

(2) 苯丙氨酸琼脂培养基。

(3) 100g/L 三氯化铁试剂。

2. 方法与步骤　将待检菌大量接种入苯丙氨酸培养基中,35℃ 孵育 18～24h,滴加
100g/L 三氯化铁试剂 4～5 滴,立即观察菌落生长处有无绿色出现。

3. 结果观察　有绿色出现为阳性。

(十一) 氨基酸脱羧酶试验

具有氨基酸脱羧酶的细菌能分解氨基酸使其脱羧生成胺(赖氨酸→尸胺,鸟氨酸→腐
胺,精氨酸→精胺)和二氧化碳,使培养基变碱,指示剂改变颜色。主要用于肠杆菌科细菌的
鉴定,如沙门氏菌属中除了伤寒沙门氏菌和鸡沙门氏菌外,其余沙门氏菌的赖氨酸和鸟氨酸
脱羧酶均为阳性。志贺氏菌属除宋内志贺氏菌和鲍氏志贺氏菌外,其他志贺氏菌均为阴性。

1. 材料与试剂

(1) 粪便双糖培养基上的菌苔。

(2) 氨基酸脱羧酶培养基。

(3) 溴甲酚紫指示剂。

2. 方法与步骤

(1) 培养基制备:除氨基酸以外的成分加热溶解后,分装每瓶 100ml,分别加入各种氨
基酸:赖氨酸、精氨酸和鸟氨酸。L-氨基酸按 0.5% 加入,DL-氨基酸按 1% 加入。再校正 pH
至 6.8。对照培养基不加氨基酸。分装于灭菌的小试管内,每管 0.5ml,上面滴加一层液状
石蜡,115℃ 高压灭菌 10min。

(2) 将被检菌分别接种于赖氨酸(或鸟氨酸或精氨酸)培养基和氨基酸对照培养基中,
并加入无菌液体石蜡或矿物油,于 35℃ 培养 1～4d,每天观察结果。

3. 结果观察　对照管应呈黄色,测定管呈紫色(指示剂为溴甲酚紫)为阳性,若测定管
呈黄色为阴性。若对照管呈现紫色则试验无意义,不能作出判断。

(十二) 硝酸盐还原试验

硝酸盐还原包括两个过程:一是在合成过程中,硝酸盐还原成亚硝酸盐和氨,再由氨转

化为氨基酸和细胞内的其他含氮化合物;二是在代谢过程中,硝酸盐或者亚硝酸盐代替氧作为呼吸酶系统中的终末氢受体。能使硝酸盐还原的细菌从硝酸盐中获得氧而形成亚硝酸盐和其他还原性物质。但硝酸盐还原的过程因细菌不同而异,有的细菌仅使硝酸盐还原为亚硝酸盐,如大多数大肠埃希氏菌:有的细菌则可使其还原为亚硝酸盐和离子态的铵:有的细菌能使硝酸盐或者亚硝酸盐还原为氨,如假单胞菌等。

1. 材料与试剂

(1) 粪便双糖培养基上的菌苔。

(2) 硝酸盐培养基。

(3) 硝酸盐还原试剂。

2. 方法与步骤　将待检测菌接种入硝酸盐培养基中,35℃培养 3~5d,加入甲液和乙液各一滴,观察结果。硝酸盐还原为亚硝酸盐时立刻或数分钟内显红色。

(十三) DNA 酶试验

某些细菌产生 DNA 酶,可使长链的 DNA 水解成寡核苷酸链。因为长链的 DNA 可被酸沉淀,寡核苷酸链则溶于酸,所以当在菌落平板上加入酸后,会在菌落周围出现透明环。在革兰氏阳性球菌中只有金黄色葡萄球菌产生 DNA 酶,在肠杆菌科细菌中沙雷菌和变形杆菌产生此酶,故本试验可用于细菌的鉴别。

1. 材料与试剂

(1) DNA 琼脂培养基。

(2) 1mol/L 盐酸溶液。

2. 方法与步骤　将待测菌点种于 DNA 琼脂培养基上,于 35℃培养 18~24h,然后用 1mol/L 盐酸覆盖平板,观察结果。

3. 结果观察　在菌落周围出现透明环为阳性,无透明环为阴性。

第四节　粪标本的细菌学检查

由于肠道中存在大肠杆菌等很多条件致病菌,其与肠道致病菌的主要区别之一是大多数条件致病菌可分解乳糖,而绝大多数肠道致病菌则不分解乳糖。故分离肠道致病菌多用含乳糖的弱选择性鉴别培养基(如麦康凯培养基)以及对大肠埃希氏菌等条件致病菌有较强抑制作用、而又有利于肠道某些致病菌(如沙门氏菌及志贺氏菌)生长繁殖的强选择性鉴别培养基(如 SS 琼脂平板)。

本实验主要介绍疑为沙门氏菌或志贺氏菌感染者或带菌者的粪便标本(或直肠拭子)中致病菌的分离和鉴定。

一、粪标本的检查程序

一般将疑为沙门氏菌感染患者或带菌者之粪便标本接种至 TT 增菌液中;疑为痢疾患者或带菌者的粪便标本接种至 GN 肉汤增菌液中,置 37℃培养 6~8h 进行增菌。根据标本性状,估计标本中细菌量较多,可省去此步,直接作分纯培养,即将标本分别直接划线接种至麦康凯培养基(弱选择性培养基)或 SS 琼脂平板(强选择性培养基)等,置 37℃培养 18~24h(每一个标本同时接种一个弱选择性培养基和一个强选择性培养基)。培养第 2d 观察平板上有无可疑菌落,用接种针于上述平板中挑取单个可疑菌落(无色、半透明、光滑、较小)2~3个,分别接种至 2~3 管双糖培养液内,置 37℃培养 18~24h。第 3d 观察细菌生长情况,然后取双糖培养液上的菌落进行系列生化鉴定,血清学鉴定及药敏试验(图2-4-2)。

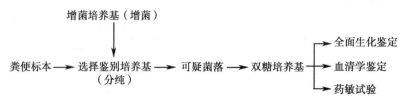

图2-4-2 粪便标本的细菌学检查程序

(一) 标本采集

1. **标本采集**   由于采集的粪便中细菌种类很多,故应根据检查目的的不同选择适宜的培养基或用适当方法处理,尽可能地抑制杂菌,以利于病原菌的检出。但不能认为粪便中细菌含量多,粪便标本的采集就无须无菌操作。粪便标本的采集也应遵循无菌操作的原则。若便器或标本容器不洁而污染了变形杆菌,就可能影响病原菌的分离检出,甚至把污染菌误报,造成误诊。

2. **采样时期**   疑似痢疾患者应在发病初期、用药前采集标本。用药前自然排便采集时应挑取无尿液污染的有脓血、黏液部分的粪便2~3g,外观无异常的粪便应从粪便的表面不同部位取材,液体便取絮状物1~2ml,盛于无菌容器内送检。在无法获得粪便时,可采用直肠拭子,即用灭菌棉拭子经生理盐水或增菌培养基湿润后,插入肛门内4~5cm处,轻轻转动一圈后取出,插入无菌试管或保存液中送检;疑似伤寒患者应在发病2~3周内采集粪便标本。

3. **粪便标本送检**   对住院的腹泻成人患者,应采集住院3d内粪便标本送检,标本采集后应尽快送检,如不能立即送检,可将标本放入甘油盐水保存液中,或保存于冰箱内(勿超过2h)。

4. **粪便中常见的病原体**   见表2-4-1。

表2-4-1 粪便中常见的病原体

肠毒素为主的病原菌	侵袭力为主的病原菌	病毒
霍乱弧菌、志贺氏菌(福氏、宋内)、大肠埃希氏菌(ETEC、EHEC、EAEC)、金黄色葡萄球菌、难辨梭菌、产气荚膜梭菌	沙门氏菌、大肠埃希氏菌(EPEC、EIEC)、志贺氏菌(鲍氏、福氏)、弯曲菌、副溶弧菌、小肠结肠炎耶尔森菌、结核分枝杆菌、白假丝酵母	轮状病毒、埃可病毒、Norwolk病毒、甲型肝炎病毒、戊型肝炎病毒、腺病毒

(二) 常用培养基

1. **麦康凯培养基**   此培养基用于肠道致病菌的分离,是利用乳糖发酵与否来鉴别致病菌与条件致病菌。能发酵乳糖的细菌(如大肠埃希氏菌),其菌落呈红色,不发酵乳糖的细菌(如伤寒沙门氏菌),其菌落为无色且透明。培养基内的中性红为指示剂(20℃变色范围为pH 6.8~8.0),酸性时呈红色,碱性时呈黄色。其中的胆盐既能抑制部分革兰氏阴性条件致病菌及革兰氏阳性菌的生长,也能促进某些革兰氏阴性致病菌的生长(如伤寒沙门氏菌)。

2. **SS琼脂平板**   大肠埃希氏菌在此培养基上受到抑制,若生长则因分解乳糖产酸,与胆盐作用形成胆酸沉淀,并使中性红变红而形成红色混浊不透明的菌落。肠道病原菌不分解乳糖,所以形成无色或微黄色(因分解蛋白质产生碱性物质)菌落。某些细菌能分解含硫氨基酸形成硫化氢,与重金属盐(铁)结合形成硫化铁而出现黑色菌落。SS琼脂平板对肠道

笔记

条件致病菌的抑制作用很强(强选择性鉴别培养基),对肠道病原性杆菌无抑制作用或作用微弱,因此可以增加标本的接种量,从而获得对肠道病原性杆菌较高的阳性分离率。粪便标本培养可分离培养沙门氏菌与志贺氏菌。

3. **双糖培养基**　此培养基分为两层,上层为固体斜面,含有乳糖,下层为半固体,含有葡萄糖。两层的指示剂均为酚红(20℃变色范围 pH 6.8)酸性时为黄色,碱性时为红色。因此可观察细菌对两种糖的发酵情况,并能观察有无动力。常用于鉴别肠道杆菌。

4. **四硫磺酸盐(TT)增菌液**　本增菌液中的碘可氧化硫代硫酸钠而形成四硫磺酸钠,抑制大肠埃希氏菌的生长,对痢疾志贺氏菌也有一定抑制作用。沙门氏菌因具有四硫磺酸酶,能分解四硫磺酸钠,故能生长;碳酸钠为缓冲剂,可使沙门氏菌不致因酸碱度改变而死亡。故常作沙门氏菌增菌用。

5. **革兰氏阴性杆菌(GN)增菌液**　此增菌液对革兰氏阴性菌有增菌作用,而对革兰氏阳性菌有抑制作用,接种标本 6h 内,大肠埃希氏菌、铜绿假单胞菌及变形杆菌在此增菌液中生长迟缓,而志贺氏菌相对生长较快,故常作志贺氏菌增菌用。

二、粪便标本的细菌学检查方法

1. 材料与试剂
(1) 盛有粪便标本(或肛拭子)的无菌试管。
(2) 四硫磺酸盐(TT)增菌液、革兰氏阴性杆菌(GN)增菌液。
(3) 麦康凯培养基和 SS 琼脂平板、双糖培养基。
(4) 各种生化反应培养基及试剂。
(5) 沙门氏菌多价"O"(AF 组)及单价"O"诊断血清、"H"因子诊断血清。
(6) 志贺氏菌多价及单价诊断血清。

2. 方法与步骤
(1) 分离培养:将标本分别直接划线接种至麦康凯培养基(弱)及 SS 琼脂平板(强)选择培养基上,置37℃培养 18~24h(每一个标本同时接种一个强选择性培养基和一个弱选择性培养基)。
(2) 生化反应:培养第 2d 观察平板上有无可疑菌落,用接种针于上述平板中挑取单个可疑菌落(无色、半透明、光滑、较小)2~3 个,分别接种至 2~3 管双糖培养基内,置37℃培养 18~24h。第 3d 观察细菌生长情况,根据表 2-4-2 初步鉴定细菌种类,然后取双糖培养基上的菌苔进行系列生化鉴定。

表 2-4-2　不同肠道细菌在双糖培养基培养结果(教学实验模拟标本结果)

序号	上层(乳糖)	下层(葡萄糖)	动力	可能结果
1	+	+	有	大肠埃希氏菌
2	−	+	有	伤寒沙门氏菌
3	−	⊕	有	其他沙门氏菌
4	−	+	无	志贺氏菌
5	+	+	无	肠球菌

(3) 初步鉴定为志贺氏菌属的血清学鉴定
1) 抗原的准备:志贺氏菌属没有动力,所以没有鞭毛抗原。志贺氏菌属主要有菌体(O)抗原。菌体 O 抗原又可分为型和群的特异性抗原。一般采用 1.2%~1.5%琼脂培养物

作为玻片凝集试验用的抗原。（注意：一些志贺氏菌如果因为 K 抗原的存在而不出现凝集反应时，可挑取菌苔于 1ml 生理盐水做成浓菌液，100℃煮沸 15～60min 除去 K 抗原后再检查。D 群志贺氏菌既可能是光滑型菌株也可能是粗糙型菌株，与其他志贺氏菌群抗原不存在交叉反应。与肠杆菌科不同，宋内志贺氏菌粗糙型菌株不一定会自凝。宋内志贺氏菌没有 K 抗原。）

2）凝集反应：在玻片上划出 2 个约 1cm×2cm 的区域，挑取一环待测菌，各放 1/2 环于玻片上的每一区域上部，在其中一个区域下部加 1 滴抗血清，在另一区域下部加 1 滴生理盐水，作为对照。再用无菌的接种环或针分别将两个区域内的菌落研成乳状液。将玻片倾斜摇动混合 1min，并对着黑色背景进行观察，如果抗血清中出现凝结成块的颗粒，而且生理盐水中没有发生自凝现象，那么凝集反应为阳性。如果生理盐水中出现凝集，视为自凝。这时，应挑取同一培养基上的其他菌落继续进行试验。

3）血清学分型（选做项目）：先用四种志贺氏菌多价血清检查，如果呈现凝集，则再用相应各群多价血清分别试验。先用 B 群福氏志贺氏菌多价血清进行实验，如呈现凝集，再用其群和型因子血清分别检查。如果 B 群多价血清不凝集，则用 D 群宋内志贺氏菌血清进行实验，如呈现凝集，则用其Ⅰ相和Ⅱ相血清检查；如果 B、D 群多价血清都不凝集，则用 A 群痢疾志贺氏菌多价血清及 112 各型因子血清检查，如果上述三种多价血清都不凝集，可用 C 群鲍氏志贺氏菌多价检查，并进一步用 118 各型因子血清检查。沙门氏菌属血清学分型则取双糖培养基斜面上菌苔与沙门氏菌多价“O”（A～F 组）诊断血清作玻片凝集实验，如凝集即为沙门氏菌属，然后分别与 A～F 组的单价“O”诊断血清作玻片凝集实验定组，最后以 H 因子诊断血清作玻片凝集实验以定型（种），必要时可用因子诊断血清定型。

（4）沙门氏菌属的血清学鉴定

1）玻片凝集试验：一般采用 1.2%～1.5%琼脂培养物作为玻片凝集试验用的抗原。O 血清不凝集时，将菌株接种在琼脂量较高的（如 2%～3%）培养基上再检查；如果是由于 Vi 抗原的存在而阻止了 O 凝集反应时，可挑取菌苔于 1ml 生理盐水中做成浓菌液，于酒精灯火焰上煮沸后再检查。H 抗原发育不良时，将菌株接种在 0.55%～0.65%半固体琼脂平板的中央，待菌落蔓延生长时，在其边缘部分取菌检查；或将菌株通过装有 0.3%～0.4%半固体琼脂的小玻管 1～2 次，自远端取菌培养后再检查。多价菌体抗原（O）鉴定：在玻片上划出 2 个约 1cm×2cm 的区域，挑取 1 环待测菌，各放 1/2 环于玻片上的每一区域上部，在其中一个区域下部加 1 滴多价菌体（O）抗血清，在另一区域下部加入 1 滴生理盐水，作为对照。再用无菌的接种环或针分别将两个区域内的菌落研成乳状液。将玻片倾斜摇动混合 1min，并对着黑暗背景进行观察，任何程度的凝集现象皆为阳性反应。

2）多色乳胶凝集试剂盒鉴定：用玻片凝集试验可以验证可疑的沙门氏菌。但一般的科研实验室通常不进行详尽的血清学分型试验，因为这项工作的开展需要购买阳性血清（包括单因子血清），这些血清必须在有效期内使用，实验费用很高。多色乳胶凝集试剂盒（Hadfield 等，1987）的研制成功，能较好地解决沙门氏菌的血清学鉴定问题。该试剂盒的试剂是由三种不同颜色的乳胶粒子混合而成，不同被测粒子与检测血清结合后产生的颜色不同。检测时，将乳胶试剂与细菌悬浮液分别加到玻片上，玻片最好衬在白色的背景上。通过比较发生凝集反应的血清颜色和不发生凝集（不凝集粒子与血清反应）的血清颜色，可以鉴定沙门氏菌不同的血清型。实验时应注意选用浓度较高的细菌悬浮液，这样可以得到较深的颜色，便于观察结果。菌液与试剂混合后要充分振荡，因为这种试剂在充分振荡后才能获得较好的结果，若使用电动振荡器效果会更好。

3. 注意事项

（1）若为较典型的沙门氏菌生化反应，但与 A～F 组多价“O”诊断血清又不发生凝集反应,应考虑可能为有 Vi 抗原的沙门氏菌,可将菌制成悬液以 100℃ 加热 30min 以除去 Vi 抗原后,再做血清学鉴定。同理,如为较典型的志贺氏菌生化反应又不与其多价诊断血清发生凝集,则可用同样方法加热 100℃ ,1h 以破坏其 K 抗原,再做玻片凝集反应鉴定。

（2）由于志贺氏菌属常易发生耐药性变异,所以,临床上如分离出志贺氏菌属,均应常规做药物敏感性实验指导临床治疗工作。

第五节　血清学试验

一、概述

抗原抗体反应是指抗原与相应的抗体之间发生的特异性结合反应。它既可以发生在体内,也可以发生在体外。在体内发生的抗原抗体反应是体液免疫应答的效应作用。体外的抗原抗体结合反应主要用于检测抗原或抗体,用于免疫学诊断。因抗体主要存在于血清中,所以将体外发生的抗原抗体结合反应称为血清学反应（serological reaction）或血清学实验（serological experiment）。人体感染病原菌后,刺激其免疫系统产生免疫应答而产生特异性抗体。抗体的量常随感染过程而增多,表现为效价的升高。因此用已知的细菌或者其特异性抗原检测患者血清中有无相应的抗体及其效价的动态变化,可以作为某些传染病的辅助诊断,常用于细菌性感染的血清学诊断种类见表 2-4-3。血清学实验具有高度的特异性,广泛应用于微生物的鉴定、传染病及寄生虫病的诊断和监测。按抗原抗体反应性质不同,可分为凝集性反应、标记抗体技术、有补体参与的反应、中和反应以及电免疫反应、免疫转印、蛋白质芯片等技术。以下主要介绍凝集反应。

表 2-4-3　细菌性感染的血清学诊断

血清学试验	疾病（举例）
直接凝集试验	伤寒、副伤寒（肥达试验）、斑疹伤寒（外斐试验）、钩端螺旋体病（显微镜凝集试验）、布鲁氏菌病等
乳胶凝集试验	脑膜炎奈瑟氏菌、流感嗜血杆菌引起的脑膜炎
沉淀试验	梅毒（VDRL、RPR）、白喉毒素（Elek）
间接免疫荧光技术	各类微生物感染
补体结合试验	Q 热
中和试验	风疹热（抗 O 试验）
ELISA	各类微生物感染

细菌等颗粒性抗原,当与相应的抗体混合时,在一定浓度的电解质条件下,可出现肉眼可见的凝集现象,叫做凝集试验（agglutination test）。玻片法凝集试验是在细菌血清鉴定中最常使用的方法。它是用诊断血清在玻片上与待测细菌相混合,在电解质存在下,若出现肉眼可见的凝集小块即为阳性,表示该菌为所用抗体的相应细菌。此法是一种定性实验,方法简便快速,特异性强,可用于鉴定菌种及菌型。用于鉴定细菌的诊断血清有以下几种：①多价诊断血清:即混合诊断血清。该血清含有两种（或型）以上细菌的相应抗体。一般用于细菌定群或初步分型。②单价诊断血清仅含一种（或型）细菌的相应抗体。可用于细菌的定种（或型）。③因子诊断血清:细菌含有多种抗原成分,而且不同菌群细菌之间可有共同的抗原成分。因此,通过凝集吸收实验,将抗血清中的共同抗体除掉,仅含一种特异性抗体的诊断血清称为因子血清,可用于细菌分型。

玻片法凝集试验有时会出现非特异性的凝集。试管法凝集试验则是鉴定细菌更为准确可靠的定量实验。常用于脑膜炎球菌、霍乱弧菌、布鲁氏菌、沙门氏菌的鉴定。试管法凝集试验也可用于血清学诊断。

二、玻片法凝集试验

1. 材料与试剂

（1）菌种：猪霍乱沙门氏菌。

（2）诊断血清沙门氏菌 A~E 多价血清。

（3）定群的 6 个 O 群因子血清（A 群-O2、B 群-O4、C1 群-O7、C2 群-O8、D 群-O9、E 群-O3、10）。

（4）定型的 H 因子血清。

（5）0.9%氯化钠溶液、载玻片等。

2. 方法与步骤

（1）取一洁净载玻片，用记号笔划两个 1~1.5cm 的圆圈。

（2）取 1:5 或 1:10 诊断血清一接种环置于玻片左侧圈内，在右侧圈内放一接种环0.9%氯化钠作为对照。如天气炎热，环境温度高，则应适当多取血清及 0.9%氯化钠，以防试剂短时间内干涸，影响结果的观察。

（3）用接种环取待鉴定的新鲜细菌少许，分别研磨乳化于诊断血清及 0.9%氯化钠内使之均匀混合。旋转摇动玻片数次，1~3min 后观察结果。

（4）按上述操作方法，依次分别做 AE 多价血清定属，特异性 O 因子血清定群，H 因子血清定型（或种）。

3. 结果观察

（1）阴性：对照侧及实验侧均匀混浊不出现凝集。

（2）阳性：盐水对照侧呈现均匀混浊，实验侧明显凝集。

（3）自凝：对照侧及实验侧均出现凝集。

4. 注意事项

（1）临床标本的检测，常常还需要加作一个阳性对照。

（2）观察结果时，先观察阴性对照及阳性对照，两个对照结果均符合实验设计时，再观察实验孔。

三、试管法凝集试验——肥达试验

1. 实验原理　肥达试验（Widal reaction）是一种试管凝集反应，最早由肥达（Widal）用于临床，故得名。该法是用已知的伤寒沙门氏菌鞭毛抗原（H）及菌体抗原（O）、甲型副伤寒沙门氏菌鞭毛抗原（A）、肖氏沙门氏菌鞭毛抗原（B）与患者血清作定量凝集试验，测定受检血清中有无相应抗体及其效价，根据抗体的含量和增长情况辅助诊断肠热症。诊断标准：O 凝集效价≥1:80，H 凝集效价≥1:160，协助诊断伤寒。A/B 凝集效价≥1:80 可协助诊断副伤寒。

2. 材料与试剂

（1）伤寒沙门氏菌鞭毛抗原（H）、伤寒沙门氏菌菌体抗原（O）。

（2）甲型副伤寒沙门氏菌鞭毛抗原（A）、肖氏沙门氏菌鞭毛抗原（B）。

（3）患者血清、生理盐水。

3. 方法与步骤

（1）于试管架上放 4 排小试管，每排 8 支。

（2）稀释待检患者血清：取一中试管，加生理盐水 3.8ml 和患者血清 0.2ml，充分混匀，此时血清稀释度为 1∶20，吸此血清 2ml 分别加入每排的第 1 管中，每管 0.5ml。此时中试管内剩余稀释血清 2ml，再加入生理盐水 2ml，使之稀释成 1∶40。再加入每排的第 2 管中，每管 0.5ml。以此类推，将中试管内剩余血清依次作倍比稀释，并依次将稀释血清加至每排第 3 至 7 管中，则每排各管的血清稀释度为 1∶20、1∶40、1∶80、1∶160、1∶320、1∶640、1∶1 280。每排第 8 管不加血清，只加 0.5ml 生理盐水作为对照。

（3）加入抗原：由第 8 管开始向前加入诊断抗原。

第一排各管加入伤寒沙门氏菌（H）抗原 0.5ml。

第二排各管加入伤寒沙门氏菌（O）抗原 0.5ml。

第三排各管加入甲型副伤寒沙门氏菌（A）抗原 0.5ml。

第四排各管加入肖氏沙门氏菌（B）抗原 0.5ml。此时各管的血清稀释度又各增加一倍，依次为 1∶40、1∶80、1∶160、1∶320、1∶640、1∶1 280、1∶2 560，每管总量 1.0ml。

（4）振荡混匀，置 37℃温箱中 18~24h，取出观察并记录结果。观察结果时，先不要摇动试管，观察试管内上清液和管底细菌凝集的特点，然后轻摇试管使凝集物从管底升起，按液体的清浊、凝集块的大小记录凝集程度。另外观察结果时，要先看阴性对照管，阴性对照管不凝时，方可观察实验管，否则可能由抗原自凝引起，需更换诊断抗原重新检测。

4. **结果观察**　凝集程度以"＋"多少表示。

＋＋＋＋：上层液澄清，细菌全部凝集沉淀于管底。

＋＋＋：上层液基本透明，细菌大部分（75%）凝集沉淀于管底。

＋＋：上层液半透明，管底有明显（50%）凝集物。

＋：上层液混浊，管底仅有少量凝集物。

－：不凝集，液体呈乳状与对照管相同。

效价判定：能使定量抗原呈"＋＋"凝集的血清最高稀释度为该血清的凝集效价。现举例说明肥达试验的结果判定，见表 2-4-4。

表 2-4-4　肥达试验的结果判定

	1 1∶40	2 1∶80	3 1∶160	4 1∶320	5 1∶640	6 1∶1 280	7 1∶2 560	8 对照	效价 判定
伤寒沙门氏菌 O	＋＋＋	＋＋＋	＋＋	＋	－	－	－	－	1∶160
伤寒沙门氏菌 H	＋＋＋＋	＋＋＋	＋＋＋	＋＋	＋＋	＋	－	－	1∶640
甲型副伤寒沙门氏菌 A	＋＋	＋	－	－	－	－	－		1∶40
肖氏沙门氏菌 B	＋	＋	－	－	－	－	－		<1∶40

5. **注意事项**

（1）正常值：对于伤寒沙门氏菌，O 凝集效价低于 1∶80，H 凝集效价低于 1∶160。对于副伤寒沙门氏菌，H 凝集效价低于 1∶80，才有诊断价值。

（2）如采集急性期和恢复期双份血清，后一次较前一次抗体效价增高 4 倍或者 4 倍以上，有诊断价值。

（3）H 与 O 抗体的诊断意义：O 抗体是一种 IgM 抗体，出现较早，维持约半年。H 抗体是一种 IgG 抗体，出现较晚，维持时间长达数年。

O↑、H↑可辅助诊断，肠热症（伤寒或副伤寒）的可能性大。

O↓、H↓一般否定诊断，患病可能性小。

O↓、H↑既往感染、预防接种、非特异回忆反应所致。

O↑、H↓感染早期或与伤寒沙门氏菌O抗原有交叉反应的其他沙门氏菌感染。

（4）早期使用大量抗生素治疗或者患者免疫功能低下者，肥达试验始终处于正常范围。

第六节　细菌内毒素的检测——鲎试验

内毒素的测定，主要用于确认患者是否发生革兰氏阴性细菌感染。革兰氏阴性细菌及极少部分革兰氏阳性细菌具有内毒素（endotoxin），其为细菌细胞壁中的组成成分脂多糖（lipopolysaccharide，LPS），是由脂质和多糖构成的物质。细菌内毒素具有致病作用，并在菌体死亡裂解后释放，其有多种生物学效应。内毒素作为外源性致热源，可刺激白细胞等释放出内源性致热源，作用于体温中枢，引起机体发热。当感染此类细菌时，可由血液、脑脊液等体液标本中检测出内毒素，从而协助临床诊断。另外，在生产药剂（如各种药物及输注用生理盐水、葡萄糖盐水等）及各种生物制品过程中，自然环境中具有内毒素的细菌常污染药剂、生物制品等，导致患者内毒素中毒，所以这类药剂在出厂前也要严格检测内毒素。内毒素检测方法包括鲎试验和动物实验（家兔发热法）。内毒素检测的动物实验由于操作烦琐，干扰因素多，结果的准确性难以保证，故现在基本已不再使用。现普遍采用的是鲎试验（limulus test），其可检出微量的内毒素（0.1~1ng/ml）。

1. 实验原理　鲎（limulus）是一种海洋节肢动物，血液中含有一种变形细胞，此细胞的裂解物可与微量内毒素起凝胶反应，即细胞裂解物中的凝固酶原被内毒素所激活变成凝固酶，凝固酶作用于此细胞裂解物中的可凝固蛋白质使其变成凝胶。

鲎试剂是从鲎的蓝色血液中提取变形细胞溶解物，经低温冷冻干燥而成的生物试剂，对革兰氏阴性菌产生的内毒素具有高度特异性，革兰氏阴性菌内毒素以外的物质以及革兰氏阳性菌、病毒的毒素在本实验中均为阴性，专用于细菌内毒素检测和真菌1,3-β-D-葡聚糖检测。鲎试剂可分为凝胶法鲎试剂、动态浊度法鲎试剂、终点浊度法鲎试剂、动态显色法鲎试剂和终点显色法鲎试剂。凝胶法鲎试剂通过与内毒素产生凝胶反应的原理来定性检测或半定量内毒素的方法。动态浊度法鲎试剂、终点浊度法鲎试剂、动态显色法鲎试剂和终点显色法鲎试剂则都是定量检测内毒素。

鲎试验可以准确、快速地检测人体内部组织是否因革兰氏阴性细菌感染而致病，但它是非特异的，即不能确定是何种细菌产生的内毒素。

2. 材料与试剂

（1）鲎试剂（即鲎变形细胞裂解物，为贮存于安瓿内的冻干制品）。

（2）待检样品。

（3）内毒素标准品（大肠埃希氏菌内毒素含量100ng/ml）、检查用水。

（4）1ml无菌吸管、37℃水浴箱等。

3. 方法与步骤

（1）标准品稀释：开启后加入检查用水（H_2O）1.2ml，置旋涡混合器上混合5min，内毒素的效价单位为EU，最终得到浓度为10EU/ml的内毒素溶液，标记为（E_{10}），其余各梯度稀释方法见图2-4-3。

（2）取鲎试剂8支，折断安瓿瓶颈，其中2支作待检样品检查管，2支作阴性对照管，2支作阳性对照管，2支作待检样品阳性对照管，做好标记。

（3）阴性对照管加入0.2ml检查用水，其余各管加入0.1ml检查用水，每支待测样品检查管另加入0.1ml待测样品；阳性对照管加入0.1ml浓度为2λ（即0.1ml的$E_{0.125}$）内毒素溶液，待测样品阳性对照管加入0.1ml含2λ（即0.1μl的E_1）内毒素的供试品。

（内毒素溶液）

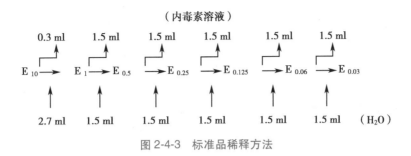

图 2-4-3　标准品稀释方法

（4）封闭管口,轻轻摇匀,垂直放入 37℃ 的水浴箱中 60min,然后取出观察结果,在孵育期间避免任何震动。

4. **结果观察**　将试管从水浴箱中轻轻取出,缓慢倒转 180°,若管内形成凝胶,不变形,不滑落者为阳性,记录为(+),反之为阴性,记录为(−),取出试管应尽量避免受到震动造成假阴性结果。

5. **注意事项**

（1）阴性对照管必须为阴性,阳性对照管、待测样品阳性对照管必须为阳性,否则实验结果无效。

（2）若阴性对照管为阳性,表明鲎试剂或检查用水或实验器材受到污染。

（3）若阳性对照管为阴性,表明鲎试剂或标准内毒素已失效,或鲎试剂的灵敏度及标准内毒素的效价标示不准,或实验条件不满足。

（4）若待测样品阳性对照管为阴性,表明反应体系内有抑制反应的干扰因素存在。

第七节　沙门氏菌核酸鉴定

核酸鉴定方法包括核酸扩增技术、核酸杂交、生物芯片及基因测序等。常见的核酸扩增技术聚合酶链反应 PCR,主要用于耐甲氧西林金黄色葡萄球菌、结核分枝杆菌、致病性大肠埃希氏菌、沙门氏菌、空肠弯曲菌等致病菌的检测。

1. **材料与试剂**

（1）沙门氏菌 PCR-荧光探针法检测试剂盒。

（2）冰盒。

（3）移液器($0.5 \sim 10\mu l$,$10 \sim 100\mu l$,$100 \sim 1\,000\mu l$)及配套灭菌吸头。

（4）荧光 PCR 仪、涡旋混匀器等。

2. **方法与步骤**

（1）将待测样品于 37℃ 培养 $8 \sim 18h$。

（2）剪下所需测试数的已含有反应液的 PCR 管,放置在室温待解冻后,离心 30 秒后揭开封口膜,使用穿刺加样法穿过固封层向每管反应液中分别加入 $5\mu l$ 模板,顺序为阴性对照、待测样品模板、阳性对照。盖好配套的 PCR 管盖后,涡旋混匀 30 秒,离心 1min,立即进行 PCR 扩增反应。

（3）扩增反应(扩增及产物分析区):使用荧光定量 PCR 仪,荧光基团选择 FAM,淬灭基团选择 TAMRA。按下列条件设置扩增反应:95℃,5min,1 个循环;95℃,15s,60℃,30s,40 个循环。基线调整取 $3 \sim 15$ 个循环的荧光信号,阈值线应超过阴性对照扩增曲线的最高点。

3. **结果判定**

（1）检测样品以每个反应管内的荧光信号到达设定的域值时所经历的循环数(Ct)进

行判定,Ct≥40,可报告样品阴性,不含有沙门氏菌或含量低于检测限。

（2）检测样品 Ct≤35,曲线呈"S"形扩增曲线,可直接报告样品阳性,含有沙门氏菌。

（3）检测样品 35<Ct<40,建议重复实验。重复结果 Ct≥40 则样品为阴性,否则为阳性。

4. 注意事项

（1）本试剂检测灵敏度高。为了防止污染,实验要分区操作。

（2）实验过程中穿戴工作服和乳胶手套,不同区域独立使用工具,需更换手套和实验服。

（3）严格按照操作步骤操作,试剂配制和加样等步骤请严格按照说明书要求在冰盒上操作。

（4）反应液中的成分对光敏感,应避光保存。试剂使用前要完全解冻,但应避免反复冻融,推荐使用前离心 30s。

（5）反应结束后,扩增管请置于密封袋内丢弃,当日清理,开盖易造成气溶胶污染,禁止开盖。

（6）不同批号试剂请勿混合使用,在有效期内使用。

（7）检出限为 $10^3 CFU/ml$ 是以 1ml $10^3 CFU/ml$ 增菌液离心后收集菌体再提取的细菌基因组 DNA 作为模板。

（谭宇蓉）

第五章　呼吸道感染细菌

第一节　概　　述

呼吸道感染细菌是以呼吸道作为侵入门户、引起呼吸道及其以外组织器官病变的一大类细菌。该类细菌常见的有结核分枝杆菌、麻风分枝杆菌、白喉棒状杆菌、嗜肺军团菌、百日咳鲍特菌、流感嗜血杆菌和肺炎克雷伯氏菌等，是人类常见呼吸道疾病的病原，有的引起严重疾病，危害严重。

分枝杆菌属（*Mycobacterium*）是一类具有特殊生物学性状的细菌，主要致病性分枝杆菌有结核分枝杆菌、非结核分枝杆菌与麻风分枝杆菌。

结核分枝杆菌（*M. tuberculosis*）俗称结核杆菌（tubercle bacillus），为结核病的病原菌，可通过呼吸道、消化道或皮肤损伤侵入易感机体，可侵犯全身多种器官，其中以通过呼吸道引起肺结核最为常见。开放性肺结核患者咳嗽或喷嚏时，排出含有结核分枝杆菌的微滴形成气溶胶飘浮于空气中而传播。

除结核分枝杆菌外，牛分枝杆菌（*M. bovis*）既是牛结核病的病原体，也可通过密切接触或食入未经消毒的污染牛乳感染人，一般不引起人肺部感染，主要引起淋巴结感染和髋关节、膝关节及脊椎骨髓病变，但对人类危害性远不如结核分枝杆菌。由于卡介苗及抗结核药的广泛应用，全球结核病的发病率和死亡率曾一度降至较低水平。20 世纪 80 年代末以来，主要由于耐药菌株流行、细菌抗原变异等原因，世界各国尤其是发展中国家人群中结核病发病率和死亡率再度增高，成为最主要也是最重要的全球性再现传染病（re-emerging disease）。结核病是目前对人类危害最为严重的传染病之一，危及全球人数的三分之一，每年出现约 1 000 万新病例，每年死于结核病的人数达 300 万。据 2017 年国家卫生和计划生育委员会资料显示，我国近年肺结核发病率在法定传染病中居第二位，仅次于病毒性肝炎，每年新发结核病约 130 万例，位于全球第二位。

麻风分枝杆菌（*M. leprae*）是麻风病的病原菌。麻风是一种慢性传染病，主要通过呼吸道传播，也可通过破损皮肤或黏膜感染。病变部位主要是面部或肢体皮肤或黏膜，因病理性免疫损伤形成红斑和结节。目前病例主要分布在亚洲、非洲和拉丁美洲。我国人群中麻风病已被基本控制，近年稳定在 2 000 例左右。

第二节　分枝杆菌属的形态及染色性

分枝杆菌属细菌为菌体细长略弯曲、有分枝生长趋势的杆菌。其细胞壁含有大量脂质，一般染色法不易着色，加温或延长染色时间能着色，且着色后能抵抗盐酸乙醇的脱色，故又称抗酸杆菌(acid-fast bacilli)。结核分枝杆菌和麻风分枝杆菌形态、染色性相似,均是典型的胞内寄生菌。麻风病灶渗出物涂片中可见大量麻风分枝杆菌存在于细胞内,细胞胞质呈泡沫状,称麻风细胞(leprosy cell),这是区别结核分枝杆菌的特征性指标。

1. 材料与试剂

(1) 结核分枝杆菌抗酸染色示教片。

(2) 荧光(金胺)染色示教片。

(3) 麻风分枝杆菌病理组织切片抗酸染色示教片。

(4) 耻垢分枝杆菌抗酸染色示教片。

2. 方法及结果

(1) 将结核分枝杆菌抗酸染色示教片置油镜下观察,注意其形态、排列和染色性:结核分枝杆菌染成红色、细长、直或弯曲、有时着色不均而成颗粒状排列的杆菌。标本的其余部分及非抗酸性细菌染成蓝色(图 2-5-1A)。在临床标本的检测中,要注意的是必须逐一观察各视野,直到整个涂片找不到结核分枝杆菌时,方能报告为阴性。

(2) 将结核分枝杆菌金胺染色示教片置荧光显微镜下观察:结核分枝杆菌发出明亮的金黄色荧光,细菌形态为细长、直或弯曲的杆菌。

(3) 将麻风分枝杆菌组织切片抗酸染色示教片置油镜下观察:可见麻风分枝杆菌着色均匀,形态与结核分枝杆菌相似,但较粗短,呈束状或球状排列。

病灶渗出物涂片中可见大量麻风分枝杆菌存在于细胞内,这种细胞的胞质呈泡沫状,称麻风细胞。麻风分枝杆菌经抗酸染色后,菌体完整着色均匀一致者称完整染色菌;但有时出现多形性,菌体断裂或缺损,形成短杆状、哑铃状、球状等,称为不完整染色菌,出现于有效治疗后,此特点可作为判定治疗效果的一个重要指标。(图 2-5-1B)

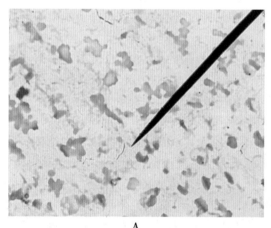
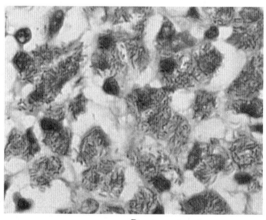

A   B

图 2-5-1 结核分枝杆菌和麻风分枝杆菌的染色特征) (×1 000)
A. 结核分枝杆菌;B. 麻风分枝杆菌。

麻风分枝杆菌与结核分枝杆菌的镜下鉴别要点见表 2-5-1。

表 2-5-1 麻风分枝杆菌与结核分枝杆菌的镜下特征

特征	结核分枝杆菌	麻风分枝杆菌
菌体排列方式	单个散在或分枝状	呈束状或柴捆状
菌体形态	细长、略弯曲	粗直、两端尖细
涂片中菌数	较少	较多
标本来源	痰、大便、尿及体液	病变皮肤组织

笔记

临床标本检测中,在油镜下至少检查 100 个视野,然后按以下标准报告。

100 个视野中未见麻风分枝杆菌:报告阴性(-)。

在每个视野中可观察到 1 个或少于 1 个麻风分枝杆菌:报告阳性(+)。

在每个视野中均可观察到麻风分枝杆菌:报告阳性(++)。

每个视野中均可观察到许多麻风分枝杆菌:报告阳性(+++)。

(4)将耻垢分枝杆菌抗酸染色示教片置油镜下观察:形态与结核分枝杆菌相似,抗酸染色法染成红色,但抗酸性较结核分枝杆菌弱。从尿标本中检查结核分枝杆菌,必须与耻垢分枝杆菌相区别。

第三节　分枝杆菌属的培养与生化反应

结核分枝杆菌为专性需氧菌,培养要求特殊,生长缓慢,37℃培养 4~8 周才出现肉眼可见的菌落,人工培养时 pH6.5~6.8 最为适宜。结核分枝杆菌细胞壁中含有大量脂质,对环境及理化因子均有较强的抵抗力,用 3% HCl 或 6% H_2SO_4 或 4% NaOH 处理 15min 不受影响,故常用酸碱处理标本以杀死杂菌并消化其黏稠物质。在液体培养基中生长稍快,约 2~3 周后可见菌膜生长。临床标本要培养至 2 个月无菌生长才能报告结核分枝杆菌培养阴性。麻风分枝杆菌体外人工培养至今仍未成功,小鼠足垫内接种可使麻风分枝杆菌生长并能传代。

一、分枝杆菌的培养特性观察

1. 材料与试剂

(1)改良罗氏培养基结核分枝杆菌培养物。

(2)改良罗氏培养基耻垢分枝杆菌培养物。

2. 方法及结果

(1)结核分枝杆菌于改良罗氏培养基上生长特点:生长缓慢,菌落干燥呈颗粒状、乳白色或米黄色,不透明,表面呈皱纹状、形似花菜心。

(2)耻垢分枝杆菌在改良罗氏培养基上生长特点:生长速度较快,5~7d 可见菌落,菌落粗糙,有的能产色。涂片抗酸染色呈抗酸阳性菌,多为短杆菌和球杆菌。但非结核分枝杆菌经煮沸 1min 即失去抗酸性。

(3)取少许上述两种培养物置 0.9% NaCl 小滴中于玻片上研磨,耻垢分枝杆菌很易被乳化,但结核分枝杆菌不易被乳化。

(4)非结核分枝杆菌在液体培养基中生长,看不到结核分枝杆菌那种细菌相互粘连按纵轴平行排列成索状的现象,即索状因子阴性。

二、分枝杆菌的生化反应特性

非结核分枝杆菌与结核分枝杆菌的生化反应特性见表 2-5-2。

表 2-5-2　结核分枝杆菌与非结核分枝杆菌的生化特性

菌种	糖发酵	触酶	热触酶	中性红	碲盐还原	索状因子
结核分枝杆菌	-	+	-	+	-	+
非结核分枝杆菌	+	+	+	±/+	-	-

【附】

一、触酶实验与热触酶实验

1. 方法与步骤

(1)从罗氏培养基上各取生长丰满的人型结核分枝杆菌与堪萨斯分枝杆菌 10mg 左右

笔记

置于小试管中,分别加入含 0.067mol/L、pH 7.4 的 PBS 至 1.0ml,研磨制成细菌悬液。

（2）分别将上述 2 种菌悬液(各 1ml)各装入 2 支小试管中(每管 0.5ml),取 2 种菌悬液各 1 支放 68℃水浴内保温 20min,取出后冷却至室温,分别向 4 支菌悬液管内沿管壁徐徐加入新鲜配制的 30% H_2O_2 和 10% Tween-80 等量混合液 0.5ml,勿摇动,观察结果。

2. 结果观察　液面出现气泡者为阳性,20min 内无气泡为阴性。未经热处理的 2 支菌均出现触酶阳性,经加热处理后,人型结核分枝杆菌热触酶实验转为阴性,而非结核分枝杆菌热触酶实验仍为阳性。

二、改良罗氏培养基

1. 成分

磷酸二氢钾	2.4g
硫酸镁	0.24g
枸橼酸镁	0.6g
天门冬素	3.6g
中性甘油	12ml
蒸馏水	600ml
马铃薯粉	30g
新鲜鸡蛋全蛋液	1 000ml
2%孔雀绿	20ml

2. 制法

（1）将上述除鸡蛋液与孔雀绿以外的成分混合,置水浴中加热溶解,并不断搅动,使成糊状,待冷至 56℃左右后加入鸡蛋液及孔雀绿水溶液,混合。

（2）趁热分装于试管,斜置于血清凝固器或流通蒸气灭菌器内,用间歇灭菌法连续 3 次灭菌,冷藏备用。

3. 原理　该培养基利用蛋黄脂质生长因子刺激分枝杆菌生长,同时用孔雀绿抑制杂菌生长,便于分枝杆菌分离和长期培养。

第四节　结核患者痰标本抗酸染色

开放性肺结核患者会通过呼吸道向体外排菌,为结核病传染源。临床标本结核杆菌检查主要有直接涂片抗酸染色、细菌培养、聚合酶链反应(PCR)、抗体检测、动物接种等多种方法。直接涂片法即取患者标本直接涂片抗酸染色后镜检,此法简便迅速,但要求标本中结核分枝杆菌量多,并要注意与非结核分枝杆菌区别。开放性肺结核患者的痰中常含有结核分枝杆菌,如取痰液直接涂片、染色镜检找到抗酸杆菌,可作初步诊断。

1. 材料与试剂

（1）痰标本、载玻片。

（2）抗酸染色染料:石炭酸复红染色液、3%盐酸乙醇、亚甲蓝染色液。

（3）金胺染色液。

（4）0.5%和 4%氢氧化钠(NaOH)、0.02%酚红液、汽油或二甲苯、无菌 0.9%氯化钠等。

2. 方法与步骤

（1）直接染色法

1）收集患者清晨咳痰,用接种环挑取痰液中干酪样坏死小块或带血小块,制成厚涂片,干燥后火焰固定。

2）将制好的涂片进行抗酸染色或金胺染色(本篇第一章第一节)。

3）染色后将涂片置油镜或荧光显微镜下观察。注意观察形态、排列方式及染色性。

（2）浓缩集菌法：要涂片染色能查到结核杆菌，一般要求痰液内含菌浓度应在5万个/ml以上，所以结核患者痰标本直接涂片染色阳性率很低。经浓缩集菌后再进行染色镜检可显著提高检测的阳性率。

1）漂浮法

①取24h痰液15ml，装入细口瓶内，加入2倍量0.5% NaOH摇匀，高压灭菌或煮沸20~30min杀菌。

②待冷后加入汽油或二甲苯2ml，用力振荡20~30min，用0.9%氯化钠溶液加至液面与瓶口齐，静置30min。

③取瓶口表面油状物涂于载物玻片上，微微加热，干后再加，如此重复5~6次，至厚度适宜，烘干待冷，抗酸染色后镜检。

2）沉淀法

①取痰液1份与2倍量4% NaOH混合，高压灭菌或煮沸20~30min后，加入0.02%酚红指示剂0.1ml，剧烈振荡混匀。或置37℃水浴消化30min。

②校正pH为7.0，3 000r/min离心30min，弃去上清液。

③取沉淀物涂片染色镜检。若进行分离培养和动物接种，则应免去高压灭菌或煮沸的程序。

3. **注意事项**　使用过的接种环须用75%乙醇充分清洗，或放入沸水中煮沸数分钟，以杀死接种环上的细菌，然后方可在酒精灯上进行烧灼灭菌；或者先将接种环置酒精灯火焰旁烘烤片刻，再置于外焰中烧灼灭菌。严禁将取标本后的接种环直接放在火焰上灭菌，以防止痰液受热后突然炸裂，使尚未死亡的结核分枝杆菌随之播散。

4. **报告方式**

（1）直接涂片法的报告方式

-：观察300个视野（观察时间不少于4min）未发现抗酸杆菌。

±：100个视野内发现1~2个抗酸杆菌。

+：100个视野内发现3~9个抗酸杆菌。

++：100个视野内发现10~99个抗酸杆菌。

+++：每个视野内发现1~9个抗酸杆菌。

++++：每个视野内发现10个以上抗酸杆菌。

（2）集菌涂片应按"发现抗酸杆菌"或"未发现抗酸杆菌"方式报告。

第五节　棒状杆菌的形态与染色性

棒状杆菌属（*Corynebacterium*）细菌包括对人兽有致病性的白喉棒状杆菌及一部分腐生菌，种类较多，广泛分布于动、植物及人体皮肤、上呼吸道和泌尿生殖道黏膜，大部分为条件致病菌。本菌形态特点是菌体大小长短不一，常一端或两端膨大呈棒状，革兰氏染色阳性。

白喉棒状杆菌（*C. diphtheriae*）是白喉的病原菌，俗称白喉杆菌（*diphtheria bacillus*）。白喉是一种人急性上呼吸道传染病，患者表现为咽痛、低热，咽喉、扁桃体、鼻腔部位常出现灰白色的假膜（pseudomembrane）。该菌能产生毒性强烈的外毒素，引起局部组织水肿并进入血液导致全身中毒症状。

白喉棒状杆菌菌体细长微弯，一端或两端膨大呈棒状，菌体大小为（0.3~0.8μm）×（1~5μm），常排列成V形、L形或不规则形状。革兰氏染色阳性。用阿氏（Albert）染色或庞氏（Ponder）染色等方法染色时，菌体呈绿色，菌体内有蓝黑色颗粒，这些颗粒称异染颗粒

（metachromatic granules）。异染颗粒是白喉棒状杆菌形态学上的主要特征，可用于细菌鉴别，细菌衰老时异染颗粒可消失。

1. 材料与试剂

（1）白喉杆菌纯培养物革兰染色与亚甲蓝染色示教片。

（2）类白喉杆菌纯培养物革兰氏染色示教片。

2. 方法与步骤   将上述示教片置油镜下观察，比较两菌形态、染色性及排列特点等方面的差异，记录观察结果（图 2-5-2）。

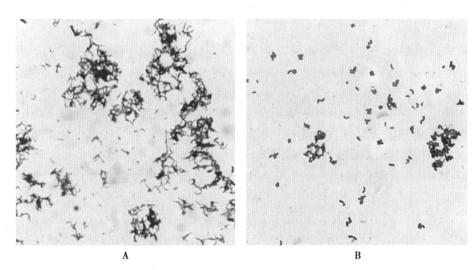

图 2-5-2   棒状杆菌的基本形态（×1 000）
A. 白喉杆菌；B. 类白喉杆菌。

第六节 白喉杆菌毒力检测

白喉杆菌外毒素由噬菌体基因编码，只有带 β-棒状杆菌噬菌体的白喉杆菌才产生外毒素。因此，判断从标本中分离出的白喉杆菌是否具有致病性，必须做毒力实验，其方法有琼脂平板毒力实验和动物实验。此处介绍琼脂平板毒力实验（Elek 平板毒力实验）。

将含白喉抗毒素的滤纸条贴于 Elek 平板上，再在培养基上与滤纸条垂直划线接种白喉杆菌。如接种的白喉杆菌为产毒株，则其产生的毒素（抗原）与白喉抗毒素在比例适当处结合，发生免疫沉淀反应，生成乳白色沉淀线。

1. 材料与试剂

（1）吕氏血清斜面白喉杆菌标准产毒株及类白喉杆菌 24h 培养物。

（2）待测菌株。

（3）Elek 培养基。

（4）白喉抗毒素（500U/ml）、无菌兔血清或猪血清、灭菌滤纸条（75mm×5mm）。

2. 方法与步骤

（1）取 Elek 培养基 15ml,加热融化，冷至 50~55℃，加入 3ml 无菌兔血清或猪血清，立即混匀，倾入无菌平皿中。

（2）待琼脂凝固后，将浸有白喉抗毒素（500U/ml）的滤纸条（75mm×5mm）平铺于平板中央。将平板置 37℃温箱中 1~2h,以使培养基表面干燥。

（3）将待测细菌、阳性（白喉杆菌）及阴性（类白喉杆菌）对照分别与滤纸条成垂直方向作划线接种。

笔记

（4）将平板置 37℃温箱培养 18~24h 后观察结果。

3. 结果观察　观察在接种线与滤纸间有无可见的乳白色沉淀线（图 2-5-3）。

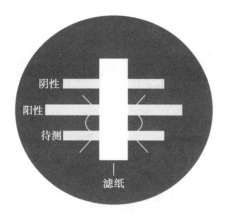

图 2-5-3　白喉棒状杆菌 Elek 平板毒力实验结果示意图

【附】Elek 培养基的成分组成

A 液：

蛋白胨	4.0g
麦芽糖	0.6g
乳酸	0.14g
蒸馏水	100ml

将上述成分混合,加热溶解、过滤,校正 pH 至 7.8。

B 液：

琼脂	3.0g
氯化钠	1.0
蒸馏水	100ml

将上述成分混合,加热溶解,校正 pH 至 7.8。

混合 A 液与 B 液,分装大试管（每管 15ml）,以 68.95kPa 灭菌 30min。

（刘水平）

第六章 厌氧性细菌

第一节 概 述

厌氧性细菌(anaerobic bacteria)是一大群必须在无游离氧或低氧的环境中才能生长的细菌。该类细菌种类繁多,目前已知有 31 个属,245 个种和亚种。根据能否形成芽孢,分为厌氧芽孢梭菌和无芽孢厌氧菌两大类。厌氧芽孢梭菌只有一个属,即梭菌属(Clostridium)。该菌属目前发现有 157 个种,主要分布在人、动物肠道和土壤中,多数为腐生菌,少数能产生多种外毒素,引起人类严重疾病,如破伤风梭菌、产气荚膜梭菌、肉毒梭菌等,分别导致人类破伤风、气性坏疽和肉毒中毒等疾病。

破伤风梭菌(C. tetani)是破伤风的病原菌。当机体受伤时创口被污染或孕妇分娩时使用不洁器械剪断脐带等,该菌可侵入伤口,若伤口窄而深、有泥土或异物污染、坏死组织多、创伤面积大而局部组织缺氧、有需氧菌或兼性厌氧菌混合,易形成伤口的厌氧微环境,导致破伤风梭菌在局部生长繁殖,释放破伤风痉挛毒素和破伤风溶血毒素两种外毒素。破伤风痉挛毒素属神经毒素(neurotoxin),是引起破伤风的主要致病物质,毒性极强,仅次于肉毒毒素,对小鼠的半数致死量(LD_{50})为 0.015ng,对人的 LD_{50} 小于 1μg。发病后导致机体出现剧烈的强直性痉挛、抽搐,常因窒息或呼吸衰竭而死亡。每年约有 100 万病例,死亡率约为20%。在发展中国家,新生儿破伤风死亡率可高达 90%。

产气荚膜梭菌(C. perfringens)至少能产生 12 种与致病性有关的外毒素和酶,能引起人和动物多种疾病,包括创伤引起的气性坏疽和食物中毒等。该菌感染后潜伏期短,一般仅为8~48h。能产生 10 余种外毒素、繁殖周期短、体内形成荚膜等特点,均使该病发展迅速,病情险恶,如不及时治疗,常导致死亡。在卵磷脂酶、胶原酶、透明质酸酶、DNA 酶等作用下,细菌有很强的分解、破坏组织及细胞的能力,同时分解糖类产生大量气体形成气肿,一些毒素还能增加血管通透性,导致液体渗出、局部水肿,影响组织血液供应而引起坏死。重症病例表现为组织胀痛剧烈,水气夹杂,触摸有捻发感,最后产生大块组织坏死并有恶臭。细菌毒素及坏死组织的产物被吸收入血,引起毒血症、休克,病死率高达 40%~100%。

气性坏疽发展急剧,后果严重,应尽早作出细菌学诊断。从深部创口取材直接涂片,革兰氏染色后镜检,若见有革兰氏阳性大杆菌,白细胞很少且形态不典型,同时伴有其他杂菌三大特点即可初步诊断。该方法能快速获得结果并采取相应措施,避免患者最终截肢或死亡,很有临床意义。

肉毒梭菌(C. botulinum)主要存在于土壤中,在厌氧环境下生长,能产生一种神经毒素——肉毒毒素(botulismotoxin),引起人和动物疾病,最常见的疾病为肉毒中毒和婴儿肉毒病。肉毒毒素是已知毒性最强的毒素,比氰化钾强 1 万倍,对小鼠的 LD_{50} 为 0.006 25ng,对人的致死量约为 0.1μg。肉毒毒素不耐热,煮沸 1min 即可被破坏,但不易被环境因素破坏,对酸和蛋白酶的抵抗力也较强,故可稳定地存在于外环境及胃肠道。肉毒毒素复合物进入小肠后在碱性情况下解离,所释放的肉毒毒素被吸收进入血液循环。肉毒毒素作用于外周神经肌肉接头的胆碱能神经细胞,毒素经细胞内吞(endocytosis)进入细胞后存在于吞噬小泡中,抑制神经肌肉接头点释放乙酰胆碱,导致肌肉弛缓性麻痹。

　　无芽孢厌氧菌属人体正常菌群,有 30 多个菌属,其中约有 10 个菌属的无芽孢厌氧菌与人类疾病有关,可引起条件致病性的内源性感染。

　　本章节主要介绍破伤风梭菌、产气荚膜梭菌和肉毒梭菌的形态、芽孢特征,产气荚膜梭菌荚膜特征及其汹涌发酵现象。

第二节　厌氧芽孢梭菌的形态及染色性

　　厌氧芽孢梭菌是一群革兰氏染色阳性、能形成芽孢的杆菌。由于芽孢直径大于菌体,使菌体膨大呈梭状,故名。不同细菌的芽孢在菌体中的位置、形态和大小不同,有助于菌种的鉴别。除产气荚膜梭菌外,均无荚膜。

　　1. 材料与试剂

　　(1) 破伤风梭菌、产气荚膜梭菌、肉毒梭菌、艰难梭菌纯培养物的革兰氏染色示教片。

　　(2) 产气荚膜梭菌小白鼠腹腔渗出物的革兰氏染色示教片。

　　2. 方法及结果　将上述示教片置显微镜油镜下观察,注意细菌的形态、染色性、排列特点,有无荚膜及芽孢,芽孢的形态、大小及其在菌体中的位置(图 2-6-1)。

　　(1) 破伤风梭菌:菌体细长(0.5~2μm)×(2~18μm),无荚膜,革兰氏阳性。芽孢圆形、

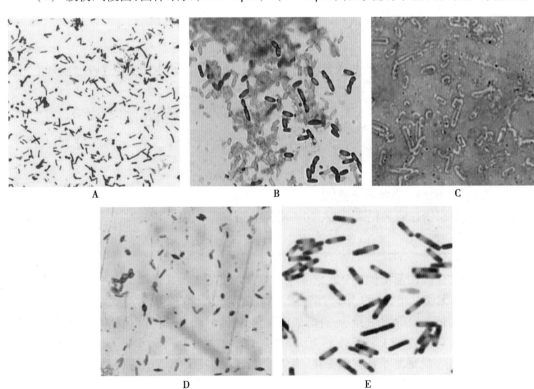

图 2-6-1　常见厌氧芽孢梭菌的形态(×1 000)
A. 破伤风梭菌(芽孢);B. 产气荚膜梭菌(芽孢);C. 产气荚膜梭菌(荚膜);D. 肉毒梭菌(芽孢);
E. 艰难梭菌(芽孢)。

笔记

大于菌体、位于菌体顶端,使细菌呈鼓槌状,为本菌典型形态学特征。

（2）产气荚膜梭菌:革兰氏阳性粗大杆菌,两端略显钝圆。芽孢椭圆形、位于次极端、不比菌体粗。产气荚膜梭菌小鼠腹腔渗出物的革兰氏染色示教片中可见该菌具有明显的荚膜。

（3）肉毒梭菌:革兰氏阳性粗短杆菌,单独或成双排列,有时可见短链。无荚膜,芽孢椭圆形、位于次极端、粗于菌体,使细菌呈汤匙状或网球拍状。

（4）艰难梭菌:革兰氏阳性粗大杆菌,芽孢与菌体等大或比菌体略大,位于菌体次极端位置。

第三节　产气荚膜梭菌汹涌发酵试验

产气荚膜梭菌具有显著发酵糖的能力。在石蕊牛奶培养基中,迅速分糖乳糖产酸,使酪蛋白凝固,并产生大量气体(H_2 和 CO_2)将凝固的酪蛋白冲成蜂窝状,将液面密封用的凡士林层往上推,有的推至试管口棉塞,气势凶猛。此种强烈发酵现象称"汹涌发酵"(stormy fermentation),往往在培养 6h 即可出现,为本菌特点之一。该菌也可分糖葡萄糖产酸产气,如在含葡萄糖的高层琼脂中培养,由于分解糖产生大量气体,可使琼脂断裂,亦称为"汹涌发酵"。

1. **材料与试剂**

（1）产气荚膜梭菌疱肉培养基培养物。

（2）石蕊牛乳培养基

1）成分

20%新鲜脱脂牛奶	100ml
石蕊乙醇饱和溶液	0.1ml

2）制法

①将新鲜牛奶置锥形瓶中,于水浴中煮沸 30min,冷后置冰箱内 2h(或放置过夜)。

②用吸管吸取下层脱脂牛乳,注入另一锥形瓶,上层乳脂弃去。

③于 100ml 脱脂牛乳内加入 1.6%溴甲酚紫指示剂 0.1ml,混匀后分装试管。

（3）葡萄糖高层琼脂

1）成分

灭菌肉汤琼脂	100ml
灭菌 20%葡萄糖溶液	5ml

2）制法:将肉汤琼脂融化后,加入 20%葡萄糖液 5ml,摇匀后分装试管,使高约 6～7cm,直立待凝固后备用。

2. **方法与步骤**

（1）将产气荚膜梭菌接种于牛乳培养基底部,然后在培养基表面加入一层已融化且冷却至 50～60℃的无菌凡士林(约 5mm 厚),置 37℃温箱培养 10～24h 后观察结果。

（2）取葡萄糖高层琼脂培养基一管,加热融化并冷却至 48～50℃时,加入产气荚膜梭菌培养物 0.1ml,混匀后置 37℃温箱培养 10～24h 后观察结果。

3. **结果观察**　观察培养基颜色变化、有无固态凝固物、气体产生情况(琼脂断裂与否)等,分析原因。

（刘水平）

第七章 动物源性细菌

动物源性细菌(zoonotic bacteria)指以动物作传染源,通过粪便、尿液、分泌物、唾液、乳汁等污染环境,通过直接或间接的方式在动物间传播,然后经消化道、呼吸道、皮肤或黏膜直接接触、节肢动物叮咬等途径感染人类的细菌。引起的疾病为人畜共患病(zoonosis),如常见的布鲁氏菌、炭疽芽孢杆菌、鼠疫耶尔森菌和猪链球菌等引起人畜共患病。

动物源性细菌及其宿主与传播媒介种类繁多、分布广泛,不可能将其消灭。自然环境恶化、人类对肉类消耗日益增加、猎食野生动物及生物恐怖袭击的潜在威胁,使动物源性细菌感染人类的机会日趋增加。虽然部分动物源性细菌已有疫苗、有效治疗药物和敏感特异的诊断方法,但预防和控制人畜共患病仍然是相当困难和艰巨的任务。

本章主要介绍芽孢杆菌属。芽孢杆菌属(*Bacillus*)是一群需氧、能形成芽孢的革兰氏阳性大杆菌。目前已知有200多种和亚种,其中炭疽芽孢杆菌(*B. anthracis*)是人类历史上第一个被发现的病原菌,俗称炭疽杆菌(*anthrax bacillus*),也是芽孢杆菌属中主要的致病菌。炭疽芽孢杆菌是引起人畜共患急性传染病——炭疽病的病原体。家畜中以牛、羊、猪、马感染较为常见。人可因食用未经煮透的病畜肉或接触患炭疽病的动物及畜产品而产生感染。临床上主要表现为皮肤的溃疡和焦痂及周围组织的广泛非凹陷性水肿——皮肤炭疽,也可表现为肺、肠炭疽及脑膜炎等,病情严重,病死率高。

炭疽是《中华人民共和国传染病防治法》规定的乙类传染病。除炭疽芽孢杆菌外,枯草芽孢杆菌和蜡样芽孢杆菌等大多数芽孢杆菌为腐生菌,主要以芽孢形式存在于土壤、水和尘埃中。蜡样芽孢杆菌可产生肠毒素引起食物中毒。嗜热脂肪芽孢杆菌的芽孢抗湿热能力极强,常作为热力灭菌效果监测的指标。

第一节 芽孢杆菌属的形态及染色性

炭疽芽孢杆菌是致病菌中最大的革兰氏阳性杆菌,长5~10μm,宽1~3μm,菌体两端截平,无鞭毛。新鲜标本直接涂片时,常呈单个或呈短链状排列。人工培养的炭疽芽孢杆菌在有氧条件下形成的芽孢多呈椭圆形,位于菌体中央。有毒菌株在机体内或含血清的培养基中形成荚膜。

1. **材料与试剂** 炭疽芽孢杆菌、枯草芽孢杆菌的革兰氏染色示教片。

2. **方法及结果** 将示教片置油镜下观察,注意两菌形态及染色性、菌体大小、有无荚膜,芽孢形状、大小及其在菌体中的位置(图2-7-1)。

(1) 炭疽芽孢杆菌:注意细菌大小、形态。本菌为革兰氏阳性粗大杆菌,是致病菌中最

125

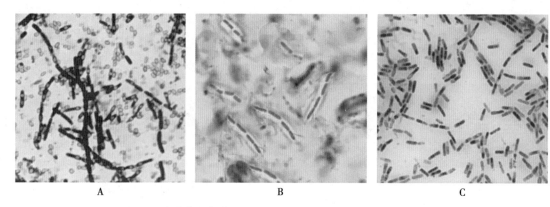

图 2-7-1　炭疽芽孢杆菌(A、B)及枯草芽孢杆菌(C)的形态(×1 000)
A. 芽孢；B. 荚膜；C. 芽孢。

大的细菌,大小约为(3~5μm)×(1~2μm),两端平切,有时略为凹陷。在人工培养基中,此菌的菌体相连处有清晰的间隙,呈竹节状长链,有卵圆形芽孢,其横径小于菌体的横径,位于菌体中央,在机体内或含血清的培养基中产生荚膜。

（2）枯草芽孢杆菌：其形态与炭疽芽孢杆菌相似,但两端钝圆,无荚膜。

第二节　芽孢杆菌属的培养特性

芽孢杆菌需氧或兼性厌氧生长,最适温度为 30~35℃,在普通琼脂培养基上培养 24h,形成灰白色粗糙型菌落,边缘呈卷发状。在血琼脂平板上不溶血。在半固体培养基中 37℃培养 24h 可使表面液化呈漏斗状,细菌沿穿刺线向四周扩散而现倒松树状。

1. 材料与试剂

（1）炭疽芽孢杆菌的肉汤培养物、血琼脂平板及半固体培养物。

（2）枯草芽孢杆菌的肉汤培养物、血琼脂平板及半固体培养物。

2. 方法与步骤

（1）观察上述两菌在血琼脂平板上菌落形状、大小、边缘情况、表面情况及溶血性,比较它们的菌落特征的异同。

（2）观察上述两菌在半固体培养基中的生长情况,有无动力（有无倒松树状）。

（3）观察上述两菌在肉汤培养基中的生长情况,注意有无菌膜,管底有无絮状沉淀,肉汤是否混浊。

记录观察结果。

第三节　炭疽芽孢杆菌串珠试验

炭疽芽孢杆菌的幼龄培养物常呈链状排列,在含有低浓度青霉素(0.05~0.5U/ml)的培养中,可以发生形态变异。由于细胞壁的合成被抑制,菌体内部渗透压高,菌体膨胀为大而均匀的圆球形,并相连呈串珠状,而其他需氧芽孢杆菌则不出现这种现象,因而具有较高的鉴别意义。

1. 材料与试剂

（1）青霉素(50~100U/ml)。

（2）滤纸条(0.3cm×1.5cm)、载玻片、营养琼脂。

笔记

（3）炭疽芽孢杆菌 4~6h 肉汤培养物。

2. **方法与步骤**

（1）滤纸片法

1）取熔化后的营养琼脂倾注平板（厚 3mm），待凝固后，用小刀切成 1.5cm×3.0cm 的琼脂块移于载玻片上。

2）用接种环将炭疽芽孢杆菌 4~6h 肉汤培养物均匀地涂布于琼脂块表面，自然干燥。

3）用小镊子取 1 张 0.3cm×1.5cm 的灭菌滤纸条，浸以含 50~100U/ml 的青霉素液，然后横贴于琼脂块的一端，置于湿盒内，于 37℃培养约 4~6h 取出。

4）加盖玻片或直接用高倍镜检查。在青霉素自然扩散的一定范围内可见炭疽芽孢杆菌呈串珠状生长。

（2）琼脂薄片法

1）取普通营养琼脂加热熔化，按 0.05~0.5U/ml 的量加入青霉素，充分摇匀，倒入无菌平皿，其厚度为 1mm 左右。

2）待琼脂凝固后，用消毒小刀切成盖玻片大小的方块，平放在洁净无菌载玻片上。

3）取新鲜琼脂斜面培养物接种于肉汤内，37℃培养 6h 左右并振匀的培养物一接种环种于琼脂小方块上，把载玻片放平皿中，平皿内放一小团湿棉球，盖上平皿盖。置 37℃温箱 2~4h。

4）取出载玻片，盖上盖玻片，用低倍或高倍镜观察。

3. **结果观察**　炭疽芽孢杆菌菌体膨胀为圆球形，并相连呈串珠状（图 2-7-2）。

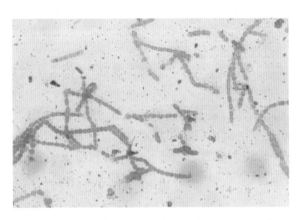

图 2-7-2　炭疽芽孢杆菌串珠试验结果（×1 000）

（刘水平　余俊龙）

笔记

第八章 螺旋体

螺旋体(spirochete)是一类菌体细长、柔软弯曲呈螺旋状、运动活泼的原核细胞型微生物,革兰氏阴性。根据螺旋数量、大小、规则程度及螺距分成七个属,对人致病的有钩端螺旋体属(*Leptospira*)、密螺旋体属(*Treponema*)及疏螺旋体属(*Borrelia*)等三个属中的一些菌种,如问号钩端螺旋体、梅毒螺旋体、回归热螺旋体与伯氏疏螺旋体等。

钩端螺旋体属可分为问号钩端螺旋体和双曲钩端螺旋体两个种。前者引起人或动物的钩端螺旋体病,后者一般为非致病性腐生性微生物。问号钩端螺旋体有强大的侵袭力,能通过健康或破损的皮肤及眼、鼻、口腔黏膜侵入人体,通过内毒素和溶血素等物质致病。钩端螺旋体也可通过胎盘垂直感染胎儿。

梅毒螺旋体(*T. syphilis*)又称苍白密螺旋体(*T. pallidum*)苍白亚种,在自然情况下只感染人,导致人类梅毒。梅毒分先天性梅毒和后天性梅毒。先天性梅毒是由母体经胎盘传给胎儿,后天性梅毒主要通过性接触传播。

回归热螺旋体(*B. recurrentis*)储存宿主为啮齿类动物,以虱子或软蜱为传播媒介,分别引起流行性回归热和地方性回归热。

伯氏疏螺旋体(*B. burgdorferi*)是莱姆病(Lyme disease)的主要病原体,以蜱为媒介进行传播,人和多种动物均可感染。我国东北和内蒙古林区为莱姆病的高发地区。

本章介绍几种病原性螺旋体的形态特征及暗视野和镀银染色镜检方法、钩端螺旋体的显微镜凝集试验和梅毒的筛选与确诊试验,以及钩端螺旋体的培养特性及伯氏疏螺旋体的血清学检测。

第一节 螺旋体的形态及染色性

病原性螺旋体都属于小螺旋体,形态纤细,折光性强,未经染色时不易查见,革兰氏染色呈阴性,但不易着色。常用吉姆萨染色法(适用于回归热患者血液涂片检查)、冯泰纳(Fontana)镀银染色法(适用于各种螺旋体)及暗视野检查法。

一、螺旋体的形态观察

1. 材料与试剂
(1) 钩端螺旋体镀银染色示教片。
(2) 梅毒螺旋体镀银染色示教片。
(3) 回归热螺旋体吉姆萨染色法示教片。

2. 方法及结果　将示教片置油镜下观察,可见图 2-8-1 的形态特征。记录观察结果。
(1) 钩端螺旋体:纯培养物冯泰纳镀银染色示教片在油镜下观察,可见菌体呈棕色或黑色,菌体粗大,螺旋细密难以分辨,菌体的一端或两端弯曲成钩状或 C 形、S 形,有时只略为弯曲而似杆状。

（2）梅毒螺旋体:患者病理组织切片冯泰纳镀银染色示教片在油镜下观察,可见梅毒螺旋体呈棕黑色,周围组织呈黄色,菌体因镀银而加粗,螺旋较细密而规则,两端尖直。

（3）回归热螺旋体:患者血涂片吉姆萨染色示教片在油镜下观察,可见散在于血细胞间的呈红色的螺旋体,螺旋稀疏而不规则。

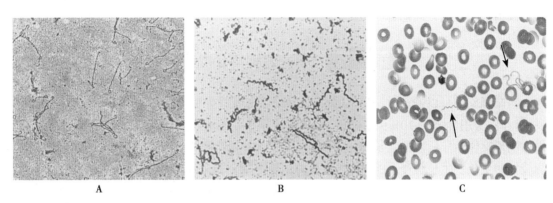

图 2-8-1　常见病原性螺旋体的形态(×1 000)
A.钩端螺旋体;B.梅毒螺旋体;C.回归热螺旋体。

二、牙垢中的螺旋体检测(镀银染色法)

1. 材料与试剂

（1）镀银染色液,生理盐水。

（2）玻片,牙签等。

2. 方法与步骤

（1）加生理盐水 1 滴于玻片中央,用牙签取牙垢少许与盐水均匀涂片。

（2）待涂片干燥后滴加固定液,固定 1~2min。轻轻水洗,甩干。

（3）滴加媒染剂,加温至有蒸气出现,作用 30min,水洗,甩干。

（4）加硝酸银染液,微加温,约 30s,水冲洗,待干后镜检。

3. 结果观察　镜下牙垢中螺旋体呈棕褐色或黑褐色,有 3~10 个稀疏不规则的螺旋,呈波状。属于疏螺旋体(奋森疏螺旋体)。

【附】镀银染色液的配制

1. 罗吉固定液　冰醋酸 1ml,甲醛液 2ml,蒸馏水 100ml。

2. 鞣酸媒染液　鞣酸 5g,石炭酸 1g,蒸馏水 100ml。

3. 硝酸银染液　硝酸银 5g,蒸馏水 100ml。

临用前取硝酸银染液 20ml,逐滴加入 100g/L 氢氧化铵液,至产生棕褐色沉淀,摇后又能重新完全溶解,至微现乳白色。

三、钩体的动力检查——压滴法

1. 材料与试剂

（1）钩端螺旋体纯培养液。

（2）毛细滴管、载玻片(0.8~1mm 厚)、盖玻片(0.1mm 厚)。

笔记

（3）暗视野显微镜、显微镜灯等。

2. **方法及结果**

（1）压滴标本：用毛细滴管吸取钩体纯培养物 1~2 滴，滴于载玻片上，再轻轻用盖玻片压上（注意避免产生气泡）。

（2）暗视野镜检：用高倍镜或油镜观察。在黑色背景上，可见钩端螺旋体像一串发亮的微细珠粒，一端或两端弯曲成钩状，有时菌体屈曲呈 C 形、S 形，以长轴为中心，做回旋运动，或以波浪式朝直端方向前进。

第二节　钩端螺旋体的培养

钩端螺旋体可以进行人工培养，需氧或微需氧，最适生长温度 28~30℃，但其生长营养要求较高，常用含 8%~10% 兔血清的 Korthof 培养基。血清在其中所起的作用，一方面是提供钩端螺旋体生长所需的生长因子，另一方面可以中和钩端螺旋体的代谢产物，有利于钩端螺旋体的生长。生长缓慢，在液体培养基中培养一周后培养基呈半透明云雾状。在软琼脂平板上，培养两周后可形成半透明、不规则、直径 1~2mm 的扁平菌落。

1. **材料与试剂**

（1）Korthof 培养基

蛋白胨	0.4g
氯化钠（NaCl）	0.7g
磷酸二氢钾（KH_2PO_4）	0.09g
磷酸氢二钠（Na_2HPO_4）	0.48g
碳酸氢钠（$NaHCO_3$）	0.01g
氯化钾（KCl）	0.02g
蒸馏水	500ml
兔血清（无菌、灭活）	50ml

除血清外，将上述成分混合，煮沸 10min 溶解，冷却后过滤，调节至 pH 7.2，分装每管 5ml 或 10ml，以 103.4kPa 灭菌 15~20min，分别加入无菌灭活兔血清 0.4ml 或 0.8ml 使成 8%~10% 浓度，于冰箱中保存备用。

（2）待检标本（患者血液、尿液或可疑动物的内脏）。

2. **方法与步骤**

（1）血培养：采集早期患者血液，无菌操作接种于 2~3 管 Korthof 培养管中，每管接种 1~3 滴，置 28℃培养。每隔 5~7d 取培养物暗视野显微镜下观察有无钩端螺旋体生长，若有生长，即为分离阳性。若未见生长，需继续培养至 60d，仍不见钩端螺旋体作阴性处理。

（2）尿培养：留取发病后两周以上的患者中段尿 30~50ml 于无菌离心管中，3 500~4 000r/min 离心 1h。取沉渣 0.3~0.5ml 接种于 2~4 管上述培养基中，28℃孵育。每隔 5~7d 取材镜检。为提高检出率和减少污染，可在采集尿标本的前一天晚上给患者服用碳酸氢钠（$NaHCO_3$）2~4g，同时，在培养基中加入 100~400μg/ml 5-氟尿嘧啶或 1/2 000 的磺胺嘧啶。

（3）动物肾脏培养：无菌操作采集新鲜动物肾脏（包膜完整），剪取米粒大小接种于 2~3 管 Korthof 培养管中。置 28℃培养。每隔 5~7d 取培养物置暗视野显微镜下观察有无钩端螺旋体生长，若有生长，即为分离阳性。若未见生长，需继续培养至 60d，仍不见钩端螺旋体生长作阴性处理。

（4）菌株分群、分型：应用分群血清与新分离的钩端螺旋体作凝集试验，确定菌群。应用交叉凝集素吸收试验或分型因子血清来确定菌型。或利用 PCR 技术进行种、群和型的鉴定。

第三节　钩端螺旋体显微镜凝集试验

1. **实验原理**　钩端螺旋体菌体抗原可以与特异性抗体结合，由此可以进行钩端螺旋体的血清学诊断。以显微镜凝集（显凝）试验（MAT）最为经典和常用。

MAT 是一种血清学反应，既可用已知的抗原（标准菌株）来测定患者血清中的未知抗体及其效价来进行辅助诊断，也可用已知的抗体（标准免疫血清）来鉴定未知菌株的型别做血清学鉴定。钩端螺旋体运动活泼，在暗视野显微镜下，亮度强，明显可见，若遇到相应抗体时可发生凝集，形成明显的亮块。如血清中的补体未灭活，则时间过久则出现凝集的钩端螺旋体发生溶解，则为钩端螺旋体的凝（集）溶（解）试验。

该试验特异性和敏感性均较高，但通常不能早期诊断。

2. **材料与试剂**

（1）抗原的选择和制备：将我国 15 群 15 型钩端螺旋体代表株接种于 Korthof 培养基 28℃培养 5~7d，暗视野显微镜放大 400 倍观察，每视野下不少于 50 条，运动活泼且无自凝者可作显凝抗原。

（2）钩端螺旋体免疫血清（家兔免疫血清，做血清学诊断时用疑似患者的血清）。

（3）1ml 无菌吸管、无菌试管、清洁载玻片及盖玻片、0.9%氯化钠（NaCl）、塑料凹孔板、28~30℃温箱。

3. **方法与步骤**

（1）用 0.9% NaCl 将钩体免疫血清自 1∶50 开始，做 50 倍系列稀释，直到 1∶1 600。

（2）取各稀释度免疫血清 0.1ml 分别加入塑料凹孔板中，最后 1 孔加 0.1ml 0.9%NaCl 作对照。

（3）每孔加 0.1ml 钩体纯培养物，摇匀，置 28~30℃温箱。

（4）2h 后用接种环自各孔中取 1~2 环于载玻片上，置暗视野显微镜下观察。

4. **结果观察**　先观察阴性对照孔，该孔如出现锃亮的凝集块则实验失败。该孔无凝集、只有发亮的游离钩体时方能观察实验孔。根据凝集程度以"+"记录结果，结果判定参照如下标准进行。

－：完全无凝集，与对照管相同。

+：25%以上钩端螺旋体凝集呈小蜘蛛状，大多数游离且运动活泼。

++：50%以上钩端螺旋体凝集呈蜘蛛状，约有半数未凝集。

+++：75%以上钩端螺旋体凝集呈蜘蛛状，其间有少数游离。

++++：几乎全部钩端螺旋体凝集呈巨大蜘蛛状，偶见极少数游离钩体存在。

效价判定：出现"++"的血清最高稀释度（加入等量抗原后的最终稀释度）为该血清的凝集效价。测定患者血清时，单份血清效价 1∶400 以上有诊断意义，双份血清呈 4 倍以上升高时，更有诊断价值。

第四节　梅毒螺旋体血清学检测

梅毒螺旋体的体外培养至今并没有真正成功，其实验室检查方法主要依赖直接镜检和血清学试验。血清学试验方法很多,根据所使用抗原的特异性,梅毒血清学试验包括非特异性类脂质抗原试验和特异性密螺旋体抗原试验两大类。前者主要包括性病研究实验室(veneral disease research laboratory,VDRL)、不加热血清反应素(unheated serum reagin,USR)、快速血浆反应素(rapid plasma reagin,RPR)及甲苯胺红不加热血清试验(tolulized red unheated serum test,TRUST)等试验,用于筛选性检查;后者主要包括荧光密螺旋体抗体吸收(fluorescent treponemal antibody-abosorption,FTA-ABS)和梅毒螺旋体血凝试验(treponemal pallidum hemagglutination assay,TPHA),用做确证实验。

VDRL 试验是 1946 年美国性病研究实验室创建的,故以该实验室命名。原理是以胆固醇为载体,包被心脂质,构成 VDRL 抗原微粒,再与血清中的反应素(心磷脂抗体,梅毒螺旋体感染等因素刺激机体产生)结合,形成凝集为阳性反应。不发生凝集者,为阴性反应。试验在玻片上进行,可以定性或半定量,结果需用低倍显微镜观察。

一、不加热血清反应素试验

不加热血清反应素(USR)试验采用改良 VDRL 抗原,即将 VDRL 抗原用稀释液稀释后离心沉淀,于沉淀中加入 EDTA、氯化胆碱和防腐剂。EDTA 可使抗原在半年内不变性,氯化胆碱可灭活补体等,使用血清可不必加热灭活。抗原不必每天配制,在 4~8℃ 冰箱中可保存半年。

1. 材料与试剂
(1) 待测梅毒患者血清。
(2) 改良 VDRL 抗原、生理盐水。
(3) 显微镜、玻片。

2. 方法与步骤
(1) 玻片定性试验:吸取待检血清(不必灭活)0.05ml,加于玻片的圆圈中,并分散到整个圆圈。用 1ml 注射器专用针头吸取抗原,每份待检标本上滴加一滴,摇动玻片 4min,观察结果。

结果判断:先用肉眼观察,再用低倍显微镜(放大 100 倍)观察抗原颗粒或凝集沉淀,按以下方式记录实验结果。

－:颗粒细小,分布均匀。
±:颗粒分布不规则,或为细小的粗糙物。
+:在显微镜下可见小块状物,均匀分布。
++:肉眼可见小块状物,在显微镜下可见较大的块状物,悬液清亮。
+++~++++:肉眼可见大或较大的块状物。

(2) 玻片半定量试验:玻片定性试验阳性(++以上)者做半定量试验,以进一步诊断。

先将待检血清用 0.9% 氯化钠(NaCl)稀释成 6 个稀释度,即血清原液、1:2、1:4、1:8、1:16、1:32,各取 0.05ml 稀释血清加在玻片的圆圈内,按定性试验方法操作和判定结果。

二、快速血浆反应素环状卡片试验

快速血浆反应素环状卡片试验(RPR)所用的抗原是吸附于炭粒上的牛心肌类脂质抗原,与滴加在 RPR 卡片圆圈中的血清混合,如出现凝集颗粒,则判为阳性。此法可进行半定量检测、快速、简便、不需显微镜,适于进行梅毒的大量筛选。

1. **材料与试剂**

（1）RPR 抗原：吸附于活性炭粒上的牛心肌类脂质抗原。

（2）RPR 卡片：印有直径 18mm 圆圈的特制硬纸板卡片。

（3）阳性及阴性对照血清。

（4）定量滴管（每滴 50μl）。

2. **方法与步骤**

（1）取待检血清 50μl，加入卡片的圆圈内，并扩散到整个圈内。同时做阳性及阴性对照。

（2）在每份血清上滴加 1 滴 RPR 抗原。

（3）以约 100r/min 的速度旋转摇动卡片 8min，立即用肉眼观察结果。

3. **结果判定** RPR 白色纸卡上观察，阴性标本反应圈中不出现黑色炭颗粒凝集，液体呈悬液状态。阳性标本反应圈中可出现明显黑色凝集炭颗粒或絮片，上清液清亮。为更好地区别弱阳性与阴性结果，将纸卡片倾斜成与水平面成 30° 做旋转，使血清与抗原在圆圈内转，能更清楚地观察结果，根据颗粒或絮状的大小，记录+~++++或-结果。

4. **注意事项** 本试验是使用非特异性类脂质抗原检测血清中的反应素，因此，对梅毒诊断特异性不高，可用于梅毒初筛。试验呈阳性的标本，如需要可在 RPR 卡片上将血清作 1:2~1:32 等 6 个稀释度，然后按上述定性实验方法再做半定量试验。

三、荧光密螺旋体抗体吸附试验

荧光密螺旋体抗体吸收试验（FTA-ABS）用 Nichols 株梅毒螺旋体抗原悬液在玻片上涂成菌膜，吸附待检血清中的 IgG 抗体，再用荧光素标记的羊抗人 IgG 抗体，显示待检血清中含有的抗螺旋体抗体。因待检血清预先经吸附剂除去了非特异性抗体，故特异性较高。一般用于筛选实验阳性标本的确诊试验。

1. **材料与试剂**

（1）Nichols 株梅毒螺旋体抗原悬液。

（2）待测血清、阳性血清、阴性血清。

（3）荧光素 FITC 标记的羊抗人 IgG 抗体。

（4）玻片、0.01mol/L pH 7.2 磷酸盐缓冲液（PBS）。

2. **方法与步骤**

（1）抗原片制备：Nichols 株梅毒螺旋体（每高倍视野 20 条）抗原悬液，在玻片上涂数个直径为 5mm 的菌膜，干燥后甲醇固定。

（2）待检血清预处理：待检血清先经 56℃ 30min 灭活，取 50μl 血清与 200μl 吸附剂（Reiter 株非致病密螺旋体）混匀，37℃ 作用 30min，以充分吸除非特异性抗体。

（3）夹心法荧光显色：吸附后的待检血清用磷酸盐缓冲液（PBS）作 1:20~1:320 的倍比稀释，将稀释后的血清分别滴加于抗原菌膜上，置湿盒内 37℃ 孵育 30min，然后用 PBS 洗片，并将玻片在 PBS 中浸洗，换液 3 次，每次 5min，吹干。各抗原反应片上滴加工作浓度荧光素标记的羊抗人 IgG 抗体，置湿盒 37℃ 孵育 30min，再用 PBS 按前法洗片，干后用甘油缓冲液封片。每次实验设阳性、阴性、非特异性血清对照。

3. **结果观察与判定** 荧光显微镜观察，阴性对照血清无荧光菌体或偶尔见荧光菌体出现，阳性对照可见多数（高倍视 15 条）荧光菌体出现。并以此为参照作出待检标本的判定。

半数高倍视野(10 条左右)出现荧光,则为(++)。

多半视野呈荧光(15 条左右)则为(+++)。

全部视野出现强荧光(约 20 条)则为(++++)。

参照非特异性血清的荧光强度判定"可疑"结果为(++)或(+),参照阴性对照血清判定阴性结果为(-)或(+)。

（刘水平）

第九章 支原体、立克次体和衣原体

第一节 概　述

支原体（mycoplasma）是一群目前所知能独立生活的最小原核细胞型微生物，无细胞壁，具高度多形性，最小个体直径200nm左右，可以通过滤菌器。在无生命的人工培养基中能生长繁殖，但营养要求高于一般细菌，在固体培养基中形成直径约为10~15μm的小菌落，分中央与边缘两部分，中央部分长入培养基内，表面呈球形，在低倍镜下观察呈"荷包蛋"状。从人体分离的16种支原体中，对人有致病性的主要是即肺炎支原体（*M. pneumoniae*）、解脲支原体（*U. urealyticum*）、人型支原体（*M. homins*）、生殖支原体（*M. genitalium*）等，可通过呼吸道、生殖道等途径传播，引起非典型肺炎、泌尿生殖道炎症，以及导致不孕不育等人类疾病。

立克次体（rickettsia）是一类以节肢动物为传播媒介、严格细胞内寄生的原核细胞型微生物。该类微生物种类繁多，可将立克次体目分为三个科：立克次体科、无形体科和全孢菌科。立克次体具有以下共同特点：①有基本的细胞结构和典型的细胞壁，形态多样，多呈球杆状，吉姆萨染色呈紫色；②具有DNA和RNA两种核酸类型；③需在活细胞内生长，以二分裂方式繁殖；④以节肢动物为储存宿主和传播媒介；⑤大多是人畜共患自然疫源性传染病的病原体，主要临床表现为发热、头痛、出疹和血管炎症，主要发生在热带及亚热带地区；⑥对多种抗生素敏感。

目前发现与人类疾病有关的立克次体至少有五个属（立克次体属、东方体属、无形体属、埃立克体属和新立克次体属）16个群17个种，在中国发现的立克次体主要有立克次体属和东方体属，分别引起人类斑疹伤寒和恙虫热等疾病。

衣原体（chlamydia）是一类能通过细菌滤器、有独特发育周期、严格细胞内寄生的原核细胞型微生物。目前，衣原体目分8个科、12个属21个种，广泛寄生于人类、哺乳动物和禽类。衣原体属有12个种，其中沙眼衣原体、鹦鹉热衣原体、肺炎衣原体以及兽类衣原体等4个种引起人类沙眼、泌尿生殖道和呼吸道感染等疾病。

衣原体共同特征是：①有细胞壁，革兰氏阴性，圆形或椭圆形体；②同时含有DNA和RNA两种核酸；③严格真核细胞内寄生，有独特的发育周期，二分裂方式繁殖；④有核糖体和较复杂的酶类，能独立进行一些代谢活动，但必须由宿主细胞提供所有代谢活动的能量来源；⑤对多种抗生素敏感。

第二节 支原体形态与培养

一、支原体形态及培养特性

支原体菌体大小一般为 0.3~0.5μm,因无细胞壁,无固定形态而呈高度多形性,如球形、杆形小颗粒和较短的丝状体等,不易进行种类鉴别。营养要求高于一般细菌,需加入 10%~20%的人或动物血清以提高胆固醇与其他长链脂肪酸。

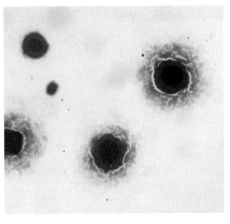

图 2-9-1 支原体油煎蛋样菌落(×100)

1. **解脲支原体** (ureaplasma urealyticum, Uu)在含 95%氮气和 5%二氧化碳环境中生长良好。其生长最适 pH 为 5.5~6.5,最适温度为 36~37℃。Uu 具有脲酶,能分解尿素产氨,使含酚红指示剂的 Uu 液体培养基 pH 上升,颜色由黄色变为红色。再将液体培养物转种到 Uu 固体培养基上,能生长成具有特征性油煎蛋(荷包蛋)样菌落(图 2-9-1)。

(1) 液体培养基:成分与配置方法如下。

支原体肉汤培养基　　　　　80ml
马血清或小牛血清　　　　　10ml
酵母浸液　　　　　　　　　10ml
10%尿素溶液　　　　　　　0.5~1.5ml
0.4%酚红溶液　　　　　　　0.5ml
青霉素(培养基中终浓度为 500~2 000U/ml)

用 1mol/L 盐酸调 pH 至 5.5~6.5,用小试管分装每管 1.5~2.0ml,置冰箱中备用。

接种标本后,经孵育,若培养基发生由黄变红的颜色变化,透明无混浊(有别于某些细菌及真菌生长)则可初步判断为有支原体生长。大多数 Uu 在 24h 内可获得阳性结果。

(2) 固体培养基:在 100ml 支原体肉汤培养基中,加入琼脂 1.2~1.4g,高压灭菌后冷却到 50℃左右,逐一加入上述添加剂。摇匀,倒入无菌平皿中,待凝固后,置冰箱中备用。

在固体培养基上培养 2~7d,出现直径 10~600μm 的菌落。在低倍镜下观察,菌落核心隆起呈粗颗粒状,具极窄的边,有时呈荷包蛋样。

2. **人型支原体**(M. homins,Mh)　在有氧及无氧环境中均能生长,在液体培养基中 2~3d 可见生长,固体培养基上培养 4~5d 即可生出菌落。生长条件除需胆固醇外,尚需要精氨酸。生长的最适 pH 为 7.3,最适温度 36~37℃。Mh 具有精氨酸脱氢酶,能水解精氨酸产氨,使含酚红指示剂的 Mh 液体培养基 pH 上升,呈碱性,颜色由橙黄色变为红色。Mh 和 Uu 一样,不发酵葡萄糖,这与生殖支原体(Mg)有区别。将液体培养物转种到固体培养基上,能生长成具有特征性的荷包蛋样菌集落。培养基中不加尿素,需加入精氨酸,其他营养成分与 Uu 相同。观察结果同 Uu。

3. **生殖支原体**(M. genitalium,Mg)　能发酵葡萄糖和其他碳水化合物,使培养基 pH 下降呈酸性,可使含酚红指示剂的培养基出现由红色变为黄色的变化,但即使降至 pH 6.0 以下,Mg 仍可存活。Mg 不能分糖精氨酸及尿素。它营养要求复杂,须在不含醋酸铊的 SP-4 培养基中才能生长,而且生长极缓慢。Mg 在固体培养基上,置于含 5%~10% CO_2 和 90%~95%氮气环境中,可形成荷包蛋样集落。

4. **肺炎支原体(*M. pneumoniae*, Mp)**　以牛心消化液为基础,加20%小牛血清及新鲜酵母浸液制成的液体或固体培养基。加入青霉素,可防止杂菌生长。初次分离生长缓慢,在含5% CO_2 下培养,10d长出荷包蛋状菌落。能发酵葡萄糖产酸,不能利用精氨酸与尿素,可还原亚甲蓝,分离培养阳性率不高。

二、临床标本解脲支原体的分离培养

1. **材料与试剂**

(1) 支原体固体培养基。

(2) 解脲支原体固体培养基。

(3) 吉姆萨染色液。

2. **方法与步骤**

(1) 标本采集:女性标本以无菌拭子取宫颈口分泌物,也可以取羊水,不推荐用尿液;男性标本以无菌拭子取尿道分泌物、前列腺按摩液、精液或中段尿培养(中段尿 10ml,经 2 000r/min 离心 10min,取沉渣接种)。

(2) 培养:接种好的培养基,置于 35~37℃、5%~10%二氧化碳(CO_2)培养 2~5d,每天观察结果。

(3) 菌落染色镜检:用低倍镜在平板上选择一个菌落,用刀片切下带菌落的琼脂块,置于一载玻片上,菌落面朝下。将载玻片放入 80~85℃的水中,见琼脂发白脱落后取出玻片,自然干燥,吉姆萨染色(染液作 1:20 稀释,染色 3h 以上)。

3. **结果观察**　标本培养阳性时,培养基呈红色。吉姆萨染色低倍镜下观察,可见菌落被染成蓝色,中央深、四周较浅,形状似油煎蛋样(图 2-9-1)。

第三节　立克次体的形态

立克次体为在分类学上介于病毒和细菌之间,大多呈球杆状的原核细胞性型微生物,在不同的发育阶段或不同的宿主体内出现不同的形态,革兰氏染色阴性,在普通光学显微镜下可以观察到,是严格活细胞内寄生的微生物。本实验观察恙虫病立克次体的形态特征。

1. **材料与试剂**

(1) 感染恙虫病立克次体的小白鼠腹腔液。

(2) 吉姆萨染色液。

(3) 甲醇、蒸馏水。

2. **方法与步骤**

(1) 取蒸馏水 2ml,加入吉姆萨染色液 6 滴,配成新鲜稀释的吉姆萨染色液,并加热至沸腾,冷却,用滤纸过滤后备用。

(2) 取小白鼠腹腔液涂片,自然干燥,于甲醇中固定 5min。

(3) 取吉姆萨染色液滴于涂片上,染色 10min。

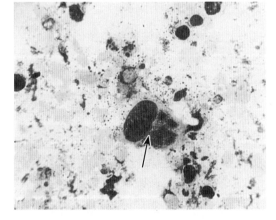

图 2-9-2　恙虫病立克次体的形态(×1 000)

(4) 水洗、干燥、置显微镜下观察。

3. **结果观察**　可见完整或破碎细胞核呈紫红色或紫色,细胞质呈浅蓝色。在巨噬细胞质内有大量紫红色球杆状恙虫病立克次体,成堆密集于核旁(图 2-9-2)。

第四节   沙眼衣原体培养与检测

衣原体由于缺乏代谢酶,在无生命的培养基上不能生长,为专性细胞内寄生,并有独特的发育周期,依次形成原体和始体两种不同特征的形态。常使用细胞培养进行衣原体的分离。衣原体在易感细胞的细胞质内形成包涵体,衣原体包涵体检测可协助诊断衣原体感染。

一、衣原体的细胞培养

1. 材料与试剂

(1) McCOY 细胞。

(2) 衣原体标本运送培养基、细胞生长培养基、磷酸盐缓冲液(PBS)、放线菌酮。

(3) 细胞培养瓶、吸管、毛细吸管等。

2. 方法与步骤

(1) 标本的采集和运送:取 1ml 运送培养基加至放有 2~3 颗无菌小玻璃珠的小试管内,制作标本采集运送管。用拭子采集标本放入采集试管内(标本中必须含有上皮细胞,因为衣原体是在细胞内增殖)。将患者标本洗到运送培养基中,拭子经灭菌处理后适当处理。小试管用冰壶带回实验室。将试管置震荡器上,猛烈震荡 20s,使感染细胞破碎,释放出原体。可立即接种或置 -70℃ 冰箱保存,接种时快速融化。

(2) 制备单层 McCOY 细胞瓶:McCOY 细胞在组织培养瓶中生成致密单层,经 0.25% 胰酶消化后,加入细胞生长液,配成约含 $1×10^5$ 个/ml 的细胞悬液,吸取 1ml 分装于细胞培养小瓶中,瓶底预先置一约 12mm×12mm 的盖玻片,在 CO_2 培养箱中 37℃ 培养 24~48h,使细胞在盖玻片上形成单层。

(3) 标本接种:取已生长好的 McCOY 细胞瓶,吸去上清液,每瓶加入 1ml 细胞生长液及 0.2ml 悬液,2 000~3 000r/min 离心 1h,促使衣原体进入细胞,然后置 5% CO_2 温箱中 1~2h。吸去上清液,加入含 1μg/ml 放线菌酮(一种抗代谢药物,可以抑制真核细胞代谢而不抑制原核细胞生长繁殖,从而有利于衣原体繁殖)的营养液,置 37℃ 5% CO_2 培养箱中培养 48h。

(4) 染色观察:取出盖玻片,用 PBS 洗 2~3 次,风干,用无水甲醇固定后,用于碘染色(包涵体呈棕褐色)或吉姆萨染色,或用丙酮固定后用荧光抗体染色,结果观察同前所述。

二、沙眼衣原体检测

(一) 吉姆萨染色法检测包涵体

1. 材料与试剂

(1) 玻片、棉拭子。

(2) 甲醇、吉姆萨染色液、0.01mol/L pH 7.4 PBS。

2. 方法与步骤

(1) 将取有眼结膜或泌尿生殖道上皮细胞的拭子涂在洁净载玻片上。

(2) 用甲醇固定涂片 10min,用吉姆萨工作液染色 30~45min,用 PBS 洗涤 2 次。

(3) 置涂片于显微镜下观察沙眼衣原体包涵体。

3. 结果观察   吉姆萨染色可见阳性标本片上细胞质内排列较疏松的包涵体。包涵体内可见许多染成深蓝色或暗紫色的衣原体始体颗粒。包涵体形态多种,见图 2-9-3。

(二) 免疫荧光法检测沙眼衣原体

泌尿生殖道感染衣原体后,经 1~3 周潜伏期开始出现临床症状,男性表现为非淋球菌性尿道炎、附睾炎、直肠炎、前列腺炎,女性表现为阴道炎、宫颈炎、盆腔炎、输卵管炎、直肠炎

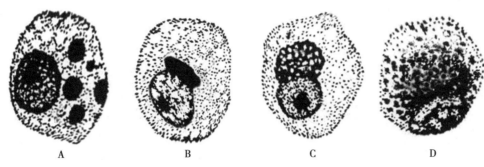

图 2-9-3　沙眼衣原体包涵体
A. 散在型包涵体；B. 帽型包涵体；C. 桑葚型包涵体；D. 填塞型包涵体。

等，此时采取尿道或宫颈标本，经沙眼衣原体特异性荧光抗体染色，在荧光显微镜下可查见沙眼衣原体颗粒及细胞内包涵体。

1. 材料与试剂

（1）标本：泌尿生殖道拭子。

（2）沙眼衣原体检测试剂盒：包括荧光标记的抗沙眼衣原体单克隆抗体（用时加无菌 0.9％NaCl 0.5ml）、吐温-80、缓冲液浓缩液（用时每 2ml 母液加 1 000ml 蒸馏水、NaCl 8.5g 及吐温-80 0.5ml，即为洗涤缓冲液）、碱性缓冲甘油。

（3）甲醇、载玻片、孵箱、吸管等。

（4）荧光显微镜。

2. 方法与步骤

（1）涂片：将拭子上的标本涂在载玻片上，干燥后置标本缸中以甲醇固定 10min，取出后于空气中干燥。

（2）加 1~2 滴荧光标记的抗沙眼衣原体单克隆抗体，使其覆盖标本，放入湿盒中，置 37℃孵育 30min。

（3）以冲洗缓冲液冲洗，甩干，滴加缓冲甘油，加盖玻片封片，于荧光显微镜下检查。

3. 结果观察　荧光显微镜下如见亮绿色、边界清晰的圆形颗粒，或柱状细胞内查见亮绿色包涵体，可报告为"沙眼衣原体荧光抗体染色阳性"。

（刘水平）

第十章 病毒学

病毒(virus)是一类专性活细胞内寄生的非细胞型微生物。其特点是:形态微小,可通过滤菌器,一般需电子显微镜才能观察到;结构简单,无细胞结构;只含有一种核酸(DNA 或 RNA);以复制方式增殖;对抗生素不敏感,但对干扰素敏感。

病毒在自然界广泛分布,可在人、动植物、昆虫和真菌细菌中寄生,有严格的宿主特异性。病毒与人类疾病密切相关,是目前人类感染性疾病的主要病原。目前约 70% 人类传染病由病毒引起,其中一些病毒感染人体重要组织器官,病死率和致残率高,如流行性乙脑病毒、狂犬病病毒、人类免疫缺陷病毒等;有些病毒易变异,易反复多次导致大流行,如流感病毒;很多病毒可通过胎盘、产道和哺乳传播,影响胚胎和新生儿发育,如风疹病毒;有些病毒感染力高、致病性强,危害严重,如新型冠状病毒、埃博拉病毒等。此外,已发现有些病毒与人类肿瘤和自身免疫性疾病发生密切相关,如人乳头瘤病毒与子宫颈癌的发生高度相关等。

病毒的特点决定了病毒感染的检测方法的特殊性。但这又是病毒性疾病的防控所不可或缺的。

第一节 病毒的形态与结构观察

一、电子显微镜观察病毒颗粒

病毒形态微小,除痘病毒可在普通光学显微镜下勉强可见外,必须在电子显微镜下放大几万或几十万倍才能观察到。

含有高浓度病毒颗粒的样品,可直接应用电镜(electron microscopy,EM)观察。对病毒浓度较低的样本,如那些不能进行组织培养或培养有困难的病毒,可用免疫电镜技术(immuno-electron microscopy,IEM)检查,即先将标本与特异性抗血清混合,使病毒颗粒凝聚,这样更便于在电镜下观察,可提高病毒的检出率。用此法从轮状病毒感染者的粪便标本、HBV 或 HIV 感染者的血清标本及疱疹病毒感染者的疱疹液中,均可快速检出典型的病毒颗粒,有助于早期诊断。

电子显微镜技术不但在病毒性疾病的诊断中起着重要的作用,而且在新病毒的发现中发挥重要作用,如乙型肝炎病毒(Dane 颗粒)、甲型肝炎病毒、轮状病毒和 SARS 冠状病毒等的发现。

电子显微镜下病毒形态的观察方法一般有三种:负染色法、免疫电镜法及超薄切片法。

(一) 负染色法

临床标本病毒形态检查的最好方法是负染色法,当标本的病毒体含量达到 $10^5 \sim 10^6/ml$

时,即可用电镜观察到。

所谓负染色实际上不是染色,而是"包埋",它使负染色染液(重金属盐类)在被检标本周围形成一层无定形的膜,将被检标本(如病毒)镶嵌在这层膜所形成的背景里,染料以不同的程度穿透入病毒颗粒和各部分,由于重金属盐类和被检标本电子散射能力的差异而形成鲜明的反差,而使病毒微细结构能被看清。因此,负染色法是利用增加反差显示病毒超微结构的方法。

1. 材料与试剂

(1) 铜网支持膜:为75μm孔径的400目的网格,表面铺有一层很薄的"电子透明"膜。通常使用的支持膜是用碳、火棉胶(parlidin)、聚乙烯醇缩甲醛(formvar)等制成,厚度为10~20nm。

(2) 负染色剂:最常用的负染色剂是2%磷钨酸(PTA),用1mol/L氢氧化钾(KOH)将pH调至6.8~7.4,贮存于4℃。

2. 方法与步骤

(1) 标本的采集及处理

1) 液体:①水疱液:用无菌的结核菌素注射器自未破裂的疱疹内抽取液体内容液即可送实验室作直接检查;②尿液标本(如检查巨细胞病毒):可首先用3 000r/min离心沉淀30min除去细胞碎片及尿盐等沉渣,再以15 000r/min离心沉淀1h,弃上清液,用极少量(视标本的浓度而定)蒸馏水稀释;③血清:因含有许多低分子量的蛋白质,可加入等量蒸馏水稀释,再按处理尿液的步骤处理;④脑脊液:很少含病毒,故一般不取之作电镜检查;⑤痰标本:用适量盐水或以20% N-乙酰半胱氨酸处理使黏蛋白液化,作为匀浆,以3 000r/min离心沉淀30min,去沉渣,根据情况可超速离心浓缩或不浓缩。

2) 固体:尸检或活检组织在组织匀浆器中用0.9%氯化钠(NaCl)或磷酸盐缓冲液(PBS)制成20%的悬液,反复冻融5次,以4 000r/min离心沉淀30min。取上清液以等量蒸馏水稀释即可用于负染色。由于组织中富含脂肪,影响观察,为使视野清晰,最好加入等量氯仿于悬液中,强力振荡15min后,以3 000r/min离心沉淀15min。如此处理后悬液形成三层,上层为清亮的组织液,其中可能含有待检病毒,中层为脂层,下层为氯仿。获得的病毒可再超速离心浓缩。但要注意的是,包膜病毒以氯仿处理后,包膜即被破坏。

粪便标本则用PBS制成20%的悬液,3 000r/min离心沉淀2次,将两次所得上清液混合后,8 000r/min离心沉淀1h,然后取上清液加等量氯仿处理,其余同上述。如检测小病毒(如肠道病毒),离心速度应加大到40 000r/min。

注意要避免将标本加入海砂研磨或将组织悬液滤过的方法,因海砂或滤板(膜)有吸附作用,将减少病毒含量,且悬液中的微粒易于阻塞滤孔。

(2) 直接负染色法

1) 将铜网支持膜置于蜡盘上。

2) 用孔径极细(约1mm)的毛细管吸取标本液滴于铜网支持膜上,约2min后用滤纸条自铜网边缘吸去多余的标本液,稍候数分钟,待其干燥。

3) 加一滴磷钨酸,约2min后再吸干,经紫外线照射10min,使标本干燥、病毒灭活,即可镜检。或者将标本液与等量负染色剂混合,滴于铜网支持膜上,接上述方法处理,镜检。

4) 电镜观察:首先在2 000倍下选择负染色良好的网孔,然后放大至30 000~40 000倍查找,每个标本至少应观察5个网孔方能确定阴性结果,一旦发现病毒颗粒,即应拍照。

(3) 假复制技术:此法能使病毒颗粒浓缩,所用的标本液可不经超速离心。将标本滴在2%的琼脂糖块上(1cm³),液体相通过凝胶扩散,使病毒颗粒及其他较大的物质在表面浓缩,加0.5%醋酸铀水溶液漂浮,将铜网放在漂浮的Formvar膜上,用一细玻璃棒将膜捞起翻转,按上述方法染色镜检。此法曾用于浓缩粪便标本中的轮状病毒和尿中的巨细胞病毒。

（4）琼脂凝胶扩散技术:此法类似假复制技术,但较易操作。将标本在凝胶上扩散,速将铜网支持膜覆盖其上,让沉积于凝胶上的病毒黏附在膜的表面,取下并翻转铜网,如上述方法负染色。

3. 影响负染色法的因素

（1）取材时间与部位及标本的处理:此为是负染色成败的关键。如甲型肝炎病毒在潜伏期末期粪便中病毒含量最高,一旦出现黄疸,则病毒量大大降低。而且粪便悬液必须提纯和浓缩。

（2）标本液浓度:浓度高的标本必须加以稀释至微显混浊,否则形成厚膜,电子不能穿透,漆黑一片,无法观察。

（3）染色时间:染色时间的长短应按标本的厚薄而适当调整。一般以2min较合适。

（4）标本应干透:电子通过未充分干燥的标本时,标本易于破裂或漂移,不但不能观察,且污染镜筒。

（二）免疫电镜技术

免疫电镜法是免疫学与电镜技术的结合,不但能观察到病毒的形态、结构,而且还能看到病毒与抗体反应的情况(如病毒的凝集团块、抗体桥的形成等)。在病毒量少的情况下,免疫复合物的形成能提高阳性率。同时,抗原抗体反应的高度特异性也决定了免疫电镜法的高度特异性。

免疫电镜技术的方法很多,下面介绍两种最常用的方法。

1. 液相法 液相法是最常用的一种方法。取标本液0.1ml与适当稀释($10^{-1} \sim 10^{-2}$,视抗体滴度而定)的免疫血清混合,在37℃水浴中作用1h后,4℃过夜,以30 000~40 000r/min离心沉淀1.5h,弃上清液。将沉淀物重悬于约0.1ml蒸馏水中,用圆头细玻棒磨匀,滴膜、负染色、镜检。当病毒与相应抗体发生特异性结合时,则出现凝聚,病毒排列整齐,病毒颗粒之间有明显的抗体桥形成(由免疫球蛋白分子构成)。亦可不经超速离心而采用凝胶扩散法,操作法见上述。

2. 固相法 固相法是将葡萄球菌蛋白A(SPA)覆盖在铜网支持膜上,使之结合特异性IgG Fc段,再利用特异性IgG的Fab段捕捉相应的病毒,称之为固相免疫电镜法。

具体步骤:加1滴葡萄球菌蛋白A溶液($26\mu g/ml$)于铜网支持膜上4min,用滤纸吸干后,加1滴磷酸盐缓冲液(PBS)洗涤再吸干;加特异性抗血清1滴,10min后吸干,加数滴PBS洗涤再吸干;加标本1滴,15min后吸干;加数滴磷酸盐缓冲液(PBS)洗涤再吸干;负染色、镜检。

利用此法可检测到标本中病毒浓度低至$10^2 \sim 10^3/ml$的病毒。

3. 影响因素 在液相法中,抗体的浓度影响复合物的形成。抗体浓度较低时,聚合物非常小,病毒颗粒的界限清楚;抗体浓度增加,聚集物增大,数量增多,抗体层变厚,病毒颗粒的结构则不太清楚;抗体过量时,单个的病毒粒子则为抗体晕所包围,聚集物的数量大大地减低。

（三）超薄切片技术

超薄切片法的标本制作费时,且需具有特殊技能及设备,因此很少用于病毒性疾病的快速诊断,但对于保存完好的感染细胞的检查,能够直接观察到病毒与细胞间的相互作用。这种相互作用反过来又可揭示病毒在细胞内的复制过程与成熟部位,因而有助于未知病毒的鉴定。

常规方法包括初步固定、后固定、醋酸双氧铀整块染色、脱水、渗透、包埋、超薄切片和染色等步骤。

二、病毒包涵体检查

除痘病毒外,病毒颗粒均不能在光学显微镜下观察到,但是某些病毒感染后,在宿主细胞内可形成在光学显微镜下可见到的包涵体。一般认为,有的包涵体是病毒的集团,另一些包涵体则是病毒与宿主细胞相互作用的细胞的反应产物。根据包涵体形成的部位可分为浆内及核内包涵体;根据染色性又可分为嗜酸性或嗜碱性包涵体。由于病毒种类不同,包涵体存在的部位及染色性也可以不同。因此,包涵体的检查对诊断某些病毒性疾病具有一定价值。

(一)狂犬病病毒包涵体

狂犬病病毒(rabies virus)是一种嗜神经性病毒,属于弹状病毒科(Rhabdoviridae)狂犬病毒属(Lyssavirus)。多种野生动物和家畜等可以发生狂犬病病毒的自然感染与传播,并且可以通过咬伤、抓伤或密切接触等形式感染人类而引起狂犬病,发病表现为恐水症,死亡率近乎 100%。

该病毒在易感动物或人的中枢神经细胞,主要是大脑海马回的锥体细胞中增殖时,可以在胞质内形成圆形或椭圆形的嗜酸性包涵体,称内基小体(Negri body)。通过检查动物或人脑组织标本中的内基小体,可以辅助诊断狂犬病。

1. **材料** 狂犬病死者大脑组织切片(HE 染色)

2. **方法与步骤** 将经 HE 染色的组织切片置显微镜下观察,可见神经细胞呈三角形,细胞核为蓝色,间质为淡红色。狂犬病病毒包涵体(内基小体)位于细胞质内,圆形或椭圆形,嗜酸性(红色),大小不等,多数细胞中可见 1~2 个包涵体,最多可在一个细胞中形成 4 个包涵体。(图 2-10-1)

(二)麻疹病毒包涵体

麻疹病毒是麻疹的病原体,感染性强,人主要通过飞沫传播或经鼻腔分泌物污染的玩具、日用品等感染。病毒进入机体后增殖,直接导致机体易感细胞损害。

将麻疹病毒接种于人胚肾或羊膜细胞中,取培养后的组织细胞涂片,HE 染色,置光学显微镜下观察。

镜下特点:细胞呈多核巨细胞病变,多核巨细胞的核及核仁呈蓝色,细胞质淡红色,在核内及细胞质内皆可找到一个或多个鲜红色的圆形、椭圆形或不规则形态的包涵体(图 2-10-2)。注意包涵体形态、存在部位及染色特点。

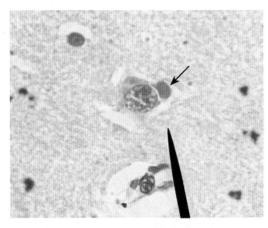

图 2-10-1 狂犬病病毒包涵体(×400)

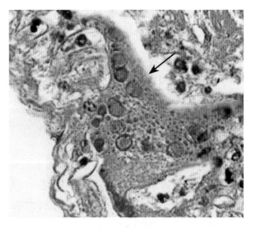

图 2-10-2 麻疹病毒包涵体(×400)

笔记

第二节　病毒分离培养法

病毒必须在活细胞内才能增殖。病毒的分离培养方法有三种，即动物接种、鸡胚接种、组织细胞培养等方法。组织细胞培养法有器官培养、移植培养、细胞培养。应根据病毒不同选用合适的培养方法。

病毒分离培养的一般程序为：标本经无菌处理后接种到培养系统（动物接种、鸡胚接种或组织细胞培养），经培养后病毒增殖指标出现阳性变化，提示有病毒生长，可进一步进行病毒鉴定。如果没有病毒增殖指标阳性变化，需继续盲传2~3代，或许盲传过程中病毒增殖指标会出现阳性变化。如果依然没有病毒增殖指标阳性变化，可报告为病毒培养阴性。

本节介绍实验室常用的病毒培养方法和培养技术。

一、动物接种法

动物接种是分离病毒较早应用的方法。本法在分离病毒方面，现多数已被组织细胞培养法所取代，但在某些对其敏感性强的病毒的分离，或科学研究需要制作"动物模型"方面，至今仍有其重要性。此法有两个缺点：①动物本身可能带有潜伏病毒；②许多病毒具有严格的种属特异性。当然，还有条件要求高，花费较大等不利因素。动物福利和动物实验伦理是必须考虑和得到尊重的。这些不利因素都限制了它在医学微生物学中应用。

分离病毒常用的动物有小白鼠、大白鼠、豚鼠、家兔及猴子等。接种时要根据病毒对动物及组织细胞的亲嗜性而选择特定的部位，如鼻腔、皮内、皮下、腹腔、脑内、静脉等。实验动物在病毒学研究中的用途主要有：分离与鉴定病毒、制备疫苗及诊断抗原、制备免疫血清、研究病毒的致病性、免疫性、发病机制及有效药物疗法等。

下面以乙型脑炎病毒小白鼠颅内接种为例叙述。

1. 材料与试剂
（1）乙型脑炎病毒悬液。
（2）3周龄小白鼠。
（3）无菌0.25ml注射器及26号针头。

2. 方法与步骤
（1）左手拇指及示指挟住小白鼠颈部皮肤，在小白鼠眼耳之间用碘酒、乙醇消毒。
（2）右手持注射器在消毒部位垂直刺入（其深度为针头的1/3），注入0.03ml乙型脑炎病毒悬液。操作时桌面平铺浸有石炭酸的抹布，以免污染桌面。
（3）接种后每天观察两次，注意动物的症状。通常感染3~4d后小白鼠开始表现耸毛，活动减少或增强，并出现不正常的行为，如震颤、绕圈、蜷曲、尾垂直或麻痹等症状。并可做旋转实验：手提小鼠尾部，先向一方向旋转，再向另一方向旋转，然后放下，如小白鼠已发病，则有旋转或抽搐现象。
（4）取脑组织传代及病毒鉴定。

二、鸡胚接种法

鸡胚培养为常用的病毒培养法之一，它的主要优点是鸡胚来源充分，操作简便，管理容易，费用相对低廉，且鸡胚本身一般不带病毒，也无抗体产生。只要选择适当的接种部位，病毒很容易增殖。目前主要用于痘类病毒、黏病毒、疱疹病毒的分离、鉴定、制备抗原和疫苗的生产等。

（一）鸡胚的孵育及检查

1. 材料与试剂

（1）新鲜白色壳薄受精鸡卵（10d 内）。

（2）75%酒精棉球、检卵灯、38~39℃温箱等。

2. 方法与步骤

（1）取新鲜受精鸡卵横放于蛋架上，用 75%酒精棉球擦净蛋壳，置 38~39℃温箱中孵育，相对湿度保持在 45%~60%。

（2）检卵：孵育第 4d 起，将卵置检卵灯上观察，挑出未受精卵（只见模糊的卵黄黑影，不见鸡胚形迹），继续孵育活胚（可见鸡胚暗影和清晰的血管）。以后每天观察一次，并随时淘汰将死或已死的鸡胚（胚动呆滞或无，血管昏暗模糊）。

（3）接种前再检卵，确定鸡胚死活，并用铅笔画出气室及鸡胚部位。

（二）病毒的接种

病毒的鸡胚培养法主要有四种接种途径，即尿囊腔、绒毛尿囊膜、羊膜腔和卵黄囊。不同的病毒应选择各自适宜的接种途径，并根据接种途径确定鸡胚的孵育日龄（表 2-10-1）。

表 2-10-1　鸡胚孵育日龄及接种途径选择

接种病毒名称	接种部位	鸡胚日龄/d	收获材料
痘类病毒、单纯疱疹病毒	绒毛尿囊膜	9~10	绒毛尿囊膜
流感病毒、腮腺炎病毒	尿囊腔	9~11	尿囊液
流感病毒初次分离	羊膜腔	12~14	羊水
某些嗜神经性病毒	卵黄囊	5~6	卵黄液

1. 材料与试剂

（1）适龄鸡胚。

（2）待检材料。

（3）碘酒、乙醇、无菌液体石蜡、无菌蛋清及玻璃纸、无菌棉签及注射器。

（4）镊子、锥子、检卵灯、卵架、胶布等。

2. 方法与步骤

（1）绒毛尿囊膜接种法：适用于天花、牛痘、疱疹病毒等的培养。

1）取孵育 10~12d 的鸡胚，在检卵灯下标记气室。将胚卵竖置卵架上，气室端朝上，用碘酒、乙醇消毒气室部位卵壳。

2）用灭菌锥子在气室部击破卵壳，用无菌镊子除去卵壳内膜（注意勿损伤绒毛尿囊膜）。

3）用注射器针头向绒毛尿囊膜上滴 2~3 滴被检材料（图 2-10-3A）。

4）以沾有无菌蛋清之玻璃纸封闭开口处。

（2）尿囊腔接种法：适用正黏病毒、副黏病毒、新城鸡瘟病毒等的培养。

1）取孵育 9~12d 鸡胚，在检卵灯照视下标记气室和鸡胚位置，于气室线稍上方（鸡胚对侧），以铅笔画一小点作为接种入口的标记。

2）将胚卵竖置卵架上，气室端朝上。用碘酒、乙醇消毒接种处卵壳，用灭菌锥子在铅笔标记处钻一小孔。

3）针头由小孔刺入 3~4mm 深，注入被检材料 0.1~0.2ml（图 2-10-3B）。

4）用无菌胶布或沾有无菌蛋清之玻璃纸封闭小孔。

（3）羊膜腔接种法：适用于正黏病毒、副黏病毒及流行性腮腺炎病毒的初步分离培养。

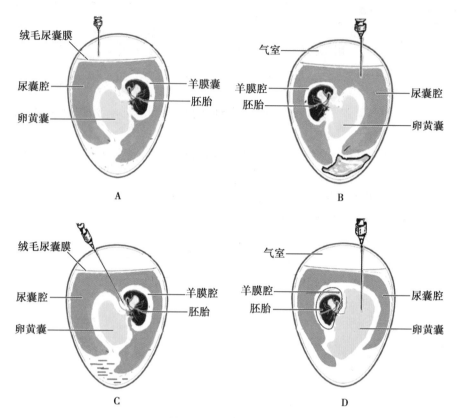

图 2-10-3　鸡胚接种法
A.绒毛尿囊膜接种法;B.尿囊接种法;C.羊膜腔接种法;D.卵黄囊接种法。

1) 取孵育 12~14d 的鸡胚,竖置卵架上,气室端朝上,用碘酒、乙醇消毒气室部。

2) 用灭菌锥子在气室部钻孔,然后用灭菌镊子揭去卵壳,用无菌棉签沾取灭菌液体石蜡轻涂于气室端的内层壳膜上,壳膜立即变为透明,可以看到鸡胚。

3) 在检卵灯照视下将针头刺入(避开大血管)鸡胚颈部前空隙中,注入被检材料 0.05~0.1ml(图 2-10-3C)。

4) 以沾有无菌蛋清的玻璃纸封口。

(4) 卵黄囊接种法:适用于脑炎病毒(亦常用于立克次体、沙眼衣原体)的培养。

1) 取 5~8d 龄鸡胚,在检卵灯照视下标明气室及鸡胚位置。

2) 将胚卵竖置卵架上,用碘酒、乙醇消毒气室,然后用灭菌锥子在气室中央钻个小孔。

3) 将针头于鸡胚对侧刺入约 3cm 深,注入被检材料 0.2~0.5ml(图 2-10-3D)。

4) 用胶布或沾有无菌蛋清之玻璃纸封闭小孔。

(三) 培养及观察

接种病毒后,将鸡胚放入 35~36℃ 温箱孵育,每天取出用检卵灯观察,判断鸡胚死活。一般在接种后 24h 内死亡者为机械性损伤致死,弃之。孵育 2~7d 后进行剖检或收获。

(四) 病毒的收获

1. 材料与试剂

(1) 碘酒、乙醇。

(2) 镊子、锥子、检卵灯、卵架、无菌吸管、无菌试管等。

2. 方法与步骤

(1) 鸡胚放 4℃ 冰箱过夜(使血液凝固,以免病毒吸附于红细胞上)。

（2）将鸡胚竖置卵架上，气室朝上，用碘酒、乙醇消毒气室部卵壳。

（3）用无菌镊子除去胶布（或玻璃纸）及气室端卵壳，并防止卵壳碎屑落在膜上，最后揭开内层壳膜。

（4）根据接种途径收获相应材料。

1）尿囊液及羊水：用无菌毛细吸管插入尿囊腔内轻轻吸取尿囊液（避免损及血管），注入无菌试管内。用另一支无菌毛细吸管插入羊膜腔内（可用无菌小镊子提起羊膜），吸取羊水注入另一无菌试管。鸡胚煮沸处理。

获得的尿囊液及羊水，取一部分作无菌实验，一部分作红细胞凝集试验，其余保存于冰箱内，做继续传代或鉴定等实验用。

2）绒毛尿囊膜：以无菌镊子轻轻挟起绒毛尿囊膜，用无菌剪刀将整个绒毛尿囊膜剪下，放在加有无菌 0.9% NaCl 的平皿内，观察痘斑痕迹或供切片检查、制备抗原、继续传代用。

3）卵黄囊：用无菌镊子夹起鸡胚，撕断囊黄带，夹出卵黄囊，放入无菌平皿内。必要时可用 0.9% NaCl 洗涤，供做切片或涂片用。

三、细胞培养法

细胞培养法是用离体的活组织制备的分散的细胞在组织培养瓶内生长，接种病毒来培养病毒，是目前病毒分离培养应用最广的方法。自 1949 年发现了脊髓灰质炎病毒能在体外培养的非神经组织细胞中生长后，细胞培养方法就开始广泛应用于病毒的培养。其优点是经济适用，易管理和控制，多种病毒可在其中增殖，细胞培养方法不受抗体等其他因素的影响。可用于病毒的分离，对某些能致细胞病变病毒更可进行鉴定及测定中和抗体。细胞培养亦用于制备血清学试验的抗原和疫苗等生物制品。

组织来源多种多样，如各种动物组织、鸡胚组织、人胚羊膜组织或人胚组织等。实验室常用的细胞有原代细胞如鸡胚单层细胞、人胚肾及猴肾细胞，传代细胞如 HeLa 细胞，及二倍体细胞等。

（一）原代细胞培养法

原代细胞培养是指将组织块剪碎、用胰酶消化细胞间质得到分散的细胞，在组织培养瓶中生长至细胞单层。原代细胞生物学特性接近它来源的组织，因而对多种病毒的敏感性高，主要用于从标本中分离病毒。但同样原因，原代细胞有可能带潜伏病毒，观察标本分离结果时要注意。再次，由于正常细胞离体后生活能力下降，很快死亡，原代细胞培养难以满足大规模的疫苗培养生产要求。能在体外传代 50～100 代仍保持二倍体染色体数量的细胞，称为二倍体细胞。这种细胞主要由人胚肺组织建立，适用于病毒分离，也是人用疫苗生产的首选细胞株。

本部分介绍人胚肾单层细胞的制备与培养法。

1. 材料与试剂

（1）无菌平皿、锥形瓶、中试管、毛细吸管、1ml 及 10ml 吸管、橡皮乳头等。

（2）无菌中号镊子、剪刀、眼科镊子等解剖器材。

（3）细胞培养液（DMEM 培养基）、0.25% 胰蛋白酶溶液（pH 7.8）、Hank's 溶液、0.5% 水解乳蛋白溶液、灭活小牛血清、5.6% 碳酸氢钠及双抗生素液（×100，含青霉素 10 000U/ml、链霉素 10 000mg/ml）。

2. 方法与步骤

（1）将 3～6 个月的水囊引产健康胚胎（药物引产者不宜使用）俯卧于无菌的搪瓷盘中，用碘酒、乙醇消毒腰部皮肤。

（2）以无菌剪刀从两侧季肋处沿脊柱剪开皮肤、肌肉，用无齿镊子取出肾脏，放入无菌

笔记

平皿中。

（3）用眼科镊子剥去肾包膜，用小剪刀剪下肾脏皮质，剪成约 1~1.5mm³ 的小块，用每毫升内含 2% 双抗生素的 Hank's 液洗涤数次，至溶液清澈透明为止。将皮质小块移至锥形瓶中。

（4）加入 0.25% 的胰蛋白酶 20~25ml，放 4℃ 冰箱过夜，进行冷消化（或 37℃ 消化 30~60min）。

（5）次日取出（冷消化），吸出胰蛋白酶液，用含 2% 双抗生素液的 Hank's 液洗涤一次。

（6）加入细胞生长液（DMEM+10% 小牛血清+2% 双抗生素液，用 5.6% 碳酸氢钠调整至 pH 7.6）20~30ml，用毛细吸管反复吹打，使细胞分散。待大组织块自然沉淀（或用双层纱布过滤），吸出上层细胞悬液置另一瓶中。

（7）细胞计数：吸出 0.5ml 细胞悬液，加入 0.1% 结晶紫枸橼酸溶液 1ml，置室温中染色 3~5min，用吸管取上述悬液，滴入血细胞计数板内，按白细胞计数法计算 4 个大格内的细胞数（大格四周的压线细菌按照记上不记下、记左不记右的原则处理），按下列公式计算出每毫升的细胞数。

$$每毫升细胞数 = \frac{4 大格细胞总数}{4} \times 10\,000 \times 稀释倍数$$

（8）细胞分装及培养：用生长液将细胞稀释成含 30 万~40 万个/ml 细胞，分装于中试管中，每管 1ml，塞上胶木塞。将中试管斜置于有槽的盘内，置 37℃ 温箱内静止培养。一般于次日可见细胞贴于管壁，第 3d 换一次生长液，经 5~7d 细胞即可长成单层，可供使用。正常人胚肾单细胞为多边形的上皮细胞及梭形的成纤维细胞，排列整齐，铺满管壁。也可将细胞悬液吸入细胞培养瓶中，根据培养瓶大小决定置入的细胞悬液量。

（二）传代细胞培养法

传代细胞可在体外长期传代，大多数为肿瘤细胞或为二倍体细胞突变。这些细胞对病毒的易感性稳定而被广泛应用，但为安全起见，不能将之用于疫苗生产。HeLa 细胞是 Gey 由宫颈癌患者 Henrietta Lacks（HeLa）的癌组织中分离的一株能长期在体外传代培养的上皮细胞。因能无限地进行传代，故是病毒实验室最常使用的细胞之一。

1. 材料与试剂

（1）HeLa 细胞。

（2）Hank's 液、1% 胰蛋白酶（或 0.02%EDTA，胰酶-EDTA 消化液）、细胞生长液（Eagle 培养液或 RPMI-1 640 液）、青霉素液、链霉素液（P.S）、5.6% 碳酸氢钠（NaHCO₃）。

（3）小三角烧瓶、培养瓶、无菌吸液管（5ml，lml）、毛细滴管等。

2. 方法与步骤

（1）选取生长良好的 HeLa 细胞一瓶，轻轻摇动培养瓶数次，使细胞表面的碎片悬浮，连同生长液一起倒至小三角烧瓶（废液瓶）内，用 Hank's 液洗涤一次。

（2）从无细胞侧加入 0.25% 胰蛋白酶或 0.02% EDTA，或胰蛋白酶-EDTA（1% 胰酶 5ml、1% EDTA 2ml、pH 7.2 PBS 93ml）消化液 4~5ml，翻转培养瓶，使消化液浸没细胞 1min 左右，再翻转培养瓶使细胞层在上，放置 5~10min，至肉眼观察细胞面出现布纹状网孔为止。

（3）沿细胞面加入适量生长液，洗下细胞，并用吸管吹打数次（将生长液吸入吸管内，将吸管口对准瓶底或瓶壁用力吹出管内液体，吹打贴壁细胞，并使其细胞脱落分散）使其成为细胞悬液，视其细胞数量，按 1 份传 2 份或 3 份分装培养瓶，原瓶可保留使用。

（4）置 37℃ 孵箱静止培养，接种后 30min 左右可贴壁，48h 更换生长液，一般 3~4d 可形成细胞单层。形成单层细胞后，换维持液供感染病毒等实验用。

（三）病毒增殖指标观察

将病毒接种至合适的细胞,可根据下列现象或指标判断细胞培养中是否有病毒的增殖。

1. **细胞致病变效应（cytopathogenic effect,CPE）**　很多种病毒在敏感细胞内增殖时,可引起具有一定特征的细胞病变（CPE）。CPE可在未固定、未染色的条件下用低倍镜观察,是判定病毒增殖的最常用指标。不同病毒引起细胞病变的特征有所不同,依此可初步识别病毒。如单纯疱疹病毒的CPE是使细胞变圆、膨大,细胞相互融合形成灶状区。在观察CPE时应与正常细胞对照管进行比较,以免把正常细胞的衰变误认为是由病毒引起的CPE。有些病毒如麻疹病毒、人类巨细胞病毒及呼吸道合胞病毒等感染细胞后可形成多核巨细胞,这也是一种特殊的细胞病毒病变。

病变程度用"+"号表示。

－:表示无细胞病变。

+:表示25%以下的细胞病变。

++:表示25%~50%的细胞病变。

+++:表示50%~75%的细胞病变。

++++:表示75%~100%的细胞病变。

2. **判定细胞内病毒增殖的其他指标**　有些病毒虽可在细胞培养中增殖,但不引起CPE,必须利用其他方法作为病毒增殖的指标。

（1）红细胞吸附或病毒血凝试验:详见本章第三节。

（2）代谢改变与pH变化:正常细胞代谢时能分解糖类产酸,使维持液中酚红指示剂由红色变黄色。但某些病毒增殖后影响正常细胞代谢,降低了细胞分解代谢产酸的作用,因此维持液pH仍保持原状甚至变碱。这是作为病毒在细胞中增殖的一个指标。

（3）干扰现象:某些病毒能感染另一种在其后感染同一种细胞的病毒增殖,从而抑制后者所特有的CPE。据此,通过观察CPE出现与否来检测病毒的存在。

（4）包涵体检测:可用染色法从感染的细胞培养物中检查病毒包涵体（如狂犬病病毒的内基小体）。

（5）免疫荧光技术:如近年来在研究流行性出血热病毒时,广泛应用荧光抗体法作为病毒增殖的指标。将感染标本的细胞刮下,固定在玻片上,加特异性免疫血清,再以荧光抗抗体染色,置荧光显微镜下观察。若细胞内呈现荧光,则可证明病毒在细胞内增殖。

（四）腺病毒致HeLa细胞的细胞病变试验

1. **材料与试剂**

（1）人胚肾细胞或HeLa细胞。

（2）腺病毒悬液。

（3）细胞维持液（除小牛血清减为2%~5%外,其余同生长液）。

2. **方法与步骤**

（1）取在37℃CO_2培养箱中已生长好的人胚肾单层细胞2瓶,倒去生长液,并用Hank's液洗涤1次。

（2）取1瓶细胞接种腺病毒悬液0.1ml,轻轻摇晃培养瓶,使病毒液与细胞均匀接触,37℃吸附1~2h,另1瓶不接种病毒作为对照。

（3）每瓶各加入维持液5ml。

（4）置37℃培养,逐日观察细胞病变情况,可见病变细胞肿大、变圆、融合,细胞聚集成葡萄串状,或有部分脱落（图2-10-4）。

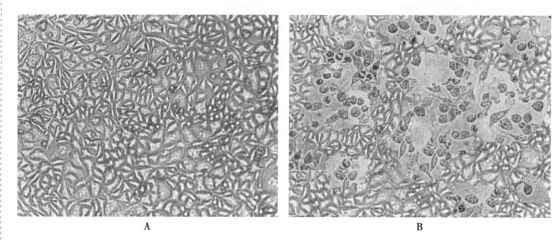

图 2-10-4   腺病毒致 HeLa 细胞的细胞病变效应(×100)
A. 正常细胞单层;B. 细胞病变效应。

第三节 病毒数量与感染性测定

病毒的定量法主要测定病毒颗粒数或病毒感染性强弱,常用的方法有电镜直接计数法、红细胞凝集试验、50%组织细胞感染量($TCID_{50}$)的测定和蚀斑形成试验(PFU)等。前两种方法只能计算病毒的总量,不反映其感染性;后两种方法是用组织培养细胞进行病毒定量,可测知病毒感染性强弱。本节介绍 50%组织细胞感染量测定法、红细胞凝集试验和蚀斑形成测定法。

一、50%组织细胞感染量测定

病毒感染性的计量单位过去多用最小致死量(MLD),但由于剂量的递增与死亡率递增的关系不是一条直线,而是呈 S 形曲线,在越接近 100%死亡时,对剂量的递增越不敏感。而死亡率愈接近 50%时,剂量与死亡率呈直线关系,所以现基本上采用半数致死量(LD_{50})作为感染力单位,而且 LD_{50} 的计算应用了统计学方法,减少了个体差异的影响,因此比较准确。以感染发病作为指标的,可用半数感染量(ID_{50})。用鸡胚测定时,可用鸡胚半数致死量(ELD_{50})或鸡胚半数感染量(EID_{50});用细胞培养测定时,可用组织细胞半数感染量($TCID_{50}$)。在测定疫苗的免疫性能时,则用半数免疫量(IMD_{50})或半数保护量(PD_{50})。

50%组织细胞感染量(50% tissue culture infection dose,$TCID_{50}$)是指能使半数单层细胞管(孔)出现细胞病变的病毒稀释度。用此方法可以反映病毒感染性的强弱及病毒的相对含量,但不能准确测定感染性病毒颗粒的具体数量。本实验用鸡胚成纤维细胞进行水疱性口炎病毒(VSV)的 $TCID_{50}$ 的测定。

1. 材料与试剂

(1)已长成单层的鸡胚肌皮细胞微孔培养板。

(2)水疱性口炎病毒(VSV)液。

(3)细胞培养维持液、二氧化碳(CO_2)培养箱、倒置显微镜等。

2. 方法与步骤

(1)取 10 支无菌小试管,各管分别加含 2%小牛血清的维持液 1.8ml,然后向第 1 管加 VSV 病毒液 0.2ml,反复抽吸 3 次混匀;用另一新吸管从第 1 管内吸液 0.2ml 加入至第 2 管内,同前混匀;再换一新吸管,从第 2 管吸液 0.2ml 加入第 3 管内,照样混匀。依此类

笔记

推,将待测的 VSV 病毒液作连续 10 倍稀释,使病毒稀释度依此为 10^{-1}、10^{-2}、10^{-3}……10^{-10} 等。

（2）取 37℃ CO_2 培养箱中培养好单层细胞微孔板,倾弃各孔培养液,用微量移液器将每个稀释度的 VSV 病毒液依次对号加入各个微孔中,每孔 0.1ml。细胞对照孔不加病毒液,只加维持液。置 CO_2 培养箱中培养。每个病毒稀释度和对照均做 4 个复孔。

（3）在培养后的不同时间,如 18h、24h、36h 等,在倒置显微镜下观察细胞病变情况。观察每个细胞单层区,根据第二节（三）病毒增殖指标观察中的 CPE 的判断标准判定并记录 CPE 程度,如"-""+""++""+++""++++"等。

（4）病毒引起 CPE 的滴度以 $TCID_{50}$ 表示。能使 50% 的细胞出现 CPE 的最高病毒稀释度,则称为 50% 组织细胞感染量,简称 $TCID_{50}$。细胞病变出现的时间可因病毒不同而各异,以感染细胞的病变不再发展,而对照细胞仍保持完好为准。

$TCID_{50}$ 的计算通常按 Reed-Muench 计算法进行,具体做法如表 2-10-2 所示。

表 2-10-2 $TCID_{50}$ 计算法举例

病毒稀释度	细胞培养 病变孔/接种孔	累计数/孔		病变细胞孔	
		有病变	无病变	比例	百分数/%
10^{-3}	4/4	9 ↑	0 ↓	9/9	100
10^{-4}	3/4	5	1	5/6	83
10^{-5}	2/4	2	3	2/5	40
10^{-6}	0/4	0	7 ↓	0/7	0

由表 2-10-2 可知该病毒的 $TCID_{50}$ 介于 10^{-4} ~ 10^{-5} 稀释度之间,而且较接近后者。二稀释度之间的距离比例为:距离比例=(高于 50% 感染百分数-50%)/(高于 50% 感染百分数-低于 50% 感染百分数)=(83-50)/(83-40)=0.767(0.8)。

高于 50% 感染百分数的病毒稀释度的对数为 4.0(即 $\log 10^{-4}=4.0$),故

$\log(TCID_{50})=4.0+0.8=4.8$

$TCID_{50}=10^{-4.8}$

也就是说,此病毒的 $10^{-4.8}$ 的浓度(即 1:50 118)以每孔 0.1ml 接种一组细胞孔后,能使 50% 细胞感染,即有 50% 细胞病变的可能性。0.1ml 中含 1 个 $TCID_{50}$,做其他一些实验时(如中和试验),一般常用 $100TCID_{50}/0.1ml$。

二、病毒红细胞凝集试验（血凝试验）

1. **实验原理** 流感病毒和某些副黏病毒表面有糖蛋白血凝素,某些来源(如鸡、豚鼠、人等)的红细胞表面有血凝素受体,通过血凝素与相应受体的结合,可使病毒与红细胞互相吸附结合,从而发生红细胞凝集现象。基于此原理的病毒红细胞凝集试验简称病毒血凝试验(viral hemagglutination test)。血凝试验可用于检测有无病毒存在。根据红细胞凝集程度,可对病毒进行相对定量(以一个血凝单位表示),为其他试验(如血凝抑制试验)做准备。

2. **材料与试剂**

（1）流感病毒悬液(1:10 稀释液)。

（2）0.5% 鸡红细胞,生理盐水。

0.5% 鸡红细胞的制备:以鸡翼静脉采血法采集鸡静脉血与 Alsever 液混合制成 1:4 的悬液,此悬液在 4℃ 冰箱可保存数周。临用前取上述悬液适量与 0.9% 氯化钠(NaCl)混匀,

1 200r/min 离心 5min,弃上清液,重复上述离心两次(离心时间分别为 5min、10min)以达到去除细胞表面黏附物质的目的,最后弃上清液,根据红细胞体积加入适量 0.9% NaCl 液,配成浓度为 0.5% 的红细胞悬液。

(3)稀释棒、吸管和滴管、橡皮乳头、小试管、试管架。

3. 方法与步骤

(1)于试管架上排小试管 9 支,按表 2-10-3 加样,在第 2~9 管每管加生理盐水 0.2ml。

表 2-10-3　流感病毒红细胞凝集试验

管号	1	2	3	4	5	6	7	8	9
生理盐水/ml	–	0.2	0.2	0.2	0.2	0.2	0.2	0.2	0.2
病毒液/ml	0.2	0.2	–	–	–	–	–	–	–
上支试管混合液/ml	–	–	0.2	0.2	0.2	0.2	0.2	0.2	–
病毒稀释度	1:10	1:20	1:40	1:80	1:160	1:320	1:640	1:1 280	–
生理盐水/ml	0.2	0.2	0.2	0.2	0.2	0.2	0.2	0.2	0.2
0.5%鸡红细胞/ml	0.4	0.4	0.4	0.4	0.4	0.4	0.4	0.4	0.4
摇匀,室温静置 30~60min									
结果举例	++++	++++	++++	++	++	+	–	–	–

(2)取流感病毒悬液(1:10 稀释液)0.2ml,分别加入第 1 管和第 2 管中,第 2 管混匀后吸取 0.2ml(1:20)稀释液加至第 3 管中混匀,从第 3 管中取出 0.2ml 置第 4 管中混匀,依此作 10 倍系列稀释至第 8 管,混匀后自第 8 管中取出 0.2ml 弃至消毒缸内。这样各管液体量均为 0.2ml,从第 1 管至第 8 管的病毒标本的稀释度分别为 1:10、1:20、1:40……1:1 280,第 9 管为生理盐水对照。

(3)再向每管中加入生理盐水 0.2ml。

(4)各管均加入 0.5% 鸡红细胞悬液 0.4ml,混匀。室温静置 30~60min,观察结果。观察时要轻拿、勿摇。

4. 结果判定　各管出现红细胞凝集程度以++++、+++、++、+、–表示,以出现++凝集的病毒的最高稀释度为血凝效价。

++++:75%~100%红细胞凝集,凝集的红细胞铺满管底。

+++:50%~75%红细胞凝集,在管底铺成薄膜状,但有少数红细胞不凝集,在管底中心形成小红点。

++:25%~50%红细胞凝集,在管底铺成薄膜,面积较小,不凝集的红细胞在管底中心聚集成小圆点。

+:25%红细胞凝集,不凝集的红细胞在管底聚集成小圆点,凝集的红细胞在小圆点周围。

–:不凝集,红细胞沉于管底,呈一边缘整齐的致密圆点。

结果举例:表 2-10-3 中结果,出现++凝集的最高稀释度为第 5 管,所以该病毒液的血凝集效价为 1:160,即病毒液稀释到 1:160 时,每 0.2ml 中含一个血凝单位。配制 4 个血凝单位时,病毒液应稀释成 1:160/4,即每 0.2ml 稀释度为 1:40 的病毒液含 4 个血凝单位的病毒量。

如果血凝试验阳性,则做血凝抑制试验进一步证实并可确定该病毒的型,甚至亚型。

【附】

一、病毒血凝抑制试验

许多病毒能凝集鸡、豚鼠、人等红细胞,称为血凝现象。这种现象能被病毒相应抗体所抑制,称血凝抑制试验(hemagglutination inhibition test)。血凝抑制试验属于血清学试验,其原理是相应的抗体与病毒发生特异性结合后,再加红细胞,病毒表面的血凝素不能与红细胞结合,红细胞不出现凝集现象,即为红细胞凝集抑制,简称血凝抑制。由于该试验中用已知病毒型别或亚型的抗血清,故可鉴定病毒型及亚型。反之用已知病毒,亦可测定患者血清中有无相应抗体,但应先将患者血清进行处理,以除去其中的非特异性凝集抑制物或凝集素,并需取双份血清做两次试验,若恢复期血清抗体效价比发病早期4倍以上升高,再结合临床即有确诊意义。

（一）定量测定法

1. 材料与试剂

（1）流感病毒液(效价为4个血凝单位/0.2ml)。

（2）可疑流感患者血清(已作1:5预稀释),余同血凝试验。

2. **方法与步骤**　患者血清经处理,除去其中非特异性凝集抑制物或凝集素,然后按表2-10-4加样。

（1）取小试管10支,各管均加0.2ml生理盐水。

（2）取经处理并已作1:5预稀释的患者血清0.2ml,加入第1管中作1:10稀释,吹打3次混匀,取0.2ml加至第2管,并依次作倍比稀释,到第8管止。从第8管中取出0.2ml弃至消毒缸内。第9管为病毒对照,不加血清;第10管为血清对照,直接加入0.2ml 1:5稀释的待测血清,不加病毒液。

（3）稀释完后,加入流感病毒悬液0.2ml(含4个血凝单位),第10管不加病毒液。摇匀于37℃孵育15min。

（4）每管加入0.5%鸡红细胞0.4ml,放置室温30min、45min各观察一次结果,以45min的结果为准。

3. **结果判定**　观察血凝的判断标准同前述血凝试验,但本试验是以不出现血凝现象的试验管为阳性,凡呈现完全抑制凝集的试管中,其血清的最高稀释度作为血凝抑制效价。如表2-10-4结果举例,其血凝抑制抗体效价为1:80。

表2-10-4　红细胞凝集抑制试验(定量法)

试管号	1	2	3	4	5	6	7	8	9	10
生理盐水/ml	0.2	0.2	0.2	0.2	0.2	0.2	0.2	0.2	0.2	0.2
1:5稀释血清/ml	0.2	–	–	–	–	–	–	–	–	0.2
上支试管混合液/ml	–	0.2	0.2	0.2	0.2	0.2	0.2	0.2	–	–
血清稀释度	1:10	1:20	1:40	1:80	1:160	1:320	1:640	1:1 280	病毒对照	血清对照
病毒液(4单位)/ml	0.2	0.2	0.2	0.2	0.2	0.2	0.2	0.2	0.2	–
				摇匀,37℃孵育15min						
0.5%鸡红细胞/ml	0.4	0.4	0.4	0.4	0.4	0.4	0.4	0.4	0.4	0.4
				摇匀,室温静置30~45min						
结果举例	–	–	–	–	+	++	+++	++++	++++	–

（二）定性鉴定法

利用分型诊断血清与新分离的病毒液相互作用,其分型血清若能抑制病毒的血凝发生,证明待检病毒与该型诊断血清是属同型。依此可对病毒进行型别和亚型鉴定。

1. 材料与试剂

（1）新分离病毒液(含 4 个血凝单位 0.2ml)。

（2）甲型流感病毒亚型诊断血清:抗亚洲甲型(抗 A1)、抗亚洲甲型(抗 A2)、抗香港型(抗 A3)。

（3）0.4%鸡红细胞悬液、生理盐水。

（4）U 型孔塑料反应板、毛细滴管等。

2. 方法与步骤

（1）在 U 型孔反应板上选择 5 个孔并标记好孔 1、2、3、4、5。

（2）将含 4 个血凝单位的新分离病毒液加入上述 5 个孔内,每孔 2 滴。

（3）于孔 1、2、3 中分别加入抗 A1、抗 A2、抗 A3 诊断血清各 2 滴,孔 4 中加鸡血清 2 滴,孔 5 中加生理盐水 2 滴,轻轻摇匀,放置 5min。

（4）于上述 5 孔中各加 0.5%鸡红细胞悬液 2 滴,再次将各孔内溶液摇匀,静置 45~60min,待红细胞完全沉降后观察结果,记录并分析结果。

二、非特异性血凝抑制素和非特异性凝集素的除去

（一）非特异性血凝抑制素的除去法

因为在人和动物的血清中存在非特异性血凝抑制素,它们是游离在血清中类似病毒受体的唾液酸残基,能与病毒血凝素分子上的受体结合,会竞争抑制病毒与红细胞的结合,从而造成血凝抑制假阳性。因此,在血凝抑制实验中,必须将非特异性抑制素从抗血清中除去干净,才能准确地测定出血凝抑制抗体效价。

常用的清除非特异性血凝抑制素的方法有霍乱滤液(RDE,受体破坏酶的一种)清除法和过碘酸钾清除法等。

1. 霍乱滤液处理法(RDE 法)

（1）用 25ml 生理盐水稀释 RDE,在 1 体积血清中加入 3 体积 RDE(如 0.1ml 血清+0.3ml RDE)。

（2）37℃水浴过夜,再 56℃水浴 30min 灭活残存的蛋白酶。

（3）加入 6 体积生理盐水(在 0.4ml RDE 和血清混合物中加入 0.6ml 生理盐水)。处理完毕后,血清的稀释度为 1:10。

本法可除去对甲流感、乙流感病毒的非特异性凝集抑制素。

2. 过碘酸钾处理法

（1）配制 0.025mol/L 过碘酸钾(KIO_4)溶液,因 KIO_4 溶解度小,配制时需煮沸溶解。

（2）血清 1 份加入 0.025mol/L KIO_4 2 份,37℃水浴 2h。

（3）取出,加入 5%葡萄糖盐水 2 份,以破坏剩余的过碘化物,即得到处理好的稀释度为1:5的血清。

本法仅可除去甲型流感病毒的非特异凝集抑制素。

（二）非特异性凝集素的除去法

处理过的血清可能会与红细胞发生非特异性凝集。如血清中存在非特异性凝集素,按下述方法处理。

（1）用 1 体积的红细胞和 20 体积的 RDE 处理过的血清充分混匀。

（2）置 4℃ 1h,其间每 15min 重新混匀一次,使沉降的红细胞再悬浮、混匀。

（3）1 000r/min 离心 5min。吸出血清上清液。

（4）取出一块 96 孔血凝板，在第一列每孔加入 50μl PBS 缓冲液，吸出 50μl 处理好的血清，做 2 倍稀释，加入 50μl 红细胞悬液，室温静置 30~60min，观察试验结果，如果红细胞沉积，证明血清中非特异性凝集素除去干净。

三、蚀斑形成试验

1. **实验原理**　蚀斑形成试验（plaque forming assay）是目前测定病毒感染性最精确的方法。将适当浓度的病毒悬液加入致密的单层细胞培养瓶中，使病毒吸附，再覆盖一层融化的琼脂，病毒在细胞内复制后，可产生一个局限的感染灶，即蚀斑。用中性红染料染活细胞，可见未染上颜色的空斑。当标本稀释使病毒低到一定滴度后，蚀斑是由一个感染性病毒体复制产生的，类似细菌的菌落，称为蚀斑形成单位（plaque forming unit，PFU）。病毒量以每毫升能形成的蚀斑形成单位来表示，即 PFU/ml。

2. **材料与试剂**

（1）原代或传代细胞、Hank's 液、病毒悬液、营养琼脂。

（2）3.0cm×5.7cm 平底组织细胞培养瓶。

（3）中性红溶液。

3. **方法与步骤**

（1）将适当浓度的原代或传代细胞悬液分装于面积为 3.0cm×5.7cm 的平底组织细胞培养瓶内，37℃ 培养 3~5d，使其生长成无空隙的致密单层细胞。

（2）倒掉生长液，并用 Hank's 液将单层细胞洗 2 次。

（3）加适当稀释度（如脊髓灰质炎疫苗株 1 型病毒为 10^{-5} ~ 10^{-7}）的病毒悬液 0.15ml/瓶，摇动细胞培养瓶，使病毒液均匀布满于细胞表面，置 37℃ 吸附 30min。

（4）吸附结束后，加预温至 46~50℃ 的营养琼脂 3.5ml/瓶，并迅速使其均匀覆盖于细胞层，然后静置水平桌面待琼脂凝固。

（5）琼脂完全凝固，将培养瓶翻转置 37℃ 温箱培养 3~5d。

（6）当肉眼观察到有局部病灶（即琼脂下细胞层中有白色"斑点"）出现后，加入中性红溶液（50μg/ml）0.15ml/瓶，并使之均匀布满于琼脂层表面，放 37℃ 温箱孵育 3~5h 后即可见红色背景下无色的蚀斑，并进行计数。

（7）计算病毒原液中感染性病毒颗粒的含量。

每毫升标本中感染性病毒颗粒的含量（PFU/ml）=（每瓶内蚀斑平均数×病毒稀释度）/每瓶接种病毒量（ml）。

注：此法要求做 3 个连续的病毒稀释度，如本试验的 10^{-5}、10^{-6}、10^{-7} 稀释度，以培养瓶中出现的蚀斑数量合适（蚀斑不是太密，也不是太少，一般为 20~100 个合适）的病毒稀释度计算最后结果。因此，为得到精确结果，往往需要多次试验摸索病毒的合适稀释度。

第四节　病毒中和试验

病毒表面的保护性抗原刺激机体产生中和抗体（neutralizing antibody），中和抗体与病毒抗原结合后能抑制病毒与宿主细胞表面受体结合，从而中和病毒感染性。根据抗体能否中和病毒的感染性而建立的免疫学试验，称中和试验（neutralization test）。中和试验极为特异和敏感，对病毒既能定性又能定量，主要用于病毒感染的血清学诊断、病毒分离株的鉴定、病毒抗原性的分析、疫苗免疫原性的评价、血清抗体效价的检测等。

中和试验可在体内或体外进行。体内中和试验也称保护试验，基本做法是先对试验动物接种疫苗或抗血清，间隔一定时间后，再用一定量病毒攻击，最后根据动物是否得到保护来判定结果。常用于疫苗免疫原性的评价和抗血清的质量评价。

体外中和试验是将抗血清与病毒混合,在适当条件下作用一定时间后,接种于敏感细胞、鸡胚或动物,根据最后结果所表现出的病毒感染力,判断该病毒是否已被中和及被中和的程度,计算中和指数,即中和抗体的效价。

根据测定方法不同,体外中和试验有终点法中和试验和空斑减数法中和试验等方法。

一、终点法中和试验

终点法中和试验(endpoint neutralization test)是根据使病毒感染力减少至50%时所需的血清稀释度,计算出血清的中和效价或中和指数。此试验分固定病毒稀释血清和固定血清稀释病毒两种方法。

(一) 固定病毒稀释血清法

血清作倍比稀释,作用固定量病毒,常用于测定抗血清的中和效价。

基本做法是将病毒原液稀释成每一单位剂量含$100LD_{50}$(或EID_{50}、$TCID_{50}$),与等量递进稀释的待检血清混合,置37℃作用1h。每一稀释度接种3~6只(个、管)试验动物(或鸡胚、细胞),记录每组动物的存活数和死亡数,或感染病毒的细胞管数,同样按本章第三节$TCID_{50}$测定部分介绍的Reed-Muench法计算其半数保护量(PD_{50}),即为该血清的中和效价。

本部分介绍流感病毒中和试验。

1. 材料与试剂

(1) 病毒及病毒稀释液:一般为鸡胚尿囊病毒液,进行中和试验前,需要进行病毒滴度($TCID_{50}$)的滴定。病毒稀释液为加入1%牛血清白蛋白和抗生素(含100U/ml青霉素和100μg/ml链霉素)的DMEM培养基。

(2) 血清样品:包括待检血清和阳性以及阴性对照血清。人血清试验前需要56℃30min灭活,动物血清需RDE处理。-20℃储存,避免多次反复冻融。

(3) MDCK细胞和细胞培养试剂:①MDCK细胞(狗肾上皮细胞);②MDCK细胞培养液:DMEM培养液+5%牛血清+抗生素,过滤除菌;③胰酶/EDTA;④平底96孔微量细胞培养板。

(4) TPCK-胰酶(使用浓度为2μg/ml)。

(5) ELISA试验材料

1) 抗体A:鼠抗甲型流感病毒核蛋白单克隆抗体。

2) 抗体B:辣根过氧化物酶标记的羊抗鼠IgG。

3) 洗涤液:PBS+0.05%Tween-20。

4) 封闭液:PBS+1%牛血清白蛋白+0.05%Tween-20。

5) 底物和底物溶液:常用的辣根过氧化物酶(HRP)所用底物为磷苯二胺(OPD),底物溶液为pH 5.0磷酸盐-柠檬酸缓冲液(0.05mol/L)。

6) 终止反应液:0.5mol/L硫酸(28ml浓硫酸+1L蒸馏水)。

2. 方法与步骤

(1) 病毒$TCID_{50}$滴定

1) 病毒稀释

①取12支小试管置于试管架上,依次编号1,2,3……12。

②在第1支试管加病毒稀释液1 980μl,第2~12支试管各加400μl。

③取-70℃冻存的鸡胚尿囊腔接种法制备的流感病毒原液20μl加入第1支试管,病毒稀释度为10^{-2}。再从中取184μl至第2支试管,混合均匀。从第2支试管取184μl至第3只试管,混合均匀。依次从上支试管取184μl不同稀释度的病毒液至下支试管,至第11管,对病毒液做系列半对数稀释,使之成10^{-2}、$10^{-2.5}$、10^{-3}、$10^{-3.5}$……10^{-7}稀释度。

④取第 1 支试管的病毒液加至 96 孔培养板第 1 列的 A1、B1、C1、D1 四孔，每孔 100μl；取第 2 支试管的病毒液加至 96 孔培养板第 2 列的四孔，每孔 100μl；依次到取第 11 支试管的病毒液加至 96 孔培养板第 11 列的四孔，第 12 支试管的病毒稀释液（阴性对照）液加至 96 孔培养板第 12 列的四孔。每孔 100μl 病毒液，每个稀释度 4 个复孔。

2）MDCK 细胞的准备

①将长成 70%~90% 单层，处于对数生长期的 MDCK 细胞用胰酶/EDTA 消化。

②将细胞悬浮于病毒稀释液中，用 1ml 吸管充分吹打分散细胞，在细胞计数板上计数细胞数量。

③用病毒稀释液将细胞稀释成 $1.5×10^5$ 个/ml。

④于已稀释好病毒的 96 孔微量细胞培养板每孔加 100μl 细胞（$1.5×10^4$ 个细胞）。

⑤在 37℃ 5% CO_2 温箱中培养 18~22h。

3）$TCID_{50}$ 测定

①弃去微量培养板中的细胞液，250μl PBS 洗细胞一次。

②弃去 PBS（不要让细胞干燥），加入 100μl/孔固定液（80% 丙酮），覆盖培养孔细胞，于室温固定细胞 10min。

③弃去固定液，让微量培养板室温干燥。

④用 ELISA 检测细胞病毒感染状况（参见后面 ELISA 部分）。

⑤利用 ELISA 检测仪，于 490nm 波长，测定每孔吸光度（OD）值，计数细胞阴性对照孔的平均 OD 值。

⑥若含有不同稀释度病毒孔 OD 值是细胞阴性对照孔平均 OD 值的 2 倍以上，则判断为病毒生长阳性。

⑦根据 Reed-Muench 法对病毒滴度进行计算，最终获得 $TCID_{50}/100μl$。如表 2-10-5 所示。

表 2-10-5 病毒滴定计算法举例

病毒稀释度	病毒培养	累计数/孔		阳性细胞孔	
	阳性孔/接种孔	阳性	阴性	累积比例	百分比/%
10^{-4}	4/4	11	0	11/11	100
$10^{-4.5}$	4/4	7	0	7/7	100
10^{-5}	3/4	3	1	3/4	75
$10^{-5.5}$	0/4	0	5	0/5	0

由表 2-10-5 可知该病毒的 $TCID_{50}$ 介于 10^{-5} ~ $10^{-5.5}$ 两个稀释度之间，而且较接近前者。两个稀释度之间的距离比例为：距离比例=（高于 50% 感染百分数-50%）/（高于 50% 感染百分数-低于 50% 感染百分数）=（75-50）/（75-0）= 0.3。

高于 50% 感染百分数的病毒稀释度的对数为 5.0（即 $log10^5 = 5.0$），故 $TCID_{50}$ 的对数= 5.0+0.3×0.5（稀释系数）= 5.15（即 $TCID_{50} = 10^{-5.15}$）。也就是说，此病毒的 $10^{-5.15}$ 的稀释度的 100μl 中含 1 个 $TCID_{50}$，$100TCID_{50}/100μl$ 的稀释度为 $10^{-3.15}$。

$100TCID_{50}/50μl = 10^{-3.15}/2 = 10^{-3.15+0.3} = 10^{-2.8} = 1:631$

⑧在进行中和试验前，稀释病毒液至 50μl 中含有 $100TCID_{50}$ 流感病毒。

（2）病毒微量中和试验

1）待检血清稀释

①用记号笔在 96 孔培养板上标记试验分组：1~6 列为待检血清中和试验孔（每个待检

血清的每个稀释度做2个复孔,可检测3份待检血清),第7~8列为阳性血清对照组,第9~10列为阴性血清对照组,第11列为病毒滴定回滴组,第12列A12~D12四孔为阳性细胞(病毒)对照组,E12~H12四孔为阴性细胞对照组。(图2-10-5)

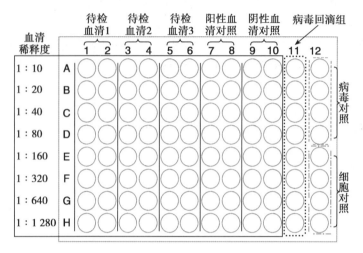

图2-10-5　96孔细胞培养板病毒中和试验分组

②第1~10列每孔中加入50μl病毒稀释液。

③第1行(A行)A1~A10孔再加入40μl病毒稀释液,使之成为90μl/孔。

④加入10μl待检血清于第1行A1~A6,加10μl阳性血清于A7~A8,加10μl阴性血清于A9~A10,使各孔血清稀释度为1:10。

⑤由第1行每孔取50μl混合液加到第2(B)行的对应孔中,混合均匀。依此将待检血清由第1(A)行到第8(H)行作系列倍比稀释,并最后从第8(H)行弃去50μl,使各孔的液体体积均为50μl,各行的血清稀释度依次为1:10、1:20、1:40……1:1 280。

2)病毒的准备

①稀释病毒至100TCID$_{50}$/50μl。根据病毒特性选择是否在病毒稀释液中加入TPCK胰酶(大约5ml/板)。

②除A11孔和阴性细胞对照孔(E12~H12)外,每孔加入50μl病毒工作液。分别加50μl病毒稀释液于B11~H11孔和阴性细胞对照孔(E12~H12)。

③第11列做病毒工作液滴度确认。第A11孔加入200TCID$_{50}$/100μl病毒工作液,从中取50μl至B11孔,依此至H11孔,做系列倍比稀释,使之成100,50,25,12,6……0.7TCID$_{50}$。

④然后每孔加入50μl病毒稀释液,使体积至100μl/孔。

⑤摇匀病毒-血清混合物,放37℃温箱作用2h。

3)MDCK细胞的准备:具体做法同"(1)病毒TCID$_{50}$滴定"。加100μl细胞液(1.5×10^{4}个/孔)于含有病毒-血清混合物以及倍比稀释病毒工作液的96孔培养板中,37℃温箱孵育18~22h。

(3)病毒检测——酶联免疫吸附试验(ELISA):酶结合物与相应抗体或抗原特异性结合,再遇酶底物时,在酶的催化下使原来无色的底物产生化学反应,形成有色的产物,便可用肉眼或分光光度计定量检测其含量。该方法具有特异性、敏感性、快速性和简易性等优点。在流感病毒微量中和试验中,酶结合物(HRP标记的羊抗鼠IgG抗体)与存在于MDCK细胞膜上的病毒核蛋白抗原-核蛋白单克隆抗体复合物结合,HRP酶催化OPD,使无色底物形成橙黄色化合物,再由ELISA检测仪测定吸光度值,从而获得中和抗体滴度。

1)细胞的固定

①弃去 96 孔培养板中的细胞培养液。

②用 250μl/孔 PBS 洗细胞一次。

③弃去 PBS(不要让细胞干燥),加入 100μl/孔固定液,覆盖培养板孔底,于室温固定细胞 10min。

④弃去固定液,让微量培养板室温干燥。

2)ELISA 检测

①用 250μl PBS 洗涤微量培养板 3 次,以除残余的丙酮。

②用封闭液稀释抗体 A(抗流感病毒核蛋白-NP 单克隆抗体)至 1∶4 000(或最佳稀释度)稀释度的工作液。

③每孔加入 100μl 抗体 A 工作液,室温孵育 1h。

④用 250μl 洗涤液洗板 4 次以除去抗体 A。

⑤用封闭液 1∶2 000(或最佳稀释度)稀释抗体 B(HRP 标记的羊抗鼠 IgG)。

⑥每孔加入稀释后的 100μl 抗体 B,室温作用 1h。

⑦用 250μl 洗涤液洗涤板 6 次以除去抗体 B。

⑧每孔加 OPD 底物 100μl(10ml OPD+20ml 柠檬酸缓冲液+10μl 30% 双氧水,即配即用)。

⑨室温避光放 10min 左右显色,直至细胞阳性对照孔变橙黄色,而细胞阴性对照孔尚未变色时,每孔加 1mol/L 硫酸 100μl 终止反应。

⑩在 ELISA 测定仪上(490nm)读出每孔 OD 值。

3. 结果判定　下列公式用于判定中和反应结果。

(阳性细胞对照平均 OD 值-阴性细胞对照平均 OD 值)/2+阴性细胞对照平均 OD 值=X

X 为细胞半数感染阈值。培养孔 OD 值低于 X 值时,判定为中和反应阳性,中和反应阳性的血清最高稀释度即为血清中的和抗体滴度。

在特殊情况下可用目测法判定结果:加底物后,肉眼下出现橙黄色反应的为阴性。无色为阳性。待检系列稀释血清中无色孔的最高稀释度即为血清的中和抗体滴度。

4. 实验的质量控制　病毒中和试验技术是一个相当复杂的过程,参与中和反应的因素有病毒、抗血清和宿主细胞。这些因素的变化都会影响中和试验的结果。因此,对中和试验的整个过程进行严格的质量控制。每次测定必须设立阳性和阴性血清对照,阳性和阴性细胞对照,以及对病毒使用剂量进行滴定。

(1)阴性血清对照

1)动物血清一般来自未免疫或未感染动物,即与待检血清同种动物的正常血清。

2)人血清一般来自待检血清年龄相同的正常人群,该人群未曾暴露于待检病毒。

3)测定过程中,阴性对照血清与待检血清应处于相同稀释水平。

4)检测结果,阴性血清对照孔的 OD 值一般小于 0.2,且应该与阳性细胞对照孔的 OD 值无明显差别。否则,表示血清中有非特异抑制因素。

(2)阳性血清对照

1)动物血清一般来自免疫后或感染后动物。

2)人血清一般采用急性期和恢复期双份血清做对照。

3)检测结果,阳性细胞对照孔的 OD 值一般在 1 左右,且每次测定中,阳性血清对照的中和抗体滴度波动范围应该在 2 倍之内。

人血清使用前须经 56℃ 30min 灭活处理,动物血清则须经霍乱滤液 RDE(即受体破坏酶)处理,以排除非特异性反应因素。-20℃ 储存,避免多次反复冻融。

(3)病毒和细胞对照:每次实验必须设立阳性和阴性细胞对照,以及对加入病毒工作液进行滴定检查,以便获得准确可靠的试验结果。

1) 阳性和阴性细胞对照:一般设立 4 个重复孔为阳性细胞对照(病毒对照),即将细胞与 100TCID$_{50}$ 的病毒进行混合培养。同时设立 4 个孔为阴性细胞对照,即将细胞与不含病毒的病毒稀释液进行混合培养。

2) 病毒工作液滴度确认:一般第 1 孔加入含有 200TCID$_{50}$ 的 100μl 病毒液,然后进行对倍稀释,使各孔的病毒量依次为 100,50,25,12,6……0.7TCID$_{50}$,再与 MDCK 细胞进行混合培养。

3) 病毒工作液滴度检测结果,高病毒量的 3~5 孔呈阳性反应,表示正常病毒量。若超过 5 孔阳性,则为病毒过量,若少于 3 孔阳性,则为病毒量不足。

5. 注意事项

(1) 严格遵守生物安全规定,在符合条件的生物安全实验室操作。

(2) 禁止在同一实验室,更不应在同一接种柜中,同时处理接种未知临床标本和已知阳性标本。

(3) 人流感病毒一般在胰酶存在的条件下才能感染 MDCK 细胞,因此病毒稀释液中需加入 2μg/ml 的 TPCK-胰酶。某些毒性很高的禽流感病毒在无胰酶存在的条件下即可感染 MDCK 细胞,因此在测定新病毒滴度时,最好配制含有和不含有胰酶的两种稀释液,以获得最佳结果。

(4) 牛血清有中和病毒感染力的作用。试验过程中切勿将细胞培养液与病毒稀释液混淆使用。

(5) 病毒与抗血清混合,常规采用 37℃作用 1h,本试验采用 37℃作用 2h,但针对不同耐热性的病毒,孵育温度和时间应有所增减。

(6) 病毒液低温保存,避免反复冻融。若重复使用,或血清阳性对照结果过高或过低,以及细胞阳性对照 OD 值过低,须对病毒进行重新滴定。

(7) 在 ELISA 过程中,每步都要洗涤干净,以保证结果可靠。

(8) 在缺少病毒特异性抗体的情况下,可用细胞病变观察或测量培养板中每孔血凝活性来替代 ELISA 方法,但细胞培养时间须从 18~22h 增至 2~4d。

(二) 固定血清稀释病毒法

将病毒原液作 10 倍递进稀释(如 10^{-1}、10^{-2} ~ 10^{-7}),分装两组无菌试管,第一组每支加等量正常血清(对照组),第二组每支加等量待检血清(中和组);混合后置 37℃作用 1h。每一稀释度混合液接种 3~6 只(管)试验动物(或鸡胚、组织细胞),记录每组动物(鸡胚)死亡数、累积死亡数和累积存活数(或每组细胞管的感染数、累积感染数和累积未感染管数),同上按 Reed-Muench 法计算每组的病毒 LD$_{50}$(或 TCID$_{50}$),然后计算中和指数。中和指数 = 中和组 LD$_{50}$/对照组 LD$_{50}$(或 TCID$_{50}$)。按表 2-10-6 的结果:中和指数 = $10^{-2.2}/10^{-5.5} = 10^{3.3}$ = 1 995,也就是说该待检血清中和病毒的能力是正常血清的 1 995 倍。通常待检血清的中和指数大于 50 者即可判为阳性,10~40 为可疑,小于 10 为阴性。

表 2-10-6　固定血清稀释病毒法中和指数测定举例

病毒稀释度	10^{-1}	10^{-2}	10^{-3}	10^{-4}	10^{-5}	10^{-6}	10^{-7}	LD$_{50}$(TCID$_{50}$)	中和指数
对照组				4/4	3/4	1/4	0/4	10$^{-5.5}$	10$^{3.3}$ = 1 995
中和组	4/4	2/4	1/4	0/4	0/4	0/4	0/4	10$^{-2.2}$	

二、蚀斑减数试验

蚀斑形成试验是目前测定病毒感染性最精确的方法。蚀斑减数试验(plague reduction

test)是应用蚀斑技术,使蚀斑数减少50%的血清稀释度为该血清的中和效价。试验时,将已知蚀斑形成单位(PFU)的病毒稀释成每一接种剂量含100PFU,加等量递进稀释的血清,37℃作用1h。每一稀释度至少接种3个已形成单层细胞的培养瓶,每瓶0.2~0.5ml,37℃作用1h,使病毒与血清充分作用,然后加入在44℃水浴预温的营养琼脂(在0.5%水解乳蛋白或Eagle培养液中,加2%胎牛血清、1.5%琼脂及0.1%中性红3.3ml)10ml,平放凝固后,将细胞面朝上放入无灯光照射的37℃ CO_2 培养箱中。同时用稀释的病毒加等量Hank's液同样处理作为病毒对照。数天后分别计算蚀斑数,用Reed-Muench法计算血清的中和滴度。

该法操作复杂,耗时较长,目前很少应用。

第五节　流感病毒的分离鉴定

流感病毒属正黏病毒科,是人类流行性感冒的病原体。该病毒分甲、乙、丙三个型别。甲型流感病毒包膜糖蛋白血凝素(HA)和神经氨酸酶(NA)很容易发生抗原性变异,引起流感的反复多次大流行。1997年后出现的禽流感病毒频繁感染人,导致出现严重病情并死亡。流感病毒的分离鉴定对掌握流感病毒变异趋势、研究流感病毒跨物种传播机制,以及疫苗和抗病毒药物的开发至关重要。

流感病毒可在鸡胚尿囊、羊水囊或人胚肾细胞上生长。流感病毒的分离可取发病1~3天内流感患者咽喉拭子或含漱液用鸡胚培养和细胞培养方法进行。然后以病毒血凝试验或血细胞吸附试验、荧光抗体法检测病毒增殖情况,血凝抑制试验或核酸分析鉴定病毒型别和亚型,分子生物学方法分析病毒基因变异情况。

1. 材料与试剂
(1) 患者咽喉含漱液/鼻咽拭子。
(2) 9~11日龄鸡胚。
(3) 剪刀、镊子等。
(4) 0.5%鸡红细胞悬液、生理盐水。
(5) 流感病毒型与亚型诊断血清。
(6) 试管架、小试管、吸管等。

2. 方法与步骤
(1) 分离鉴定程序　见图2-10-6。

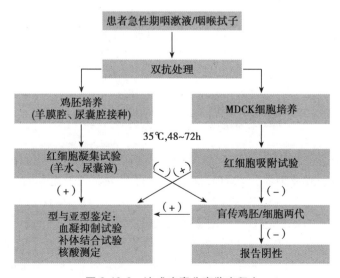

图2-10-6　流感病毒分离鉴定程序

（2）方法步骤

1）标本采集：病毒分离成功与否很大程度上取决于临床标本的采集时间、质量及其保存和运输等环节。多数标本取自患者上呼吸道鼻咽腔，其次为气管和支气管分泌物及尸检组织。采样液可以使用 pH 7.4~7.6 的 Hank's、Eagle 培养基或者 DMEM 培养基。为防止采样液生长细菌和真菌，在采样液中可加入庆大霉素（终浓度为 1mg/ml）、制霉菌素（终浓度为 50U/ml）、青/链霉素（终浓度为青霉素 G 100U/ml、硫酸链霉素 100μg/ml）。加入抗生素后重新调节 pH 至 7.4，分装每个采样管 3ml，−20℃冻存。

常用采样方法有以下几种。

①鼻拭子：将带有聚丙烯纤维头的拭子平行于上颚插入鼻孔，旋转，保持数秒，待拭子头吸收分泌物以后，缓慢转动退出。以另一拭子拭另侧鼻孔。将拭子头浸入采样液中，弃去尾部。

②咽拭子：用带有聚丙烯纤维头的拭子适度用力擦拭双侧扁桃体及咽后壁，应避免触及舌部。将拭子头浸入采样液中，弃去尾部。

亦可将鼻、咽拭子收集于同一采样管中，以便提高分离率，减少工作量。

③鼻咽抽取物：用与负压泵相连的收集器从鼻咽部抽取黏液。先将收集器头部插入鼻腔，接通负压，旋转收集器头部并缓慢退出。收集抽取的黏液，并用 3~5ml 采样液涮洗收集器 3 次。

此外，对于尸检组织，必要时采集尸检的肺组织标本进行病毒分离。

标本采集后应在 2~8℃条件下 48h 内运送实验室。未能 48h 内送至实验室的，应置 −70℃或以下保存。

2）临床标本处理：临床采集标本送至实验室后，须经处理后再进行病毒的分离接种。若为带有聚丙烯纤维的拭子标本，应先将带有聚丙烯纤维的拭子在管壁反复挤压后取出。

①鼻咽抽取液：用干净灭菌的毛细吸管在无菌条件下反复吹打收集的溶液，以便打碎黏液，置 4℃待其自然沉淀 5~10min，取上清液。

②组织标本：取肺组织标本放至平皿中，用灭菌生理盐水清洗肺组织 2~3 遍，研磨成组织悬液，配置成 10%~20% 的组织悬液，2 000r/min 离心 10min，加入抗生素，取上清液。

3）接种与收获

①取 9~11 日龄鸡胚，于鸡胚羊膜腔和尿囊腔接种上述处理材料各 0.1ml。

②置 35℃孵育 72h 后，放 4℃冰箱过夜（使血液凝固，防止出血而使病毒吸附于红细胞上）。

③取出鸡胚收获羊水和尿囊液，并进行血凝滴定，以测定是否有病毒生长。

4）病毒定量和鉴定：用病毒血凝试验定量，然后用血凝抑制试验对病毒进行型别和亚型鉴定（具体方法见本章第四节）。

第六节　病毒的核酸检测

根据病毒感染途径和时间，采取感染早期以及感染部位的样本进行核酸检测对疾病的早期诊断和病毒型别或亚型鉴定均有较大意义。目前主要是采用实时荧光 PCR（real-time PCR）技术进行。

1. 实验原理　该方法中包含了一对寡核苷酸引物及双标记 Taqman 探针。根据病毒基因特异性设计引物和探针，探针为包括 5'端报告基团和 3'端淬灭基团的寡核苷酸。在 PCR 扩增过程中，当探针完整时，由于淬灭基团靠近报告基团，报告基团发出的荧光被淬灭基团吸收，不发出荧光信号。引物延伸时，与模板结合的探针被 Taq 酶（5'→3'外切酶活性）切

笔记

断,报告基团与淬灭基团分离,产生荧光信号,荧光 PCR 仪根据检测到的荧光信号自动绘制出实时扩增曲线,从而实现对病毒在核酸水平上的定性检测。

本节以甲/乙型流感病毒的核酸检测为例介绍。流感病毒主要通过呼吸道传播,可对呼吸道样本和病毒分离培养物进行流感病毒定性鉴定。其中甲型和乙型流感病毒检测引物和探针为通用型检测引物和探针,可分别用于甲型和乙型流感病毒的检测和型别鉴定。其他引物探针为亚型特异性检测引物探针,可用于目前人群中流行的季节性流感病毒以及可以感染人的禽流感病毒亚型鉴定。

2. 材料与试剂

(1) 患者咽拭子。

(2) 核酸提取试剂盒。

(3) 甲型/乙型流感病毒检测试剂盒(荧光 PCR 法)。主要成分包括 RT-PCR 反应液、逆转录酶、RNA 酶抑制剂、TaqDNA 聚合酶混合液、引物和探针等。

PCR 引物探针参考序列:

①甲型流感病毒以其 M 基因为模板设计:

fluA-forward:5'-GAC CRA TCC TGT CAC CTC TGA C-3'

fluA-reverse:5'-GGG CAT TYT GGA CAA AKC GTC TAC G-3'

fluA-probe:5' FAM-TGC AGT CCT CGC TCA CTG GGC ACG-TAMRA 3'

②乙型流感病毒以其 NP 基因为模板设计:

fluB-forward　5'-TCC TCA ACT CAC TCT TCG AGC G-3'

fluB-reverse　5'-CGG TGC TCT TGA CCA AAT TGG-3'

fluB-probe　5' VIC-CCA ATT CGA GCA GCT GAA ACT GCG GTG-TAMRA 3'

(4) 荧光 PCR 管、各种量程的移液器及吸头(tip)。

(5) 旋涡混合器、real-time PCR 仪。

3. 方法与步骤

(1) 咽拭子样本采集:采集患者发病的咽拭子样本,用专用采样棉签,棉签材质为脱脂棉和木棒。用压舌板轻压舌部,迅速用棉签擦拭患者口腔两侧腭弓及咽、扁桃体的分泌物,避免咽拭子触及其他部位;迅速将棉签放入装有 3~5ml 生理盐水的采集管中,在靠近顶端处折断棉签杆,旋紧管盖密封,以防干燥。样本采集后应及时检测,2~8℃保存 3d 内完成检测,−20℃保存期 4 个月,−70℃可以保存 12 个月。样本避免反复冻融,冻融次数不能超过 5次,采用冰袋低温运输不能超过 3d。

(2) 核酸提取:取 200μl 样本用核酸提取试剂盒提取核酸。按试剂盒操作说明书操作。

(3) 试剂准备:取出试剂盒,在室温下融化并振荡混匀后,低速离心 10s,计算需准备反应试剂人份数(n=样本数+2 管对照)。每人份反应体系配置见表 2-10-7。

表 2-10-7　流感病毒荧光 PCR 核酸检测反应液配制表

反应液组分	加量/(μl/人份)
RT-PCR 反应液	7.5
酶混合液	5
甲型/乙型流感病毒反应液	4
去 RNA 酶水	3.5
总体积	20

计算上述各试剂的使用量,加入一适当体积的离心管中,充分混匀后,按 20μl 的量分装到 n 个 PCR 反应管中。

笔记

（4）加样：将上述准备好的 PCR 管中分别加入待测样本核酸阳性对照阴性对照各 5μl，盖紧管盖，瞬时低速离心。

（5）RT-PCR：将反应管放入荧光 PCR 仪进行逆转录和扩增检测。荧光 PCR 仪设置参数见表 2-10-8。

表 2-10-8　流感病毒荧光 PCR 核酸检测参数设置

	步骤	温度/℃	时间	循环数/个
1	逆转录	50	30min	1
2	预变性	95	5min	1
3	变性	95	10s	45
4	退火、延伸及检测荧光（荧光检测通道：FAM、VIC）	55	40s	

（6）PCR 反应结束后应及时取出 PCR 反应管，废弃的 PCR 反应管应照实验室相关规定进行处理以防止污染。

4. 结果判读

（1）阳性 Ct≤35 且曲线呈形。

（2）阴性 Ct>38 或未检出。

在阳性对照和阴性对照管结果成立的情况下判断待测样本的结果。

5. 注意事项

（1）避免样品污染：由于 real-time PCR 检测灵敏度高，因此必须采取一些预防污染的措施，以避免假阳性结果的出现。

1）核酸提取、反应液配制及检测反应进行应在独立的房间中进行。

2）不同的房间配制相应的专用耗材和设备，不可交叉使用。

3）配制反应液时，应穿着干净的实验服，带无粉手套进行操作。

4）实验操作期间，如怀疑有污染，请更换手套。

（2）设备准备：操作台的表面、枪头和离心机应保持洁净，可用 5% 漂白剂或其他清洁剂，如可以用除去 DNA 酶的试剂擦拭台面，以减少核酸污染的风险。

（3）试剂准备：反应操作期间，所有试剂应放置在冰盒或低温管架上。

（4）配置反应体系及运行 real-time PCR 反应：反应体系及反应条件应根据所选择试剂盒进行，操作过程中应避免交叉污染。

（刘水平）

第十一章 真菌学

真菌(fungus)是无根、茎、叶分化,不含叶绿素为特征的一大类具有典型细胞结构的真核细胞型微生物。真菌种类繁多,分布极广,以腐生或寄生方式摄取营养,其中许多真菌与人类日常生活有着密切联系。大多数真菌对人有利,少数真菌可以感染人体形成真菌病。真菌引起的疾病是多种多样的,按其致病的部位可分为浅部真菌和深部真菌两大类。前者主要侵犯皮肤、毛发、趾(指)甲等角质蛋白组织,引起癣病;后者能侵犯深部组织、内脏器官而致全身感染,但浅部疾患居多,但近年来,由于抗生素的广泛使用和免疫功能低下的患者增加,深部真菌感染亦明显增多。

此外,尚有一些腐物寄生性真菌,由于在食品中(如谷物)繁殖,它们所产生的毒素(耐110℃ 1h 以上,一般的烹调法不能破坏)或代谢产物能使人体发生功能障碍或组织损伤,导致真菌性食物中毒,常见的有曲霉、镰刀霉等,它们在卫生微生物学中具有一定意义。

第一节 真菌的基本形态及结构

真菌在生长和发育的过程中表现出多种多样的形态特征。单细胞真菌的结构较为简单,如新生隐球菌和白假丝酵母,只是由母细胞发芽而繁殖;大多数真菌为多细胞,基本结构分为菌丝和孢子两部分。

一、真菌的基本结构

(一) 菌丝(hypha)

由孢子生出芽管,芽管逐渐延长呈丝状而来。由于菌种的不同,可出现不同形式的菌丝和孢子,但有时同一种真菌可长出不同的菌丝或孢子,不同种属的真菌也可长出相同的菌丝或孢子。菌丝有隔者,称为隔菌丝;菌丝无隔者,称无隔菌丝。病原性真菌多为有隔菌丝,菌丝伸入到培养基中吸收养料的称营养菌丝,向空气中伸展者称为气中菌丝,其中能产生孢子的又称生殖菌丝。

菌丝形态特征多样,可作为鉴别和分类的依据。有鉴别意义的菌丝形态主要有以下几种。

1. **破梳状菌丝** 菌丝的一侧有多个短小分枝,间距不等,形如发梳而得名。多见于许兰毛癣菌。

2. **螺旋状菌丝** 菌丝呈螺旋状弯曲,常见于石膏样小孢子菌和许兰毛癣菌。

3. **球拍样菌丝** 在菌丝分节处一端膨大,如网球拍样,常见于小孢子菌(microsporum)及表皮癣菌(epidermophyton)。

4. **结节状菌丝** 菌丝相互缠绕成结节状。常见于奥杜盎小孢子菌。

5. **鹿角状菌丝** 菌丝末端膨大,分枝呈鹿角状。常见许兰毛癣菌。

6. **假菌丝**　真菌的菌体细胞出芽延长,分枝后并不脱落,形成类似菌丝的结构。如白假丝酵母的假菌丝。

（二）孢子（spore）

真菌孢子的形态、大小、结构、颜色,以及在菌丝上生长的位置等特征也是真菌鉴定和分类的主要依据。

1. **芽生孢子（blastospore）**　从母细胞以出芽方式而形成的圆形细胞,常见于假丝酵母等。

2. **厚膜孢子（chlamydospore）**　是菌丝内胞浆浓缩,胞壁增厚,由菌丝形成的一种大而圆的孢子。是真菌的一种休眠细胞。常见于毛癣菌（trichophyton）及小孢子菌。

3. **小分生孢子（microconidia）**　孢子为单细胞性孢子,呈圆形、卵圆形或梨形,常直接或由小侧枝连接而生长于菌丝的侧面,常见于毛癣菌属（毛癣菌中常可见到小分生孢子群集中在分枝菌丝末端,呈葡萄状。也有圆形小分生孢子位于菌丝的旁侧）。

4. **大分生孢子（macroconidia）**　是一种多细胞性孢子,常为梭形、棒形或梨状,多数大分生孢子具有数个横隔,每个横隔即为一个细胞。有的大分生孢子外周有毛。如絮状表皮癣菌的大分生孢子为粗棍型或卵圆形,末端较粗而钝圆,单一或簇生于菌丝端,大小孢子菌则为梭形大分生孢子。

5. **关节孢子（arthrospore）**　由菌丝细胞分化成几个长方形的节段而成,胞壁稍厚,在陈旧培养物中常可出现。

二、真菌的基本形态及结构观察

1. **材料与试剂**

（1）白假丝酵母革兰氏染色涂片。

（2）白假丝酵母玉米粉培养基小培养示教片。

（3）新生隐球菌墨汁负染色示教片。

（4）毛癣菌、石膏样小孢子菌、絮状表皮癣菌乳酸酚棉蓝染色示教片。

2. **方法与步骤**　将以上示教片置显微镜高倍镜下观察,注意观察孢子及菌丝的形态。记录观察结果。

3. **结果观察**

（1）白假丝酵母革兰氏染色示教片:可见革兰氏阳性较大圆形菌体、芽生孢子及假菌丝,出芽细胞呈卵圆形,比葡萄球菌大 2~5 倍。在假菌丝生长点上有芽生孢子及沿假菌丝顶端生长的大而圆的厚膜孢子（图 2-11-1A）。

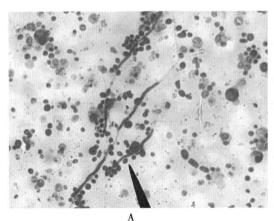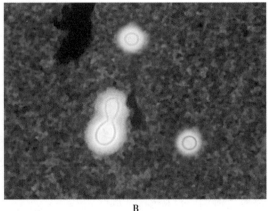

A   B

图 2-11-1　单细胞真菌的形态（×400）
A.白假丝酵母;B.新生隐球菌。

（2）新生隐球菌墨汁负染色示教片：可见此菌有很厚的荚膜包围在菌体的周围，透明发亮；有时可见到发芽的菌体，形成芽生孢子，菌体呈球形，大小不等（图2-11-1B）。

（3）毛癣菌棉蓝染色示教片：可见无隔菌丝（图2-11-2A）。

（4）毛癣菌棉蓝染色片：可见有隔菌丝（图2-11-2B）。

（5）白假丝酵母小培养示教片：见有胞壁增厚的厚膜孢子（图2-11-3A）。

（6）石膏样小孢子菌或絮状表皮癣菌棉蓝染色示教片：可见体积较大，由多个细胞组成，呈梭状、棍棒状或梨状的大分生孢子（图2-11-3B）。

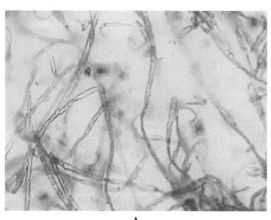
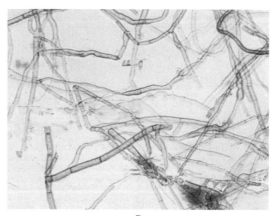

图 2-11-2　真菌的菌丝（×400）
A.无隔菌丝；B.有隔菌丝。

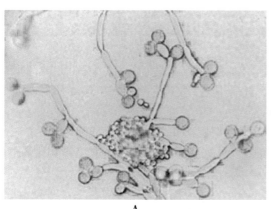
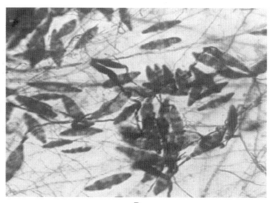

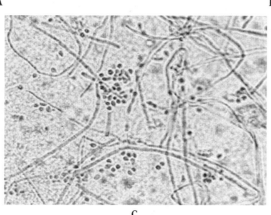

图 2-11-3　真菌的孢子（×400）
A.厚膜孢子；B.大分生孢子；C.小分生孢子。

笔记

（7）毛癣菌或絮状表皮癣菌棉蓝染色示教片：可见体积较小，只有一个细胞，呈圆形、卵圆形、梨形或棍棒形的小分生孢子（图 2-11-3C）。

第二节　真菌的培养特性观察

真菌的营养要求不高，常用沙保弱葡萄糖琼脂培养基等培养，培养温度为 37℃（酵母型和类酵母型真菌）或 25~28℃（丝状真菌），pH 4.0~6.0。培养真菌的方法有大培养法及小培养法两种，大培养法主要用于患者标本的分离培养及真菌培养性状和菌落特性的观察；小培养法主要用于观察真菌发育过程及形态特点。

一、真菌大培养

1. 材料与试剂
（1）临床标本（可疑真菌感染）：毛发或皮屑。
（2）真菌菌种（实验室保存）：新生隐球菌、白假丝酵母、絮状表皮癣菌。
（3）沙保弱葡萄糖琼脂斜面培养基、75% 乙醇、无菌 0.9% 氯化钠（NaCl）、接种针、温箱等。
2. 方法与步骤
（1）临床标本用 75% 乙醇浸泡数分钟，杀死表面杂菌，再以无菌 0.9% NaCl 充分洗涤。
（2）将处理过的临床标本和实验室保存菌种分别接种于 2~3 管含有青霉素、链霉素的沙保琼脂斜面培养基上，对临床标本直接将数根毛发或数块皮屑接种。真菌菌种则用灭菌接种环按斜面培养基接种法接种。
（3）试管口用硫酸纸包好扎紧棉塞口，置 28℃ 或 37℃ 培养箱中培养 2~3 周。
（4）第一周观察 2 次，第二周隔日观察一次，临床标本连续培养 3 周无菌落生长者，再重复操作一次，仍无菌落生长，可报告阴性。如长出菌落，应逐日观察菌落形态及颜色变化。
3. 结果观察　真菌菌落在形态上可分为三大类。
（1）酵母型菌落：与细菌菌落相似。菌落是单细胞堆聚，柔软而致密，呈圆形、卵圆形、较大，白色，边缘整齐，表面湿润光滑，无菌丝长入培养基内，培养时间久则菌落黏稠易流动，与表皮葡萄球菌菌落相似。新生隐球菌菌落属此类型。
（2）类酵母型菌落：新鲜培养的菌落表面与酵母型菌落相似，其特点是圆形、较大、白色，菌落底层有假菌丝长入培养基内。用显微镜检查可见有厚膜孢子。陈旧培养物则颜色变深、变硬，表面有皱褶，有时有放射状浅沟。白念珠菌落属此类型。
（3）丝状菌落：菌落表面有大量气生菌丝（aerial mycelium）覆盖，其特点是表面有不规则隆起和浅沟，肉眼观察菌丝随不同生长期而呈绒毛状、棉絮状、粉状等，故称丝状菌落。产生色素的颜色多样，有红色、白色、棕色、黑色、黄色等，而培养基也因菌落产生的水溶性色素而变成相应颜色，这对于鉴定真菌的种类都有重要意义，如红色毛癣菌呈紫红色，铁锈色小孢子菌呈铁锈色或棕色等，菌落底层有营养菌丝（vegetative mycelium）伸入培养基内，菌落基底部呈茶褐色。红色毛癣菌、絮状表皮癣菌等大多数真菌的菌落都属于这一类。
三种类型的真菌菌落见图 2-11-4。常见真菌的菌落及形态特点见表 2-11-1。

二、真菌小培养

真菌菌丝的形态特点对于真菌的鉴定具有十分重要的意义，但在自然状态下，真菌的菌丝常交织在一起形成菌丝体，当以接种环或针挑取菌丝体进行形态鉴定时，菌丝形态常发生改变，故真菌菌丝的形态学检查常以小培养法进行。小培养后直接进行观察，保持了真菌菌丝的自然形态特点，对于真菌的鉴定很有帮助。小培养的方法主要有钢圈法和玻片法。下面介绍玻片法（图 2-11-5）。

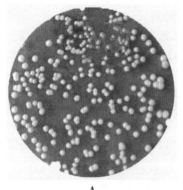 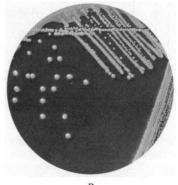 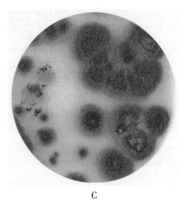

A B C

图 2-11-4 真菌的菌落形态
A.酵母型菌落;B.类酵母型菌落;C.丝状菌落。

表 2-11-1 各种真菌的菌落及形态特点

菌种	菌落	镜检	引起疾病
絮状表皮癣菌	白色鹅绒状后转为黄绿色粉末状	卵圆形或棒形大分生孢子,陈旧培养物中有厚膜孢子,无小分生孢子,有球拍样菌丝	脚癣、甲癣
石膏样小孢子菌	浅黄色及棕黄色绒毛状及粉末状	梭形大分生孢子,卵圆形或棒形小分生孢子。陈旧培养物中有厚膜孢子、球拍样菌丝	头癣、黄癣
狗小孢子菌	白色棉花样中心,转成褐色	梭形大分生孢子,棒棍形小分生孢子、球拍样菌丝,结节体和厚膜孢子	头癣、须癣
奥杜盎小孢子菌	天鹅绒状或细毛状有中央放射凹沟	大分生孢子很少见到或有而形态异常。形态不同,大小不等。壁厚。小分生孢子生于菌丝侧缘,可见到梳状、结节状、球拍状菌丝	头癣
红色毛癣菌	白色棉花样转粉末状,背面紫红色	有球形单个的小分生孢子,有少数大分生孢子球拍样菌丝	脚癣、甲癣、躯干钱癣等
许兰毛癣菌	球形或蜡状隆起,色淡黄、淡棕或深褐色	短而粗的菌丝,有厚膜孢子、鹿角样菌丝	黄癣
铁锈色小孢子菌	铁锈色、绒毛状、时间稍长菌落有辐射沟	厚膜孢子、球拍样菌丝,菌丝上有许多结节	躯干钱癣、头癣
白假丝酵母	菌落与葡萄球菌相似,表面光滑湿润,可见营养菌丝	圆形或卵圆形,单细胞,有芽生孢子及假菌丝,厚膜孢子	鹅口疮、阴道炎、肺假丝酵母菌病、顽固性腹泻
新生隐球菌	菌落表面光滑、黏稠、培养稍久可自然流下	圆形或卵圆形单细胞,有芽生孢子,周围有肥厚的荚膜	亚急性或慢性脑膜炎、肺隐球菌病

 笔记

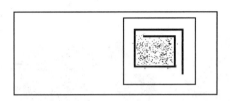

图 2-11-5　真菌小培养(玻片法)

1. 材料与试剂

(1) 真菌菌种(同前)。

(2) 沙保弱培养基。

(3) 回形针:用铁丝或曲别针制成。

2. 方法与步骤

(1) 将回形针置酒精灯加热灭菌,趁热粘蜡固定于载玻片上。

(2) 于回形针中心部滴加预热融化的沙保弱培养基少许,待琼脂凝固后,将菌种接种在培养基上。

(3) 盖上盖玻片,用石蜡封固,置无菌平皿内于 37℃(深部感染真菌)或置室温(浅部感染真菌)培养 1~2 周。

(4) 待真菌生长后,用肉眼观察菌落特征,并可将玻片置显微镜下观察真菌生长发育及形态、结构特征。先用低倍镜观察,再用高倍镜仔细观察菌丝和孢子形态。

【附】 改良沙保弱葡萄糖琼脂培养基

1. 成分

蛋白胨	1.0g
琼脂粉	1.8g
葡萄糖	4.0g
蒸馏水	100.0ml

2. 制法

(1) 将蛋白胨与葡萄糖溶解于 1/3 蒸馏水中,将琼脂粉置于其余的 2/3 蒸馏水中,在开水锅内加热煮沸促使其溶解。

(2) 将两瓶均已加热溶解的溶液倒在一起,充分混匀,分装试管。每管分装培养基约 8ml(因真菌接种后,观察时间较长,如此量的培养基可以在温室中观察 3~4 周而不致干涸)。

(3) 68.95kPa 20min 高压灭菌,取出后即制成斜面。

3. 用途　用于一般临床致病真菌的常规培养。

为了防止细菌生长,在培养基分装试管并高压灭菌后,待冷至 45℃ 左右时,在每管培养基内以无菌操作加入适量的青霉素和链霉素混合液,使每毫升培养基含有 20U 青霉素和 40mg 链霉素。

(刘水平)

第三篇 医学寄生虫学

第一章 医学蠕虫学

第一节 医学蠕虫概述

蠕虫(helminth)为一类借身体肌肉的收缩而做蠕形运动的多细胞无脊椎动物。它们在自然界有的营自生生活,有的营寄生生活,寄生于人、动物或植物。寄生于人体、与医学相关的蠕虫称为医学蠕虫(medical helminth)。医学蠕虫包括线虫、吸虫、绦虫和棘头虫,它们既可寄生于人体的消化道、胆道和血管,又可寄生于人体的肺、肝、脑和肌肉等组织器官。蠕虫生活史中的成虫或幼虫可寄生于人体。蠕虫寄生人体所引起的疾病称为蠕虫病(helminthiasis)。

根据发育过程中是否需要中间宿主,可将蠕虫分为两大类:①土源性蠕虫,这类蠕虫在发育过程中不需要中间宿主,其虫卵或幼虫直接在外界发育为感染阶段,人常通过食入被虫卵或幼虫污染的食物或幼虫侵入皮肤而感染。绝大多数线虫属于土源性蠕虫。②生物源性蠕虫,这类蠕虫其发育过程中必须要在中间宿主体内发育,然后才能感染终宿主。所有吸虫、大部分绦虫和少数线虫属于生物源性蠕虫。

线虫因虫体呈线形而得名,线虫基本发育过程分为卵、幼虫和成虫。幼虫发育过程中最显著的特征是蜕皮。线虫大小差异大,成虫雌雄异体,体不分节,左右对称。一般雄虫小于雌虫,且尾端结构具有明显特征。原体腔内有消化、生殖和神经系统,但无呼吸和循环系统。线虫卵在排出体外时可见内含一个尚未分裂的卵细胞,或卵细胞正在分裂中,或已发育成胚胎幼虫,有的线虫在产出前已形成幼虫(即卵胎生)。寄生人体的线虫主要有蛔虫、鞭虫、蛲虫、钩虫等土源性线虫及旋毛虫、丝虫、广州管圆线虫等生物源性线虫。

吸虫隶属扁形动物门的吸虫纲,种类繁多,分为三大目,即单殖目、盾腹目和复殖目。人体寄生的吸虫均隶属于复殖目,故称复殖吸虫。复殖吸虫的生活史复杂,需1~2个中间宿主,终宿主多为哺乳动物和人。生活史需经历世代交替即有性世代与无性世代的交替,无性世代一般在中间宿主淡水螺中进行,有性世代大多在人或其他脊椎动物(终宿主)体内进行。复殖吸虫生活史虽较复杂,但生活史基本阶段相同,包括卵、毛蚴、胞蚴、雷蚴、尾蚴、囊蚴、后尾蚴与成虫。多数复殖吸虫雌雄同体,其成虫外观呈叶状、长舌状、椭圆形或线形。背腹扁平,两侧对称;通常具口吸盘、腹吸盘。虫体由体壁和内部的实质组织构成,消化、生殖和排泄器官及神经系统均包裹于其中,无体腔。我国人体常见寄生吸虫包括华支睾吸虫、布氏姜片吸虫、肝片形吸虫、异形吸虫、裂体吸虫和并殖吸虫等。

绦虫或称为带虫,属于扁形动物门的绦虫纲,寄生人体的绦虫分为圆叶目和假叶目。人可作为绦虫的终宿主或中间宿主。成虫寄生宿主肠道,掠夺营养并造成机械性和化学性刺激及损伤。幼虫常移行并寄生于宿主重要器官。绦虫雌雄同体,成虫长如带状并分节,由头节、颈部和链体组成,链体分为幼节、成节和孕节。常见人体绦虫有曼氏迭宫绦虫、猪带绦虫、牛带绦虫和细粒棘球绦虫等。

第二节　线　　虫

在我国已发现可寄生于人体的线虫有 20 余种,包括寄生于消化道的似蚓蛔线虫(蛔虫,*Ascaris lumbricoides*)、毛首鞭形线虫(鞭虫,*Trichuris trichiura*)、蠕形住肠线虫(蛲虫,*Enterobius vermicularis*)、十二指肠钩口线虫(十二指肠钩虫,*Ancylostoma duodenale*)、美洲板口线虫(美洲钩虫,*Necator americanus*)、粪类圆线虫、东方毛圆线虫和旋毛形线虫(旋毛虫,*Trichinella spiralis*);寄生于淋巴系统的马来布鲁线虫(马来丝虫,*Brugia malayi*)和班氏吴策线虫(班氏丝虫,*Wuchereria bancrofti*);寄生于眼部结膜吸吮线虫;寄生于皮下的棘颚口线虫幼虫;寄生于气管和食管的兽比翼线虫和美丽筒线虫;寄生于神经系统的广州管圆线虫。此外,在国外人体感染流行的寄生于人体的线虫还有麦地那龙线虫、盘尾丝虫、罗阿丝虫和异尖线虫。

人蛔虫寄生于人体小肠内,虫卵随粪便排出,在外界发育为感染期卵,被人误食后,幼虫在小肠孵出,钻入肠壁血管,随血流至肺,继而又到达小肠才发育为成虫。成虫有钻孔、扭结成团的习性,可引起严重的并发症。病原检查,粪中查见虫卵或虫体为确诊依据。

鞭虫成虫主要寄生于人体盲肠内,虫卵随粪便排出,在外界发育为感染期卵,被人吞食后,幼虫在小肠中孵出,下行至盲肠发育为成虫。病原检查,粪中查见虫卵为确诊依据。

钩虫寄生在人体小肠内,虫卵随粪便排出,在适宜条件下孵出杆状蚴并发育至丝状蚴,丝状蚴具感染性,可钻入人体皮肤而引起感染,传播途径与鲜粪施肥及耕作方式有关。幼虫随血流至肺,再到小肠而发育为成虫。十二指肠钩虫与美洲钩虫的成虫形态有显著差别,而虫卵却非常相似。

蛲虫寄生于人体盲肠、结肠及阑尾,雌虫在肛周产卵,适宜条件下很快发育为感染性虫卵,可自体反复感染和异体感染。病原检查,在肛周查见虫卵或虫体为确诊依据。

班氏丝虫和马来丝虫寄生在人体淋巴系统内,雌雄虫交配后,产出微丝蚴,周期性地出现于周围末梢血液内,在中间宿主(蚊)体内发育为感染期幼虫后,通过蚊的叮刺经皮肤而使人感染。班氏丝虫和马来丝虫形态大体相似而微丝蚴有显著不同。病原检查,血、尿,或各种积液中查见微丝蚴,淋巴结中查见成虫为确诊依据。

旋毛虫成虫和幼虫寄生在同一宿主体内,不需在外界发育。成虫寄生在猪、鼠等动物小肠内,幼虫寄生在横纹肌内,人因生食或半生食含有活幼虫的猪肉而感染,在小肠内发育为成虫。雌虫产出幼虫经血液循环散布于全身组织,但幼虫仅在横纹肌内发育形成囊包。病原检查,主要依靠从肌肉组织中检获幼虫囊包为诊断依据。

线虫还包括广州管圆线虫、棘颚口线虫、东方毛圆线虫和结膜吸吮线虫。前两种是幼虫寄生于人体组织内,诊断需从组织内活检到幼虫。东方毛圆线虫感染诊断需从粪便中发现虫卵。结膜吸吮线虫诊断需从眼结膜处发现虫体。

掌握蛔虫、鞭虫、蛲虫和钩虫的虫卵形态;马来丝虫和班氏丝虫的微丝蚴、蛲虫成虫和旋毛虫幼虫的特征;粪便生理盐水直接涂片法和饱和盐水漂浮法。熟悉蛔虫、钩虫、鞭虫和丝虫的成虫形态;蛔虫、蛲虫、钩虫、鞭虫和丝虫各自所致人体病理损害及其致病机制。了解蛔虫的内部结构。

一、似蚓蛔线虫

(一) 实验内容

1. 自学标本　镜下观察受精蛔虫卵、未受精蛔虫卵、无蛋白质膜蛔虫卵玻片标本。

2. **示教标本**　镜下观察蛔虫唇瓣、感染性蛔虫卵、蛔虫病鼠肺玻片标本;肉眼观察蛔虫成虫(♂、♀)、蛔虫成虫解剖标本(♂、♀)、蛔虫童虫、蛔虫钻入阑尾、蛔虫性肠梗阻浸制标本。

3. **实验操作**　粪便生理盐水直接涂片法。

（二）自学标本

1. **受精蛔虫卵**　玻片标本,椭圆形,大小约为($45\sim75\mu m$)×($35\sim50\mu m$),在蠕虫卵中属中等大小,卵壳厚,壳表面通常有一层凹凸不平的蛋白质膜,虫卵因受宿主胆汁染色呈棕黄色,卵内有一大而圆的卵细胞,卵细胞与卵壳之间具2个新月形间隙(图3-1-1)。

2. **未受精蛔虫卵**　玻片标本,长椭圆形,大小约为($88\sim94\mu m$)×($39\sim44\mu m$),有时其形状不甚规则,棕黄色,卵壳及蛋白质膜均较受精卵薄,卵内含有许多折光性强的颗粒(图3-1-2)。

3. **无蛋白质膜蛔虫卵**　玻片标本,受精卵及未受精卵排出体外后,有时其外面的蛋白质膜已脱落,此时虫卵无色透明,观察时应注意勿与其他虫卵和植物细胞相混淆(图3-1-3)。

（三）示教标本

1. **蛔虫唇瓣**　玻片标本,虫体前端有"品"字形排列的唇瓣(为蛔虫的主要特征之一),唇瓣内缘具细齿,侧缘各有小乳突1对,为感觉器官(图3-1-4)。

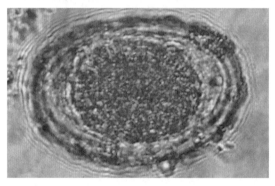

图3-1-1　受精蛔虫卵(×400)

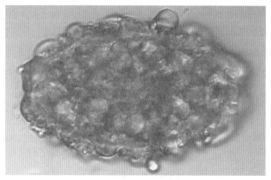

图3-1-2　未受精蛔虫卵(×400)

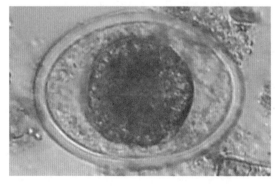

图3-1-3　无蛋白质膜蛔虫卵(×400)

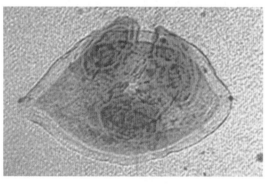

图3-1-4　蛔虫唇瓣(×400)

2. **感染性蛔虫卵**　玻片标本高倍镜观察,受精卵排出体外,在外界经过一定时间可发育为感染期虫卵,卵内含卷曲幼虫一条(图3-1-5)。新鲜粪便中不能见到此虫卵。

3. **蛔虫病鼠肺**　玻片标本低倍镜观察,镜下可见蛔虫的幼虫,周围可见大量的炎性细胞浸润(图3-1-6)。

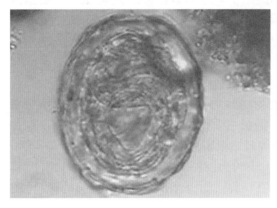
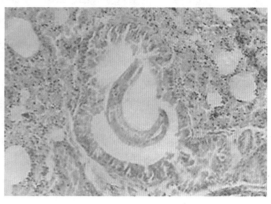

图 3-1-5　感染期蛔虫卵(×400)　　　　　图 3-1-6　蛔虫病鼠肺(×400)

4. **蛔虫成虫**　浸制标本肉眼观察,活蛔虫呈肉红色,经福尔马林固定后呈灰白色。虫体圆柱形,两端较细,体表光滑而有细纹。雌虫较大,长约 20～35cm,尾端尖细而直;雄虫较小,长约 15～31cm,尾端向腹侧卷曲,有一对镰状的交合刺。虫体前端有"品"字形排列的唇瓣。腹面有肛门(尾端)及雌虫阴门(虫体前 1/3 与中 1/3 交界处)的开口。虫体两侧各有一条侧线是蛔虫的主要特征之一。

5. **蛔虫成虫解剖标本**　浸制标本肉眼观察,观察解剖标本主要了解蛔虫的消化器官和生殖器官特点。蛔虫雌虫的生殖器官为双管型,阴门位于虫体腹中部之前。蛔虫雌虫生殖器官为单管型,尾部有镰状交合刺 1 对。

6. **蛔虫钻入阑尾**　浸制标本肉眼观察,可见蛔虫钻入阑尾。

7. **蛔虫性肠梗阻**　浸制标本肉眼观察,蛔虫扭结成团,完全或部分阻塞肠道。

(四)　实验操作

粪便的肉眼观察和生理盐水直接涂片法为最常用的粪检方法,也是临床大便常规检查的基本方法。

1. **原理**　采用生理盐水将粪便涂成薄片,借助光学显微镜观察病原体。

2. **材料**　载玻片、竹签、生理盐水、光学显微镜。

3. **方法**　①肉眼观察大便性状、颜色、气味及肉眼可见的寄生虫体;②取载玻片 1 张,在玻片中央滴生理盐水 1 滴,用竹签取绿豆大小的粪便,在生理盐水中混匀,摊开呈薄膜状;③显微镜下观察:先在低倍镜下观察,发现可疑物再转高倍镜观察;④观察完毕后,将玻片放于消毒缸中。

4. **注意事项**　①玻片应清洁无油,拿玻片时应用手指夹着玻片的边缘,勿以指面接触玻片面,以避免油渍污染;②粪膜厚薄适当,以透过粪膜能见到书本上的字迹为宜;③观察结果应按一定顺序,以免遗漏;热天要注意观察的速度,以防粪膜干燥,影响结果的观察;④正确使用显微镜,低倍镜转高倍镜时须注意勿使粪膜污染镜头;⑤用过的竹签、玻片、粪纸包等务必投入指定的容器内,养成防污染的习惯。

二、毛首鞭形线虫

(一)　实验内容

1. **自学标本**　镜下观察鞭虫卵玻片标本。

2. **示教标本**　镜下观察鞭虫雌虫、雄虫玻片标本。肉眼观察鞭虫寄生于肠壁,鞭虫成虫浸制标本。

(二)　自学标本

鞭虫卵　玻片标本,卵的形状似腰鼓,大小约为(50～54μm)×(22～23μm),中等偏小,色棕黄,卵壳厚,在卵的两端各有塞状透明栓一个,在新鲜粪便中所见到的虫卵内含一个卵

笔记

细胞(图 3-1-7)。

（三）示教标本

1. 鞭虫成虫　浸制标本,可直接用肉眼观察成虫的外部形态特征,鞭虫形似马鞭状,虫体的前部细长,约占虫体的 3/5,后部较粗,灰白色,雌虫较长,尾端不弯曲,雄虫较短,尾向腹面作 360°卷曲,有交合刺一根(图 3-1-8)。

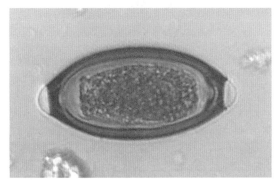
图 3-1-7　鞭虫卵(×400)

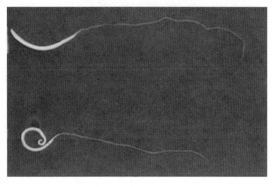
图 3-1-8　鞭虫成虫(浸制)

2. 鞭虫寄生于肠壁　病理标本,鞭虫寄生于大肠肠壁,注意鞭虫的寄生方式。

三、十二指肠钩口线虫和美洲板口线虫

（一）实验内容

1. 自学标本　镜下观察钩虫卵玻片标本。

2. 示教标本　镜下观察十二指肠钩虫口囊、十二指肠钩虫交合伞、美洲钩虫口囊、美洲钩虫交合伞玻片标本;肉眼观察十二指肠钩虫成虫、美洲钩虫成虫、钩虫咬附肠壁浸制标本。

3. 实验操作　饱和盐水漂浮法。

（二）自学标本

钩虫卵玻片标本,用低倍镜检查,观察时光线不要太强。钩虫卵为椭圆形,大小约为(56～76μm)×(36～40μm),壳薄,无色透明,刚排出体外的虫卵,内含 4～8 个细胞(如粪便搁置 1～2d 后,则卵内细胞分裂为多细胞期或发育为幼虫期)。卵壳与细胞间有明显空隙(图 3-1-9)。注意钩虫卵的大小、外形、颜色、卵壳及内容物与无蛋白膜的蛔虫卵的区别。十二指肠钩虫和美洲钩虫的虫卵在形态上没有区别。

（三）示教标本

1. 十二指肠钩虫口囊　染色标本低倍镜下观察,十二指肠钩虫成虫的口囊腹侧前缘有 2 对钩齿(图 3-1-10)。

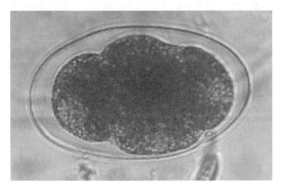
图 3-1-9　钩虫卵(×400)

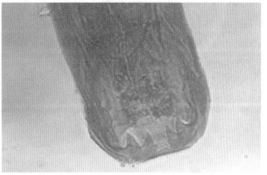
图 3-1-10　十二指肠钩虫口囊(×100)

笔记

2. 美洲钩虫口囊 染色标本低倍镜下观察，美洲钩虫成虫的口囊腹侧前缘有 1 对半月形板齿(图 3-1-11)。

3. 十二指肠钩虫交合伞 染色标本低倍镜下观察，略圆，背辐肋为"1-2-3"分支形式(图 3-1-12)。

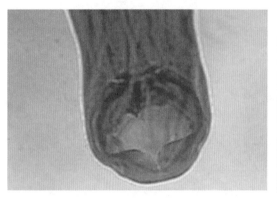

图 3-1-11 美洲钩虫口囊(×100)

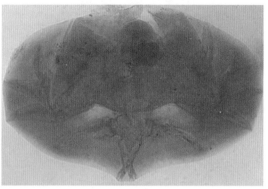

图 3-1-12 十二指肠钩虫交合伞(×100)

4. 美洲钩虫交合伞 染色标本低倍镜下观察，略扁，似扇形，背辐肋为"0-2-2"分支形式(图 3-1-13)。

5. 十二指肠钩虫成虫、美洲钩虫成虫 浸制标本肉眼观察，可直接用肉眼观察其外部形态特征。十二指肠钩虫及美洲钩虫，体壁皆略透明，呈乳白色，雌虫均比雄虫大，雌虫尾端尖细而直，雄虫尾端膨大成伞形。两种钩虫虫体弯曲情

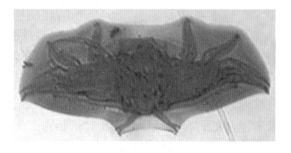

图 3-1-13 美洲钩虫交合伞(×100)

况不同，可作为虫种鉴别特征之一。十二指肠钩虫前端与身体弯曲一致，似"C"字形(图 3-1-14)，美洲钩虫前端与身体弯曲相反，似"S"字形(图 3-1-15)。

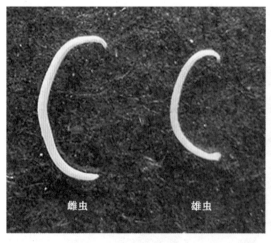

图 3-1-14 十二指肠钩虫成虫

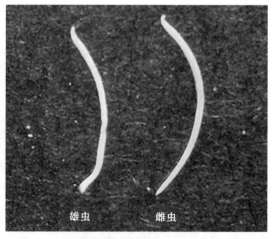

图 3-1-15 美洲钩虫成虫

(四) 实验操作

饱和盐水漂浮法为诊断钩虫病的首选方法。

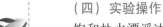

1. 原理　利用比重较大的饱和盐水,使比重较小的虫卵,特别是钩虫卵,漂浮在溶液表面,而达到虫卵浓集目的。

2. 材料　漂浮瓶、载玻片、竹签、滴管、饱和盐水、显微镜。

3. 方法　用竹签取黄豆大小的粪便置于含少量饱和盐水的漂浮瓶中,调匀后除去粪中的粗渣,再缓慢加入饱和盐水至液面略高于瓶口但不溢出为止。在瓶口覆盖载玻片一张,静置 15min 后,将载玻片提起并迅速翻转、镜检。

4. 注意事项　①盐水的配制一定要饱和。将食盐徐徐加入盛有沸水的容器内,不断搅动,直至食盐不再溶解为止(100ml 水中可加食盐 35～40g)。②粪便要取黄豆大小,太多太少都影响浓集效果。③玻片要清洁无油,防止玻片与液面间有气泡或漂浮的粪渣。④漂浮的时间不超过 20 分钟(过长时间虫卵会下沉)。⑤翻转玻片时要轻巧、迅速,勿使附着在玻片上的液体滴落。

四、蠕形住肠线虫

(一) 实验内容

1. 自学标本　镜下观察蛲虫卵玻片标本。

2. 示教标本　镜下观察蛲虫成虫玻片标本;肉眼观察蛲虫成虫浸制标本。

3. 实验操作　肛门拭子法查虫卵(示教)

(二) 自学标本

蛲虫卵玻片标本,用低倍镜观察,注意光线不宜太强,虫卵为不对称的椭圆形,一侧扁平,一侧隆起,无色透明,大小约为(50～60μm)×(20～30μm),初产卵内含有蝌蚪期胚胎,经短时发育即为含幼虫卵(图 3-1-16)。

(三) 示教标本

1. 蛲虫成虫　染色玻片标本低倍镜观察,头端两侧角皮膨胀呈翼状,称头翼(即其头端外围有一圈完整的泡状突起,故又称头泡)。食管末端呈球形,子宫内充满虫卵,尾尖细,约为体长的 1/3(图 3-1-17)。

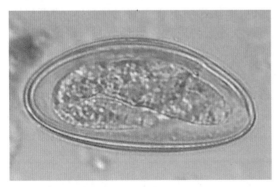
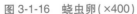
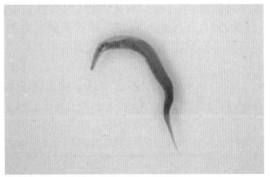

图 3-1-16　蛲虫卵(×400)　　　　图 3-1-17　蛲虫成虫(雌虫)(×10)

2. 蛲虫成虫　浸制标本肉眼观察,虫体为乳白色,雌虫较大,长约 1cm,体中部因内含充盈虫卵的子宫而较宽,尾尖细(图 3-1-18)。此为患者经驱虫后由粪便中收集雌成虫或受感染的儿童入睡时在肛门周围取得活的雌性蛲虫,并保存于 5% 福尔马林中。

(四) 实验操作肛门拭子法查蛲虫卵(示教)

1. 透明胶纸法

(1) 原理:蛲虫在肛周产卵,故利用胶纸粘取虫卵进行检查。

(2) 材料:透明胶纸带、载玻片、显微镜。

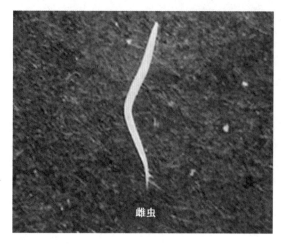

图 3-1-18　蛲虫成虫(雌虫)

（3）方法：取一段狭长的玻璃胶纸，平粘于载玻片上。使用时拉起一端胶纸，翻转在载玻片的另一端，在肛门周围粘几下，然后将胶面平铺于载玻片上，低倍镜下检查。

（4）注意事项：①清晨起床后，在未排便之前检查；②胶纸与玻片之间有许多气泡时，镜检前可揭起胶纸，滴少量生理盐水后将胶纸平铺后，再镜检。

2. 棉签拭子法

（1）原理：利用湿棉签对肛周虫卵有黏附作用。

（2）材料：生理盐水、棉签、玻璃离心管、吸管、离心机。

（3）方法：用棉签浸湿生理盐水，在受检者肛周皮肤皱褶处反复擦拭后，将棉签浸于盛有生理盐水的小玻璃试管内，充分搅拌后取出棉签并挤干液体，将试管静置 5min 或离心后取沉淀涂片，低倍镜下检查虫卵。

（4）注意事项：同透明胶纸法。

五、班氏吴策线虫和马来布鲁线虫

（一）实验内容

1. 自学标本　镜下观察班氏微丝蚴、马来微丝蚴玻片标本。

2. 示教标本　肉眼观察丝虫成虫浸制标本、乳糜尿病理标本。

3. 实验操作　厚血膜法(示教)

（二）自学标本

班氏微丝蚴、马来微丝蚴苏木素染色标本，先用低倍镜观察，在低倍镜视野下白细胞呈极小点状物，微丝蚴本身无颜色，经染色后为紫蓝色，形状为细小弯曲的线状虫体，转高倍镜（或油镜）进一步比较观察两种丝虫微丝蚴的头间隙大小、体态变化、体核分布与密度以及有无尾核等鉴别要点（图 3-1-19～图 3-1-22）。

（三）示教标本

1. 丝虫成虫浸制标本　浸制标本肉眼观察，体细长，似丝线，乳白色，雄虫尾部向腹面卷曲，雌虫较雄虫长，尾部不卷曲（图 3-1-23）。

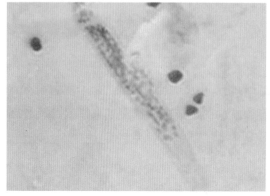

图 3-1-19　马来微丝蚴头部和体部(×400)

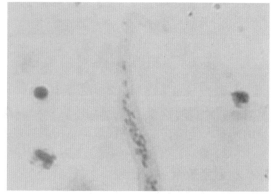

图 3-1-20　马来微丝蚴体部和尾部(×400)

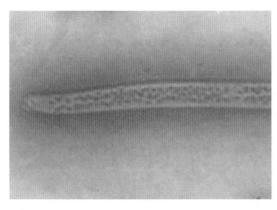

图 3-1-21　班氏微丝蚴头部和体部(×400)

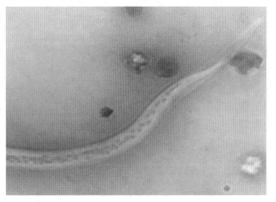

图 3-1-22　班氏微丝蚴体部和尾部(×400)

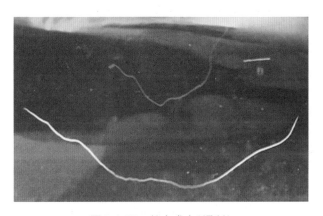

图 3-1-23　丝虫成虫(浸制)

2. 乳糜尿病理标本　瓶装乳白色尿液标本,为班氏丝虫病常见症状,尿液呈乳白色似牛奶状,有时因混有血液而呈血红色(其沉淀物中,有时可查见微丝蚴)。

(四) 实验操作

厚血膜法(示教)为常规使用的方法。

1. 原理　取外周血液 3 大滴,溶血染色后查微丝蚴。

2. 材料　载玻片,显微镜。

3. 方法　取耳垂血 3 大滴于载玻片中央,迅速用载玻片一角将血滴涂成 1.5cm×3.0cm 长椭圆形血膜,待血膜完全干透后,取蒸馏水滴于血膜上,15min 后倒去血水,重复溶血一次,至血膜无红色为止;干后用甲醇或酒精固定;再干后姬氏液染色。

4. 注意事项　①夜晚 21 时以后取血;②血膜未干时要防止蝇舐食;③溶血前血膜须完全干透,以防脱落;④观察结果时须注意与棉花纤维等杂质区别。

六、旋毛形线虫

(一) 实验内容

1. 自学标本　镜下观察旋毛虫幼虫玻片标本。

2. 实验操作　旋毛虫病动物模型的建立。

(二) 自学标本

旋毛虫幼虫玻片标本,置显微镜下观察,可见梭形囊包,内含 1~2 条幼虫,长约 100μm,直径仅 6μm 左右,盘曲数周(图 3-1-24)。

笔记

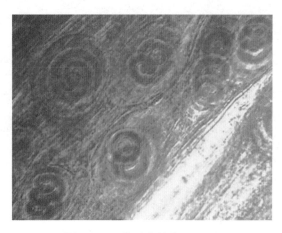

图 3-1-24　旋毛虫幼虫(×100)

（三）实验操作

建立旋毛虫病动物模型的目的是保种、观察活肌蚴和获取虫体作抗原。

1. **喂食法**　将含旋毛虫幼虫的肌肉剪成米粒大小，取一小块肌肉置玻片上镜检囊包数，以含有 100~200 个幼虫囊包的肌肉经口喂健康小鼠（喂前饥饿24h）。

2. **腹腔注入法**　用绞肉机将含有旋毛虫幼虫的肌肉绞碎，置于含有 1% 胃蛋白酶三角烧瓶内，一般每 1g 肌肉加入 1% 胃蛋白酶 60ml，置 37~40℃ 温箱中，经 10~18h（在消化过程中时常摇动），待完全消化后，将上层液小心倒掉，然后加入 37~40℃ 的温水于沉淀物中反复清洗或经离心沉淀收集幼虫，将收集的幼虫置于生理盐水中洗涤 2~3 次，即可用 1ml 注射器和 8 号针头吸取 100~200 条幼虫，注射于小白鼠或大白鼠的腹腔内，在感染后第五周，可在动物肌肉中找到旋毛虫幼虫囊包。幼虫在动物体内可生存 3 个月或半年以上。如需长期保种，可将动物处死，按上述方法转种新鼠。若需集旋毛虫成虫，可在感染后第 3、4d 处死动物，取出小肠用剪刀剖开，收集成虫。

七、其他线虫

1. **广州管圆线虫（示教）**　低倍镜下观察第三期幼虫（玻片标本）外形呈细杆状，无色透明，体表具两层鞘，长 0.462~0.752mm。中间宿主为玛瑙螺和福寿螺。

2. **棘颚口线虫（示教）**　腹部皮肤幼虫移行症患者照片。第三期幼虫（玻片标本）盘曲呈"6"字形，长约 4mm，头顶部具唇，头球上都具 4 环小钩，全身被有单齿皮棘，体前部的棘长 10mm，往后逐渐变小，变稀，在体前 1/4 的体内有 4 个肌质的管状颈囊，食管分为肌性和腺性两部分。

3. **东方毛圆线虫（示教）**　虫卵（玻片标本），长圆形，似钩虫卵，但略长且一端较尖，中等大小，新鲜便中的虫卵内细胞已发育至 10~20 个。

4. **结膜吸吮线虫（示教）**　成虫（管装浸制标本）体细长，约长 0.5cm，圆柱形，乳白色、半透明，虫体表面具有边缘锐利的环形皱褶，侧面观为上下排列呈锯齿状。离虫阴门端子宫内的虫卵逐渐变为内含曲的幼虫，雌虫直接产出幼虫，为卵胎生。雄虫尾端向腹面弯曲，由泄殖腔伸出长短交合刺 2 根。雌虫、雄虫尾端肛门周围均有数对乳突。幼虫大小为（350~414μm）×（13~19μm），外被鞘膜，盘曲状，尾部连大的鞘膜囊。

第三节　吸　虫

迄今，我国已发现在人体寄生的吸虫有 30 余种。其中常见且危害大的吸虫有裂体吸虫（血吸虫，*Schistosome*）、并殖吸虫（肺吸虫，*Paragonimus*）和华支睾吸虫（肝吸虫，*Clonorchis sinensis*），分别寄生于血管、肺脏和肝胆管内。少见吸虫有布氏姜片虫、肝片形吸虫、异形吸虫和棘口吸虫，除肝片形吸虫寄生于肝胆管外，其他均寄生于消化道。

华支睾吸虫寄生在人或猫、狗的肝胆管内。含毛蚴的虫卵随胆汁流入肠腔，再随粪便排出体外，入水后被第一中间宿主（沼螺、涵螺及豆螺）食入，毛蚴在其体内孵出，经胞蚴、雷蚴、尾蚴各期发育和无性繁殖，尾蚴从螺体逸出，侵入第二中间宿主（淡水鱼、虾），发育为囊蚴。

人主要因食入生的或半生的含囊蚴鱼虾而感染。猫、狗为本虫的主要保虫宿主。华支睾吸虫的形态和生活史特征是吸虫纲中的典型代表。病原检查,在粪便或十二指肠引流的胆汁中查见虫卵为确诊依据。免疫诊断,采用免疫学方法对肝吸虫轻度感染者和肝胆管病变较重者的诊断具有非常重要的诊断价值。

布氏姜片吸虫(姜片虫,*Fasciolopsis buski*)寄生于人和猪的小肠内。虫卵随粪排出后,在水中孵出毛蚴,侵入扁卷螺,经胞蚴、雷蚴、尾蚴各期发育,尾蚴从螺体逸出,在水生植物媒介上形成囊蚴,人因生吃含有此囊蚴的菱角及其他水生植物或饮生水而感染。病原检查,从患者粪便中查见虫卵或成虫为确诊依据。粪检方法有改良加藤厚涂片法、直接涂片法和水洗自然沉淀法。免疫诊断,可采用经纯化的成虫及其排泄分泌物抗原作皮内试验或酶联免疫吸附试验检测相应抗体,具有较好的辅助诊断价值。

卫氏并殖吸虫(*Paragonimus westermani*)成虫主要寄生在人、猫、狗等终宿主肺部,虫卵随痰或粪排出,在水中孵出毛蚴,侵入第一中间宿主,经几代无性增殖为尾蚴。尾蚴从螺体逸出后,侵入石蟹或蝲蛄体内发育为囊蚴。人生食含有囊蚴的淡水蟹或蝲蛄而感染,童虫在人体需经较长时间的多器官或组织中移行才能到达肺发育成熟,而大多数斯氏狸殖吸虫(*Paragonimus skrjabini*)肺吸虫则在人体不能发育成熟,故移行更久,涉及器官、组织更广。病原检查,从患者痰液或粪便中查见虫卵或在皮下包块中查见虫体为确诊依据。免疫诊断,肺吸虫属于组织内寄生虫,特别是斯氏肺吸虫,除皮下结节作活检可能查见虫体外,一般很难找到或查不到病原体,故对疑有肺吸虫病的患者应首先作免疫学检查。常用其成虫制备抗原检测相应抗体,或制备出单克隆抗体检测肺吸虫循环抗原或循环免疫复合物。根据现有方法,对患者做检查时,最好使用两种以上的方法进行,同时也应注意肺吸虫与血吸虫和旋毛虫之间的交叉反应。

日本血吸虫(*Schistosoma japonicum*)寄生在人和哺乳类动物的肝门静脉系统,雌虫产卵于肠壁血管末梢,成熟卵释放破坏组织的物质,使其虫卵随溃破的肠组织进入肠腔,然后,随粪便排出体外。卵内毛蚴在水中孵出,侵入钉螺,在其体内经母胞蚴、子胞蚴、尾蚴三个阶段的发育和繁殖,尾蚴从螺体逸出至水中,当人因生产或生活下水接触尾蚴时而感染。病原检查,粪中查见虫卵或孵出毛蚴或作肠黏膜活检查到活卵或近期变性卵为确诊依据。免疫诊断,日本血吸虫属组织内寄生虫,其虫卵虽可随溃破的肠黏膜被排入肠腔,使之在粪便中有机会查见病原体,但当肠壁出现纤维化后,很难通过检查粪便作出病原诊断,加之作病原检查的方法操作烦琐,效率低。故常采用免疫学的方法来辅助诊断血吸虫病。

掌握日本血吸虫卵、肝吸虫卵、肺吸虫卵和姜片虫卵的形态特征;粪检虫卵的改良加藤法原理、操作程序和应用范围。熟悉日本血吸虫成虫、肝吸虫成虫、肺吸虫成虫和姜片虫成虫形态;尼龙筛集卵与毛蚴孵化法及肠黏膜组织活检诊断血吸虫病的操作要点;三种主要吸虫感染的动物模型建立方法与其所致病理特征和发病机制;诊断血吸虫病的特异免疫学方法与其原理。了解主要吸虫的生活史各阶段及中间宿主的基本形态;曼氏血吸虫卵的特征;钉螺释放血吸虫尾蚴和虫卵解化毛蚴的方法与条件;主要吸虫病的免疫诊断方法与其实用价值。

一、华支睾吸虫

(一) 实验内容

1. **自学标本** 镜下观察肝吸虫卵、肝吸虫成虫玻片标本。

2. **示教标本** 镜下观察肝吸虫囊蚴玻片标本;肉眼观察肝吸虫成虫、第二中间宿主理科鱼和麦穗鱼浸制标本;肝吸虫成虫寄生于肝胆管内的病理标本;第一中间宿主豆螺和沼螺小瓶装标本。

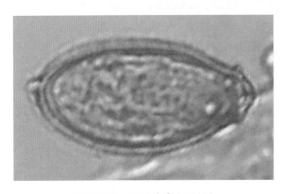

图 3-1-25 肝吸虫卵（×400）

（二）自学标本

1. 肝吸虫卵 玻片标本，肝吸虫卵是人体常见寄生虫卵中最小者，平均约为 29μm×17μm，在低倍镜下，形如芝麻，呈淡黄褐色，卵壳较厚，稍窄的一端可见明显小盖，盖的周缘由卵壳外凸形成肩峰，卵盖的另一端为卵壳增厚而形成的逗点状突起，称小疣，卵内有一发育成熟的毛蚴（图 3-1-25）。

2. 肝吸虫成虫 玻片染色标本，在解剖镜下观察。虫体较小，背腹扁平，窄长形。腹吸盘位于体前 1/5 之腹面。肠支在虫体两侧，无明显弯曲，其盲端直达虫体后部，体后两睾丸呈分支状前后排列，卵巢分叶，位于睾丸的前方。受精囊和劳氏管明显可见。卵黄腺分布于虫体两侧（图 3-1-26）。

（三）示教标本

1. 肝吸虫成虫浸制标本 虫体保存于 5% 福尔马林中。用放大镜或肉眼观察外部形态。虫体前尖后钝，大小为（10~25mm）×（3~5mm），体壁薄，半透明（图 3-1-27）。

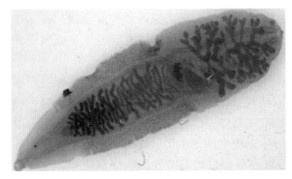

图 3-1-26 肝吸虫成虫（染色）（×10）

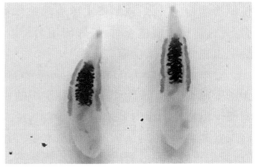

图 3-1-27 肝吸虫成虫（浸制）

2. 肝吸虫囊蚴 玻片染色标本，囊蚴为椭圆形，大小为 138μm×115μm，两层囊壁，幼虫排泄囊明显（图 3-1-28）。可用两张载玻片取鱼肉压片低倍镜下观察新鲜标本。

3. 肝吸虫成虫寄生于肝胆管内 病理标本，成虫寄生于肝胆管内所致病变。

4. 第一中间宿主 豆螺和沼螺，小瓶装标本，均为中型淡水螺类。

5. 第二中间宿主 理科鱼和麦穗鱼，浸制标本，均为淡水鱼。

二、布氏姜片吸虫

（一）实验内容

1. 自学标本 镜下观察姜片吸虫虫卵、姜片吸虫成虫玻片标本。

2. 示教标本 镜下观察姜片吸虫囊蚴玻片标本；肉眼观察姜片吸虫成虫，水生植物媒介水红菱、茭白、荸荠浸制标本；第一中间宿主扁

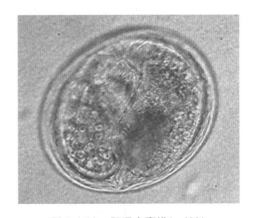

图 3-1-28 肝吸虫囊蚴（×400）

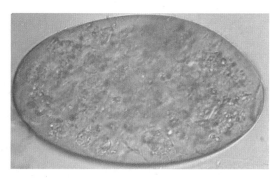

图 3-1-29　姜片吸虫虫卵（×400）

卷螺小瓶装标本。

（二）自学标本

1. 姜片吸虫虫卵　玻片标本,姜片吸虫虫卵为人体蠕虫卵中最大者,约为（130~140μm）×（80~85μm）,卵圆形,淡黄色,一端具有一不明显的小盖,卵内可见20~40个卵黄细胞和一个卵细胞,但在固定标本中不易见到卵细胞（图 3-1-29）。

2. 姜片吸虫成虫　压片染色标本,用肉眼或放大镜观察。虫体较大,背腹扁平;腹吸盘大,与口吸盘相距甚近;两肠管呈波浪形弯曲;两睾丸高度分支,前后排列;卵巢呈佛手状分叶（图 3-1-30）。

（三）示教标本

1. 姜片吸虫成虫　浸制标本,活虫体为肉红色似瘦肉片,常作皱曲状活动。死虫或固定后浸制标本为灰白色（图 3-1-31）。对此虫应特别注意与肝片形吸虫相鉴别。

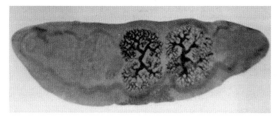

图 3-1-30　姜片吸虫成虫（×4）

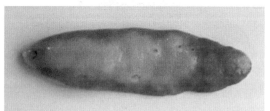

图 3-1-31　姜片吸虫成虫（浸制）

2. 姜片虫囊蚴　染色标本,注意与其他囊蚴相区别（图 3-1-32）。

3. 第一中间宿主　扁卷螺,小瓶装标本,扁平盘曲,体小呈棕黄色,常漂浮于水面。

4. 水生植物媒介　水红菱、茭白、荸荠,浸制标本。

三、卫氏并殖吸虫和斯氏狸殖吸虫

（一）实验内容

1. 自学标本　镜下观察肺吸虫卵、卫氏并殖吸虫成虫和斯氏狸殖吸虫成虫玻片标本。

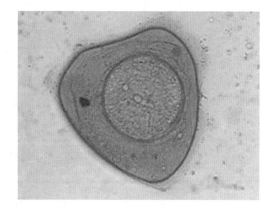

图 3-1-32　姜片吸虫的囊蚴（×400）

2. 示教标本　镜下观察肺吸虫体棘、肺吸虫囊蚴、肺吸虫雷蚴、肺吸虫尾蚴、夏科-莱登结晶玻片标本;肉眼观察肺吸虫成虫浸制标本;肺吸虫成虫寄生于犬肺的病理标本;第一中间宿主川卷螺、小豆螺、微小拟钉螺小瓶装标本;第二中间宿主溪蟹、蝲蛄浸制标本。

（二）自学标本

1. 肺吸虫卵　玻片标本,肺吸虫卵大小为（80~115μm）×（48~60μm）,虫卵呈金黄色或黄褐色,但形态变异明显,多呈椭圆形,不对称,较大的一端有一明显卵盖,较小的另一端卵壳增厚。卵内有十多个卵黄细胞（图 3-1-33）,如为新鲜虫卵,则可在其中见到一个卵细胞,

笔记

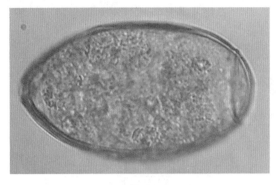

图 3-1-33　肺吸虫卵(×400)

两种肺吸虫卵基本相同。

2. 卫氏并殖吸虫成虫、斯氏狸殖吸虫成虫　染色标本体视镜下观察,两种肺吸虫的共同点为:背隆腹平,约黄豆大小,活时呈红褐色,死后为灰白色,口、腹吸盘大小相似,肠管呈波浪形弯曲于虫体两侧,子宫与卵巢左右并列于虫体中部,两个睾丸左右并列于体后部 1/3 处。重点比较观察卫氏肺吸虫和斯氏肺吸虫的外形、长宽比、腹吸盘位置和睾丸卵巢的分支(图 3-1-34,图 3-1-35)。

(三) 示教标本

1. 肺吸虫成虫　浸制标本肉眼观察,观察其基本形态,如为活标本,可见虫体伸缩变形。

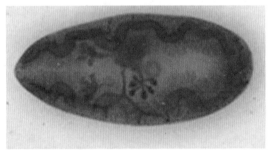

图 3-1-34　卫氏并殖吸虫成虫(×10)

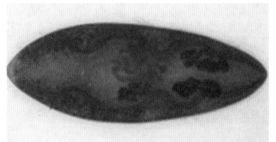

图 3-1-35　斯氏狸殖吸虫成虫(×10)

2. 肺吸虫体棘　染色玻片标本,在示教高倍镜下观察肺吸虫成虫的体表具有方向一致的小刺即体棘(图 3-1-36)。

3. 肺吸虫囊蚴　染色标本低倍镜观察,球形,囊壁厚,直径达 200μm,囊内后尾蚴卷曲,可见排泄囊明显位于中部及两肠支位于两侧(图 3-1-37)。

4. 肺吸虫尾蚴　玻片染色标本低倍镜观察,肺吸虫尾蚴尾部短小,为短尾型。

5. 夏科-莱登结晶　病理组织切片 HE 染色标本高倍镜观察,肺吸虫组织切片中有大量嗜酸性粒细胞浸润

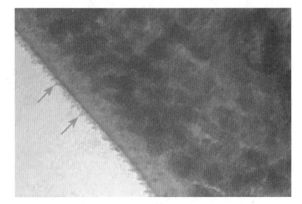

图 3-1-36　肺吸虫体棘(箭头所指)(×400)

外,还可见无色菱形结晶即为夏科-莱登结晶,为是酸粒细胞死亡后释放出来的盐类结晶(图 3-1-38)。

6. 肺吸虫成虫寄生于犬肺　病理标本,肉眼可见肺表面结节隆起。

7. 第一中间宿主

(1) 川卷螺:小瓶装标本肉眼观察,属黑螺科,中等大小,贝壳呈长圆锥形,壳顶钝。孳生于山溪。

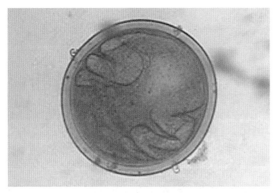

图 3-1-37 肺吸虫囊蚴(×400)

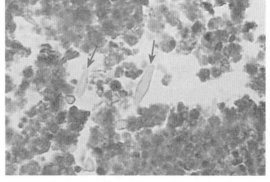

图 3-1-38 夏科-莱登结晶(×400)

（2）小豆螺：小瓶装标本肉眼观察,螺体很小,壳高约 1.7mm,壳薄而透明,灰黑色,孳生于溪水的荫蔽处。

（3）微小拟钉螺：小瓶装标本肉眼观察,螺体小,壳高 4~5mm,壳薄而透明,暗色。孳生于溪中烂树叶下。

8. 第二中间宿主 溪蟹、蝲蛄,浸制标本肉眼观察,溪蟹、蝲蛄等甲壳类动物。蝲蛄多见于我国东北部。

四、裂体吸虫

（一）实验内容

1. 自学标本 镜下观察日本血吸虫卵、成虫(雌虫、雄虫)、尾蚴玻片标本。

2. 示教标本 镜下观察日本血吸虫毛蚴、母胞蚴、子胞蚴玻片标本;日本血吸虫卵肉芽肿、曼氏血吸虫成虫、虫卵玻片标本;肉眼观察日本血吸虫成虫、曼氏血吸虫成虫浸制标本;日本血吸虫成虫寄生于兔肠系膜静脉的病理标本;日本血吸虫病兔肝脏;中间宿主光壳钉螺、肋壳钉螺小瓶装标本。

3. 实验操作

（1）解剖日本血吸虫感染小鼠,观察动物模型。

（2）日本血吸虫感染小鼠肠黏膜压片。

（3）尼龙绢筛集卵法、改良加藤法(示教)。

（二）自学标本

1. 日本血吸虫卵 玻片标本,卵呈宽椭圆形,淡黄色,壳薄,无卵盖,其内部为一个成熟毛蚴,一侧可见一个小棘(图 3-1-39)。

2. 日本血吸虫成虫(雌虫、雄虫) 玻片染色标本,在低倍镜下主要观察口、腹吸盘位置,雌虫卵巢的形状和位置,雄虫睾丸位置、数目及排列方式,抱雌沟的形状(图 3-1-40,图 3-1-41)。

3. 日本血吸虫尾蚴 玻片染色标本,低倍镜下观察呈叉尾型尾蚴,由体部和尾部组成,尾部分尾干和尾叉;体部前端为头器含一大的单细胞腺体即为头腺,腹吸盘位于体后部 1/3 处,由发达的肌肉组成,具有较强的吸附能力(图 3-1-42)。

（三）示教标本

1. 日本血吸虫成虫 浸制标本,为雌、雄异体。雌虫细长呈线形圆柱状,黑褐色。雄虫较雌虫粗短,背腹扁平,两侧向腹面卷曲,形成抱雌沟,故作肉眼观察时,似呈圆柱状,虫体为白色(图 3-1-43)。

笔记

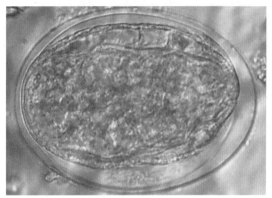

图 3-1-39　日本血吸虫卵(×400)

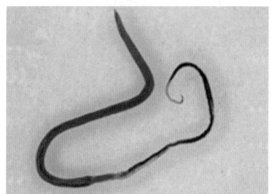

图 3-1-40　日本血吸虫成虫(雌虫)(×10)

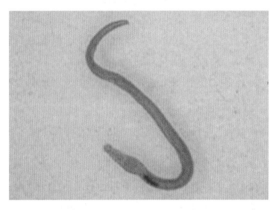

图 3-1-41　日本血吸虫成虫(雄虫)(×10)

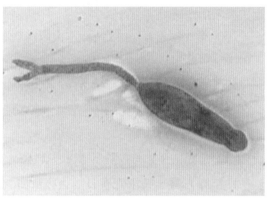

图 3-1-42　日本血吸虫尾蚴(×400)

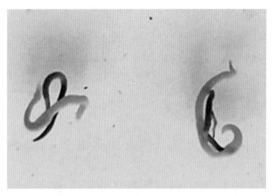

图 3-1-43　日本血吸虫成虫(浸制)

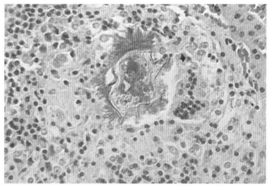

图 3-1-44　日本血吸虫卵肉芽肿(×400)

　　2. 日本血吸虫卵肉芽肿　病理切片标本,高倍镜下初步观察虫卵肉芽肿的基本结构与形态,由嗜酸性粒细胞和中性粒细胞与巨噬细胞、淋巴细胞、大单核细胞等围绕虫卵而形成的虫卵结节,注意卵壳周围有呈放射状排列的免疫复合物(何博礼现象)(图 3-1-44)。

　　3. 日本血吸虫毛蚴　将已孵化出有血吸虫毛蚴的三角烧瓶放在有黑色背景的地方,在适当的光线下,用肉眼或扩大镜观察,注意寻找接近水面数厘米处呈快速运动的小白点,仔细观察这些小白点的运动特点(直线游动,碰壁迅速拐弯)。且应特别注意与水中其他原生动物(如草履虫)相鉴别。若肉眼观察鉴别困难,可用吸管吸出运动的小白点,置于载玻片

笔记

上,用低倍镜进行鉴别,其基本形态特征是:梨形,体表有纤毛。

4. 日本血吸虫母胞蚴、子胞蚴 染色标本低倍镜下观察,长口袋状,日本血吸虫母胞蚴内含胚细胞团,子胞蚴内含胚细胞团及已接近成熟的尾蚴。

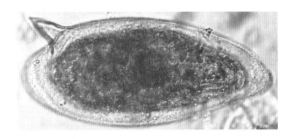

图 3-1-45 曼氏血吸虫卵(×400)

5. 曼氏血吸虫成虫玻片标本 染色标本低倍镜下观察,雄虫肠支在体中线前汇合,睾丸数通常为 9 个,雌虫子宫位于体中部之前,虫卵数少常为 1 个。

6. 曼氏血吸虫卵 玻片标本高倍镜下观察,长卵圆形,卵壳一侧有长棘,内含一成熟毛蚴(图 3-1-45)。

7. 日本血吸虫成虫寄生于兔肠系膜静脉 病理标本,肉眼可见兔的肠系膜静脉内有日本血吸虫成虫的寄生。

8. 日本血吸虫病兔肝脏 病理标本,肉眼可见病兔肝脏由于日本血吸虫卵的沉积形成肉芽肿,导致肝脏表面布满肉眼可见的白色虫卵结节。

9. 中间宿主 小瓶装标本肉眼观察,分肋壳钉螺(表面具纵肋)和光壳钉螺(表面光滑)两个亚种,又称湖北钉螺,都呈塔形,6~9 个螺层,属小型螺类,壳口卵圆形,周缘完整,外缘背侧有一条粗的隆起称唇嵴,有厣(图 3-1-46,图 3-1-47)。

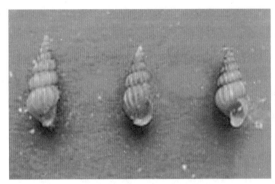

图 3-1-46 肋壳钉螺

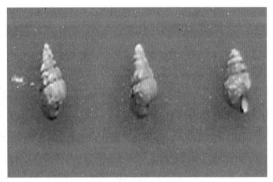

图 3-1-47 光壳钉螺

(四) 实验操作

1. 解剖日本血吸虫感染小鼠,观察动物模型

(1) 目的:加深对血吸虫感染、寄生、致病的理解;获取成虫和虫卵以制备诊断抗原。

(2) 方法:动物以 5~6 周左右的小白鼠为宜。感染前,需备好阳性钉螺,置于装有冷开水的三角烧瓶内,在 25℃ 条件下放出尾蚴。感染时,将小鼠固定,剪去腹部的体毛,擦湿皮肤,点尾蚴于盖玻片上,在解剖镜下计数,然后,将粘有尾蚴的盖玻片覆盖在小鼠的无毛皮肤上,尾蚴总数在 20 条左右即可。待感染 15min 后,弃去皮肤上的盖玻片,擦干腹部,感染即告完毕。在小鼠感染后 45d 时剖杀,重点观察肝、肠病变,并注意观察成虫在肠系膜静脉内的寄生情况。此时可见肝表面有大量密集的虫卵结节,肠系膜血管中可见成虫。如需成虫和虫卵,用生理盐水从右心灌注冲虫法,收集成虫,取下鼠肝,捣破肝组织,分离虫卵。

2. 日本血吸虫感染小鼠肠黏膜压片 用小剪刀从病兔肠黏膜上剪取一小块置载玻片上,加少许生理盐水,覆盖另一载玻片,并加压使之能在低倍镜下观察。要求仔细观察并区分未成熟卵、成熟卵、死亡卵、钙化卵的结构特点(表 3-1-1)。

笔记

表 3-1-1   活组织中未染色日本血吸虫卵的死、活鉴别要点

活卵	近期变性卵	远期变性卵
无色或棕色	灰白或棕黄色	灰褐色
清楚	清楚	不清楚
卵黄细胞或胚团或毛物	浅灰色或黑色小点或折光均匀的颗粒或萎缩的毛蚴	两级可有密集的黑点含网状结构或块状物

3. **尼龙绢筛集卵法(示教)**   此法是诊断慢性血吸虫病的首选方法。

(1) 原理:将较多量的粪便,经三个不同孔径,即第一个粗筛去粗粪渣,第二个尼龙筛去细粪渣,第三个尼龙筛收集虫卵,水洗过筛,再经消化进一步去除粪渣,以达到提高虫卵检出率的目的。

(2) 材料:粗铜筛一个,尼龙筛 120 目和 260 目各一个,搅粪杯一个,10% NaOH 溶液。

(3) 方法:取 30g 粪便,置搅粪杯内加少量水搅匀,过粗筛。过粗筛时的粪液用两个重叠的尼龙筛(120 目者在上)收集,然后,用自来水边洗边筛,直至流水变清为止,然后将其置于含有 10% NaOH 溶液中消化 15min,经自来水过筛冲洗,最后将留有粪液的 260 目的尼龙筛内的粪渣用吸管吸出涂片,镜检虫卵。

(4) 注意事项:尼龙筛使用后应先放入甲酚皂水中浸泡处理半小时,再用自来水冲洗干净,晾干保存。不能用刷子刷洗或揉搓,也不要用开水烫,以免孔径扩大或缩小,影响集卵效果。

4. **改良加藤法(示教)**   为常用的粪便定量或定性检查蠕虫卵的方法。

(1) 原理:采用粪便定量或定性厚涂片,以增加视野中虫卵数,经甘油和孔雀绿处理,使粪膜透明,粪渣着绿颜色,与不着色虫卵产生鲜明对比,视野光线变得柔和,以减少眼睛的疲劳,并可作虫卵定量检查。适用于检查各种蠕虫卵。过硬过软的粪便不宜使用本法。

(2) 材料:聚苯乙烯定量板(大小为 40mm×30mm×1.37mm,模孔为 8mm×4mm)及刮棒;100 目尼龙或金属筛网片(约 4cm×4cm);亲水玻璃纸条(5cm×2.6cm)浸泡于甘油孔雀绿溶液(3%孔雀绿 1ml 加纯甘油和水各 100ml 中)24h;压板或橡皮塞;载玻片。

(3) 方法:①将筛网覆盖在粪标本上,刮取筛孔上挤溢出的粪便;②将定量板紧贴于载玻片上,把刮棒上取得的粪便填满模孔,刮去多余部分,掀起定量板,在粪样上覆盖含孔雀绿甘油的玻璃纸条,展平后用压板加压,粪样即在玻璃纸和玻片之间铺成椭圆形;③在 30~37℃温箱中透明 0.5~1h 后镜检并作虫卵计数;④平均每板虫卵总数乘以 24,再乘以粪便性状系数(成形便为 1,半成形便为 1.5;软湿便为 2,粥样便为 3,水泻便为 4),即为每克粪便虫卵数(egg per gram,EPG),用以评估感染度。

(4) 注意事项:①粪膜要均匀铺开,大小约 20mm×25mm 左右,不宜过厚;②透明时间要适度(尤其对钩虫卵的检查,透明时间宜短)。若粪便过厚,透明时间短,虫卵难以辨认;若透明时间过长,虫卵变形,也不易辨认。③在定量测定时,为提高检出率和准确度,要求每一样本做 3 张加藤片。

(张祖萍　彭先楚)

第四节　绦　　虫

绦虫(cestode),又称为带虫(tapeworm),属于扁形动物门绦虫纲。

成虫背腹扁平,呈白色或乳白色,带状分节,前窄后宽,以吸盘(sucker)或吸槽(bothrium)作为固着器官附着于宿主寄生部位。无消化器官,依靠体壁渗透获取自身所需营养。同一成节具有两套生殖器官,雌雄同体。无体腔,体壁由皮层(外有绒毛)和皮下层(表肌层)所组成。成虫的结构大体可分为:头节(scolex)、颈部(neck)和链体(strobilus)。头节呈球形、方形或梭形。颈部紧接于头节之后,短而细,不分节,具有生发功能,链体上节片均由此生发而成。因此,在治疗效果的判断上,要根据是否排出头颈部作为疗效判定依据。链体薄,半透明,可大体分为未成熟节片(immature segment)(幼节,含尚未发育成熟的生殖器官)、成熟节片(mature segment)(成节,内含雌雄一套或两套生殖器官)、妊娠节片(gravid segment)(孕节,只留下充满虫卵的子宫)。孕节子宫的形态特征是绦虫虫种鉴定的重要依据之一。

假叶目(pseudophyllidea)与圆叶目(cyclophyllidea)绦虫虫卵有明显区别,前者与吸虫虫卵相似,椭圆形,卵壳较薄,一端有卵盖,内含一个卵细胞和多个卵黄细胞;后者虫卵呈圆球形,卵壳薄,内有较厚的胚膜,内含具有六个小钩的幼虫(六钩蚴,onchosphere)。

大多数绦虫成虫寄生于脊椎动物宿主的消化道内,虫卵由子宫孔或随孕节脱落排出体外,此后,假叶目与圆叶目绦虫经历差异巨大的发育过程。绦虫幼虫有多个发育阶段,经历不同的中间宿主,完成中绦期(在中间宿主体内的发育阶段)发育。

链状带绦虫(Taenia solium)又称为猪带绦虫,肥胖带绦虫(Taenia saginata)又称为牛带绦虫,两种带绦虫成虫均寄生于人的小肠。孕节或虫卵可随粪便排出体外,被中间宿主吞食后,在其体内发育为囊尾蚴。人因误食生的或半生的含囊尾蚴猪肉、牛肉而感染。猪带绦虫的中间宿主是猪,人亦可作为中间宿主;牛带绦虫的中间宿主为牛、羊等动物。

细粒棘球绦虫(Echinococcus granulosus)成虫寄生于狗、狼等食肉动物肠内。孕节或虫卵随粪排出,被中间宿主(羊、牛、猪等)食后,在其体内发育为棘球蚴。人可作为该虫的中间宿主,因误食虫卵而感染,引起棘球蚴病。

曼氏迭宫绦虫(Spirometra mansoni)的成虫寄生于猫、犬等终宿主的小肠内。虫卵在水中发育,孵出钩球蚴,如被剑水蚤吞食,则在其体内发育成原尾蚴。受感染的剑水蚤被蝌蚪食入,则随着蝌蚪发育至成蛙而在其体内逐渐发育为裂头蚴。蛇、鸟、猪为此虫的转续宿主。人可作为此虫的第二中间宿主,转续宿主,也可作为终宿主。人感染常因外用或生食含有裂头蚴的青蛙肉而引起,也可因饮生水食入了含有原尾蚴的剑水蚤而感染。

微小膜壳绦虫(Hymenolepis nana)成虫寄生于鼠类或人的小肠内,随粪便排出的孕节或虫卵如被新的宿主吞食,在小肠腔内孵出六钩蚴、经似囊尾蚴,发育为成虫;人感染可因误食含似囊尾蚴的中间宿主而引起,也可由自身感染而大量繁殖。缩小膜壳绦虫(Hymenolepis diminuta)卵被中间宿主(鼠蚤、大黄粉虫等)吞食后,在其肠腔内发育为似囊尾蚴,如人或鼠吞食了带有似囊尾蚴的中间宿主,则在其体内发育为成虫,人为本虫的终宿主。

绦虫的成虫阶段主要寄生在人体肠道,一般症状较轻。绦虫的幼虫阶段感染人体,造成眼、脑、肝等器官受累,可导致严重的病理损害。实验室以检获病原体为确诊依据。辅助诊断方法也具有临床意义,包括免疫学检查、分子生物学检查、影像学检查等。

掌握两种带绦虫孕节的鉴别要点;带绦虫卵、棘球蚴砂、裂头蚴和两种膜壳绦虫卵的形态特征。熟悉猪囊尾蚴和曼氏迭宫绦虫卵的形态。了解两种带绦虫成虫完整虫体的基本形态与结构;囊虫病、裂头蚴病的免疫诊断;曼氏迭宫绦虫的中间宿主。

一、链状带绦虫和肥胖带绦虫

(一)实验内容

1. **自学标本** 镜下观察带绦虫卵、猪带绦虫孕节和牛带绦虫孕节。
2. **示教标本** 镜下观察猪带绦虫头节、猪带绦虫成节、猪带绦虫孕节、牛带绦虫头节、牛带绦虫成节、牛带绦虫孕节、猪囊尾蚴、牛囊尾蚴。猪囊尾蚴寄生于肌肉和猪心肌。

（二）自学标本

1. **虫卵**　虫卵为小圆球形，壳薄，无色透明，直径31~43μm，具棕黄色、厚且有放射状条纹的胚膜，内含一圆形的六钩蚴，两种带绦虫卵在形态上不易区别，不能作为虫种鉴定依据（图3-1-48）。

2. **孕节**　节片呈长方形，子宫发达，内充满虫卵，自主干向两侧分支，每侧一级分支：猪带绦虫为7~13支，分支较松散，排列不整齐（图3-1-49）；牛带绦虫15~30支，分支较致密，排列较齐整（图3-1-50）。

（三）示教标本

1. **虫体、头节和成节**　虫体为整体固定标本，头节和成节为染色标本。

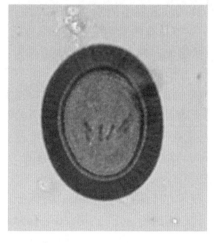

图3-1-48　带绦虫卵（×400）

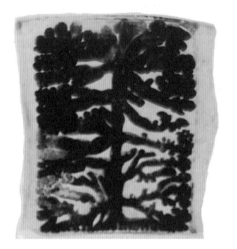

图3-1-49　猪带绦虫孕节

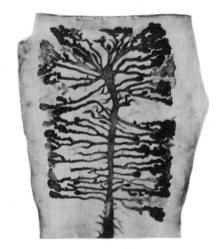

图3-1-50　牛带绦虫孕节

（1）虫体整体标本：肉眼比较观察两种带绦虫成虫外形、基本结构、颜色、长度和节片数的差异。

（2）头节：具4个吸盘。体视镜下比较观察两种带绦虫虫体头节的形状、大小以及有无顶突和小钩。猪带绦虫头节有顶突和小钩（图3-1-51）；牛带绦虫头节无顶突和小钩（图3-1-52）。

（3）成节：近方形，体视镜下可见雌雄性生殖器官各一套，卵巢分叶，卵黄腺位于节片中央后部。管状的子宫，从节片中央向前延伸为盲囊。节片上方及两侧散在小圆形滤泡状的睾丸，每节约有数百个。生殖孔在节片的一侧。猪带绦虫成节分成左右两叶和中间小叶（图3-1-53）；牛带绦虫成节分成左右两叶（图3-1-54）。

2. **浸制标本和肌肉内囊虫观察**

（1）猪囊尾蚴：肉眼观察成熟囊尾蚴为黄豆大小，白色半透明的囊状物。囊内充满透明液体，低倍镜下可见头节内凹于囊内，呈白色点状，其构造与成虫头节相同。

（2）牛囊尾蚴：其外观与猪囊尾蚴相似，难以区别。囊内的头节与其成虫头节结构相同。

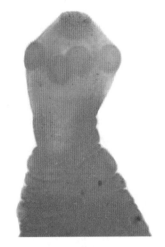

图 3-1-51　猪带绦虫头节(×10)

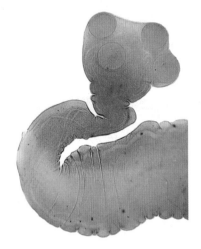

图 3-1-52　牛带绦虫头节(×10)

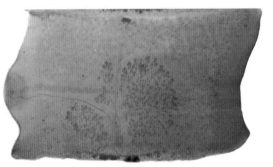

图 3-1-53　猪带绦虫成节(×10)

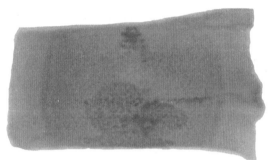

图 3-1-54　牛带绦虫成节(×10)

3. "米猪肉"病理标本观察　肉眼观察猪肉肌纤维和猪心肌间有多个黄豆大小、乳白色的囊状物,即为猪囊尾蚴(图 3-1-55,图 3-1-56)。

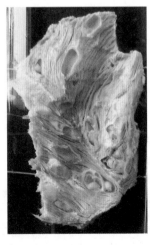

图 3-1-55　猪囊虫寄生于肌肉

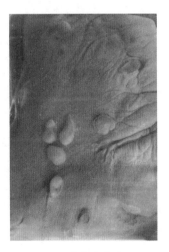

图 3-1-56　猪囊虫寄生于心肌

(四) 实验诊断

1. 病原检查　肠道绦虫感染以在粪便内查见孕节和虫卵或用肛门拭子法在肛周皮肤上查见虫卵为确诊依据。囊虫病以组织切片中检获囊尾蚴为确诊依据。

2. 免疫诊断　对深部组织中的囊虫病的诊断具有重要的临床参考价值。常用 ELISA 法检测抗体或循环抗原。

（五）实验操作

1. 带绦虫孕节片鉴定　带绦虫孕节可用夹片法进行虫种快速鉴定：夹取带绦虫孕节，水洗后置于两载玻片间，轻压固定，对光观察子宫分支情况，自基部计数子宫一级分支数目，以鉴定虫种。若子宫分支不清楚，可采用墨汁注射法，即水洗后用滤纸吸干虫体表面的水分，用 1ml 注射器，4 号针头，抽取墨汁少许，从孕节中央子宫一端进针，缓慢推注墨汁于子宫腔内，可见墨汁进入各子宫分支。水洗多余墨汁，将孕节夹于两载玻片间观察并计数子宫分支情况，确定虫种。鉴定新鲜孕节片时应戴橡皮手套以防止感染。

2. 皮下包块活检猪囊尾蚴的形态鉴定　以手术方法摘取皮下结节或浅部肌肉包块，分离出虫体，直接观察确定，如为病理组织切片，应根据猪囊尾蚴的囊壁和头节的基本形态结构特征进行确定。

二、细粒棘球绦虫

（一）实验内容

1. 自学标本　观察棘球蚴砂（hydatid sand）中的原头节或原头蚴。

2. 示教标本　镜下观察细粒棘球绦虫成虫；肉眼观察寄生于动物肝脏中的棘球蚴的病理标本。

（二）自学标本

棘球蚴砂是游离于棘球蚴囊液中的原头节、育囊、子囊的统称。此标本主要是观察单个散在的原头节。原头节与成虫头节相似，但较小。头节可见吸盘、顶突和小钩，顶突有外翻和凹入两种形式（图 3-1-57）。

（三）示教标本

1. 成虫　用放大镜观察，虫体长为 2~7mm，白色，链体由幼节、成节和 1~2 个孕节组成（图 3-1-58）。

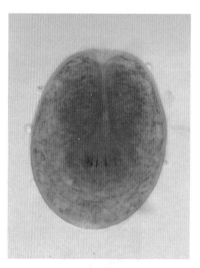

图 3-1-57　棘球蚴砂（×400）

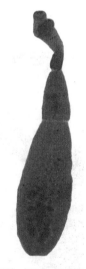

图 3-1-58　细粒棘球绦虫成虫

2. 病理标本　肉眼观察寄生于动物肝脏中的棘球蚴。可见棘球蚴为大小不等，乳白色，半透明，囊壁似粉皮状的圆形囊状体（图 3-1-59）。

（四）实验诊断

1. 病原检查　在痰液、尿液、腹水、胸腔积液中查见棘球蚴砂或经手术摘除棘球蚴可作

笔记

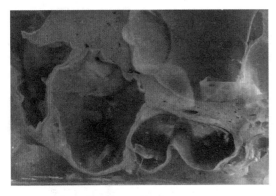

图 3-1-59　棘球蚴病肝

2. **示教标本**　镜下观察裂头蚴。

（二）自学标本

虫卵近椭圆形,两端稍尖,$(52\sim76\mu m)\times(31\sim44\mu m)$,呈浅灰褐色,有卵盖,卵壳较薄,内含一个卵细胞和许多卵黄细胞(图 3-1-60)。

（三）示教标本

放大镜观察裂头蚴,虫体呈条带状,长约 $10\sim30cm$,体前端稍大,具有与成虫相似的头节,虫体不分节,但具横皱纹(图 3-1-61)。

为诊断依据。

2. **免疫诊断**　由于病原学诊断取材困难,故常采用免疫学方法作辅助诊断,常用的方法有卡松尼皮内试验、间接血凝试验、酶联免疫吸附试验、对流免疫电泳等。目前认为对该病的免疫诊断应采取综合方法,以提高准确率。

三、曼氏迭宫绦虫

（一）实验内容

1. **自学标本**　观察曼氏迭宫绦虫虫卵。

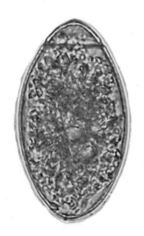

图 3-1-60　曼氏迭宫绦虫虫卵(×400)

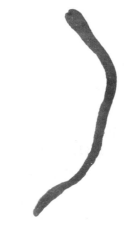

图 3-1-61　曼氏迭宫绦虫裂头蚴

（四）实验诊断

1. **病原检查**　在皮下包块或其他组织中活检到裂头蚴作为诊断依据。

2. **免疫诊断**　对深部组织寄生的裂头蚴,免疫学检查具有重要的辅助诊断价值。常用裂头蚴抗原作皮内试验或酶联免疫试验可获满意结果。

（五）实验操作

1. **裂头蚴虫体鉴定**　在深部组织寄生较长时间的裂头蚴,手术活检时常有宿主组织粘连在一起,或取出的虫体可能不完整,故在作鉴定时,应予以注意。

2. **青蛙解剖找曼氏裂头蚴**　取活青蛙,麻醉处死,在大腿肌肉部位找灰白色小圆点,用针挑出,放置在有生理盐水的玻璃平皿中观察,可见虫体缓慢蠕动。

四、微小膜壳绦虫和缩小膜壳绦虫

（一）实验内容

示教标本:镜下观察微小膜壳绦虫和缩小膜壳绦虫卵。

笔记

（二）示教标本

1. **微小膜壳绦虫卵**　虫卵圆形或椭圆形,大小为(48~60μm)×(36~48μm)。无色透明,外层为很薄的卵壳,内为胚膜,胚膜的两极略隆起,发出4~8根丝状物,胚膜内含一个六钩蚴(图3-1-62)。

2. **缩小膜壳绦虫卵**　椭圆形或圆形,较微小膜壳绦虫卵大,(72~86μm)×(60~79μm)。黄褐色,卵壳稍厚,卵内六钩蚴小钩较清晰,排列呈扇形,胚膜两端无丝状物(图3-1-63)。

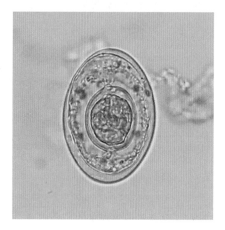

图3-1-62　微小膜壳绦虫卵(×400)

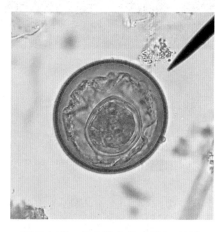

图3-1-63　缩小膜壳绦虫卵(×400)

五、其他绦虫

（一）多房棘球绦虫(*Echinococcus multilocularis*)

1. **生活史**　多房棘球绦虫的成虫寄生在狐、狗、狼、猫等终宿主小肠内,随粪排出的孕节或虫卵被中间宿主野生啮齿动物(主要为鼠类)吞食,则在其体内发育为泡球蚴。含泡球蚴的器官被终宿主食入,在其小肠内发育为成虫。人因误食虫卵,可在体内发育为泡球蚴。

2. **形态**　泡球蚴的形态为淡黄色或白色囊泡状团块,囊泡圆形或椭圆形,直径为0.1~1mm,大的可达3mm,囊壁虽有角皮层和生发层,但角皮层常不完整。囊壁与周围组织间没有纤维性膜形成的明显界限,囊内含胶状物,人体感染的泡球蚴囊泡内无原头节。

（二）亚洲无钩带绦虫(*Taenia asiatica*)

1. **生活史**　亚洲无钩带绦虫的成虫寄生于人体小肠,被排出体外的孕节或虫卵被中间宿主猪、牛、羊等吞食后,在其小肠上段孵化出六钩蚴。六钩蚴钻入肠壁并可随血流至中间宿主内脏器官,如肝、网膜、浆膜及肺脏,以肝为主,发育为囊尾蚴。人主要是由于生食或半生食含囊尾蚴的中间宿主内脏而被感染。被食入人体的囊尾蚴经约4个月左右的时间发育为成虫。

2. **亚洲无钩带绦虫卵**　高倍镜下观察,形状为椭圆形,卵壳薄,大小约为25μm×20μm,胚膜较厚具放线状条纹,内含一个圆形六钩蚴。

3. **亚洲无钩带绦虫成虫**　肉眼观察,成虫乳白色,带状,长约4m,头节近方形,直径约1 667μm,无顶突及小钩,有4个吸盘;链体约有2 500个节片。

4. **亚洲无钩带绦虫孕节**　放大镜观察,孕节子宫呈树枝状,每侧分支平均17支(左侧16~20支,右侧14~17支),孕节平均长1.0~2.0cm,宽0.5~0.9cm。

（蔡力汀　蒋立平）

第二章 医学原虫学

第一节 医学原虫概述

原生动物又称原虫(protozoa),为单细胞真核生物,隶属原生动物亚界。自然界的原虫种类繁多,其中许多为寄生性原虫。寄生在人体内的原虫有数十种,称医学原虫(medical protozoa)。原虫对人类的危害性非常大,在寄生虫学中占有非常重要的地位。

不同种类的原虫外形也有差异,主要呈圆形、卵圆形或不规则形,大小 $2\sim200\mu m$ 不等;结构符合单个动物细胞的基本构造,由细胞膜、细胞质和细胞核组成。原虫的细胞膜也称质膜或表膜,电镜下可观察到一层或一层以上的单位膜,具备可塑性并嵌有蛋白质的脂质双分子结构,覆盖于虫体表面。胞膜是与宿主细胞及寄生环境直接接触的部位,其表面的受体、配体、酶类以及其他多种抗原成分可引起宿主产生免疫反应及逃避免疫,同时也参与原虫的营养、排泄、运动、感觉和侵袭等多种生物学功能。原虫的胞质由基质、细胞器和内含物组成。基质均匀透明,主要成分是蛋白质,由肌动蛋白组成的微丝和管蛋白组成的微管,主要用来支持原虫形态并与运动相关。原虫的细胞器按功能分为:①膜质细胞器;②运动细胞器:包括鞭毛、纤毛和伪足等,与运动有关,是原虫分类重要标志;③营养细胞器。医学原虫的核型主要有两种:①泡状核:寄生人体的原虫多数为该核型。其特点是染色质少而呈粒状,分布于核质和核膜的内缘,只含一个粒状核仁。②实质核:多数纤毛虫的核型。其特点是核大且不规则,染色质丰富,常具有 1 个以上的核仁,故核着色深而不易辨认内部。随着科学技术的发展,对医学原虫的形态学研究不再局限于光镜,目前已经深入到亚细胞甚至分子领域。通过超微技术和免疫生化等方法,帮助人们从分子水平重新认识它们。

医学原虫能够完成包括运动、摄食、代谢和生殖等生命活动的全部功能。多数原虫利用运动细胞器来完成移位、摄食和防卫等活动,它们的运动方式取决于各自运动细胞器的类型,比如阿米巴原虫滋养体借助伪足运动,鞭毛虫借助于鞭毛运动,而阴道毛滴虫依靠其鞭毛和波动膜运动。没有运动细胞器的原虫可以借助体表构造行螺旋式运动、滑行及扭动等,典型如疟原虫在蚊体内的动合子。寄生原虫主要以无性生殖和有性生殖或两者兼有的方式来维持种群世代的延续。

生物学分类隶属原生动物亚界,其包括 3 个门即肉足鞭毛门,如动鞭纲、叶足纲;顶复门,如孢子纲;纤毛门,如动基裂纲。医学原虫分为阿米巴、鞭毛虫、纤毛虫和孢子虫四大类,接下来的内容将做详细介绍:

第二节 阿 米 巴

阿米巴(amoeba)通过伪足这种运动细胞器做变形运动,多数营自生生活,寄生于人体内

笔记

致病的常见阿米巴主要有溶组织内阿米巴和结肠内阿米巴等;只有溶组织内阿米巴致病,结肠内阿米巴对人体不致病。溶组织内阿米巴生活史主要有滋养体和包囊两个时期。包囊——肠腔内滋养体——包囊是溶组织内阿米巴的基本生活史过程。包囊随患者成形粪便排出,四核包囊为感染阶段,经口感染。在肠腔内的肠腔内滋养体行二分裂增殖,在不适条件下能形成包囊,在一定条件下可侵入肠壁转变为组织内滋养体,并引起病变。

掌握溶组织内阿米巴(*Entamoeba histolytica*)包囊的形态特征,并能鉴别结肠内阿米巴(*Entamoeba coli*)包囊;检查肠道原虫的粪便生理盐水涂片法及包囊的碘液染色法;熟悉溶组织内阿米巴的致病情况。

下面介绍溶组织内阿米巴和结肠内阿米巴。

（一）实验内容

1. **自学标本**　镜下观察溶组织内阿米巴滋养体玻片标本,溶组织内阿米巴包囊玻片标本,结肠内阿米巴包囊玻片标本。

2. **示教标本**

（1）玻片标本:镜下观察结肠内阿米巴滋养体。

（2）浸制标本:肉眼观察痢疾阿米巴肝脓肿、阿米巴肠溃疡(大瓶装)。

（二）自学标本

1. **溶组织内阿米巴滋养体(铁苏木素染色玻片标本)**　经铁苏木素染色的粪涂片标本:虫体经固定后变为椭圆形或圆形,较活体时偏小。虫体包括较透明的外质和颗粒状的内质。大滋养体的内质中往往可见到被吞噬的红细胞(染成深蓝黑色),胞核一个,圆形,泡状;核周染粒大小均匀,排列整齐;核仁细小,位于中央;核仁与核膜之间有网状核丝相连(图 3-2-1)。

2. **溶组织内阿米巴包囊(铁苏木素染色标本)**　圆球形,直径 10~20μm,囊壁不着色,但可见包囊与周围粪渣间有空隙。核 1~4 个。核仁细小,多位于中央。一、二核包囊内可见空泡状糖原泡及两端钝圆的棒状拟染色体(图 3-2-2)。

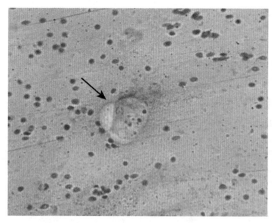
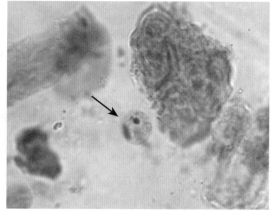

图 3-2-1　溶组织内阿米巴滋养体(×1 000)　　图 3-2-2　溶组织内阿米巴包囊(×1 000)

3. **结肠内阿米巴包囊(铁苏木素染色玻片标本)**　与溶组织阿米巴包囊比较,圆球形,直径 10~30μm 或更大,核 1~8 个,常见 8 个,核仁粗大,常偏于一侧。拟染色体常不清晰,呈碎片状或草束状,两端尖细不整(图 3-2-3)。

（三）示教标本

1. **玻片标本**　镜下观察结肠内阿米巴滋养体(铁苏木素染色玻片标本)胞质内外质分界不明显,胞核的核周染粒粗细不均匀,排列不整齐,核仁较大,常偏于一侧。注意与溶组织内阿米巴滋养体比较观察。

2. 浸制标本　肉眼观察痢疾阿米巴肝脓疡、阿米巴肠溃疡(大瓶装)。

(1) 阿米巴肝脓疡标本:肝有一巨大的脓肿腔,其中的组织已被溶解。

(2) 肠壁溃疡及其切片标本:示烧瓶样溃疡,并可见阿米巴大滋养体(图3-2-4)。

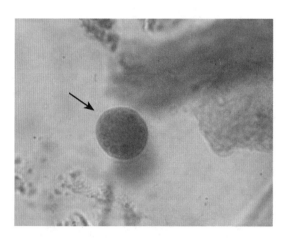

图 3-2-3　结肠内阿米巴包囊(×1 000)

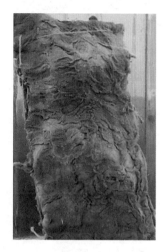

图 3-2-4　痢疾阿米巴肠壁溃疡

(四) 实验操作

生理盐水涂片碘液染色法:取包囊悬液涂片或用竹签挑取含有阿米巴包囊的粪便少许,与玻片上一小滴生理盐水混匀。粪便涂片应做得较薄,先在低倍镜下观察,若见到边缘十分清晰光滑的小球(其大小外形恰如一个句号)即转至高倍镜下观察。然后加一小滴卢戈碘液于玻片一侧(碘液量不宜太多,否则着色过深,结构不易看清),将碘液与粪液混匀,盖上盖玻片。低倍镜下观察,见到黄色小球形结构,转高倍镜观察。囊壁不能被碘液染色,但囊内虫体的边缘十分清楚,颜色较深。注意核的数量、核仁位置、有无糖原泡和拟染色体。注意溶组织内阿米巴包囊的大小、外形、结构特点。

第三节　鞭 毛 虫

鞭毛虫具有运动细胞器鞭毛。杜氏利什曼原虫(*Leishmania donovani*)主要寄生在人体单核吞噬细胞内,通过媒介昆虫白蛉的叮刺而传播,在人体内的发育阶段为无鞭毛体,在白蛉体内为前鞭毛体。

蓝氏贾第鞭毛虫(*Giardia lamblia*)生活史中有滋养体和包囊两个时期。滋养体寄生于十二指肠及胆囊内,以纵二分裂法繁殖;滋养体落入肠腔,随肠内容物下行至回肠下段及结肠时,形成包囊,随粪便排出;人们吞食四核包囊污染的水或食物而感染。

阴道毛滴虫(*Trichomonas vaginalis*)生活史简单,仅有滋养体一个阶段,以纵二分裂法繁殖,通过直接或间接接触方式传播。

掌握杜氏利什曼原虫无鞭毛体的形态特征;熟悉前鞭毛体的形态特点;了解白蛉的形态特点。掌握蓝氏贾第鞭毛虫包囊的形态特征;熟悉蓝氏贾第鞭毛虫滋养体的形态特征。掌握阴道毛滴虫滋养体的形态特征和活动特点。

一、杜氏利什曼原虫

(一) 实验内容

1. **自学标本**　镜下观察杜氏利什曼原虫无鞭毛体。

2. 示教标本　镜下观察杜氏利什曼原虫前鞭毛体,白蛉标本。

（二）自学标本

杜氏利什曼原虫无鞭毛体,椭圆形,大小为 2.84~4.4μm。吉姆萨染色光学显微镜观察,细胞膜纤细,细胞质淡蓝色,细胞核圆形或椭圆形,常位于虫体一侧。动基体细小杆状,位于虫体中部。核和动基体均染成红色或紫色。在某些标本中可见红色根丝体,为残留的鞭毛(图 3-2-5)。

（三）示教标本

1. **杜氏利什曼原虫前鞭毛体**　前鞭毛体处于不同发育阶段,其大小和形态不同。主要有两种类型:短前鞭毛体,短而粗,呈梨形,动基体位于核的侧面;后循环前鞭毛体,细长,呈梭形,大小为$(15\sim25\mu m)\times(1.5\sim3.5\mu m)$。前端有鞭毛 1 根,与虫体等长,游离于体外。细胞核位于虫体中部,动基体在虫体前部,近鞭毛基部。细胞核、动基体和鞭毛均染成红色,细胞质蓝色(图 3-2-6)。

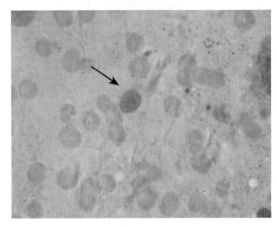

图 3-2-5　杜氏利什曼原虫无鞭毛体(×1 000)　　图 3-2-6　杜氏利什曼原虫前鞭毛体(×1 000)

2. **白蛉**　体长 1.5~5mm,呈灰黄色,全身密被细毛;头部球形,复眼大而黑,触角细长,口器为刺吸式,喙约与头等长;胸背隆起呈驼背状;翅狭长,末端尖,上有许多长毛。足细长,多毛。

二、蓝氏贾第鞭毛虫

（一）实验内容

1. 自学标本　镜下观察蓝氏贾第鞭毛虫包囊。
2. 示教标本　镜下观察蓝氏贾第鞭毛虫滋养体。

（二）自学标本

蓝氏贾第鞭毛虫包囊:卵圆形,大小为$(8\sim12\mu m)\times(7\sim10\mu m)$,囊壁较厚、光滑、无色、半透明,在囊壁与细胞质之间通常可见空隙,囊内有两套细胞器。永久染色标本中显示 2~4 个核、中体以及鞭毛轴丝。4 核包囊为成熟包囊(图 3-2-7)。

（三）示教标本

蓝氏贾第鞭毛虫滋养体:呈梨形,前端宽圆,后端尖细,两侧对称。长 10~20μm,宽 5~15μm,厚 2~4μm。背面呈拱形隆起,腹面凹陷,腹面前半部有吸器 1 个,分左右

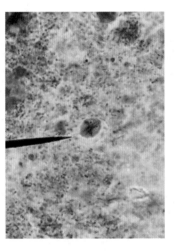

图 3-2-7　蓝氏贾第鞭毛虫包囊
(×1 000)

两叶,为固定器官,吸器区中线两侧各有 1 个卵圆形细胞核,每个细胞核中有 1 个核仁,无核周染粒。4 对后鞭毛均发自两核之间的基体,鞭毛摆动时滋养体呈螺旋形运动,非常活泼。

（四）实验操作

蓝氏贾第鞭毛虫包囊碘染色法:左手持玻片两端,注意手不要触摸玻片表面,取悬液半滴于载玻片上,加碘液染色,加盖玻片,镜下观察。

三、阴道毛滴虫

（一）实验内容

1. **自学标本**　镜下观察阴道滴虫滋养体。

2. **示教标本**　镜下观察阴道毛滴虫滋养体及活体运动。

（二）自学标本

阴道毛滴虫滋养体(活标本):取阴道分泌物涂片镜下观察虫体,为无色梨形小体,虫龄较老或气温较低,则虫体变圆。虫体在液体中呈螺旋状转动。轴柱伸出虫体后端,往往粘附一些细胞碎屑(图 3-2-8)。

（三）示教标本

阴道毛滴虫滋养体(染色标本):梨形,比白细胞稍大,前端鞭毛 4 根,一侧有波动膜,其长度不超过虫体一半,膜的外缘为后鞭毛,胞核一个,椭圆形;虫体中央有轴柱穿过并向后端伸出。

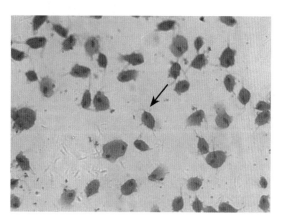

图 3-2-8　阴道毛滴虫滋养体(×400)

第四节　孢 子 虫

寄生人体的疟原虫(*Plasmodium*)有四种,即间日疟原虫(*Plasmodium vivax*,P. v)、恶性疟原虫(*Plasmodium falciparum*,P. f)、三日疟原虫(*Plasmodium malariae*,P. m)、卵形疟原虫(*Plasmodium ovale*,P. o),我国主要是前两者。疟原虫生活史需经人体(裂体增殖)和蚊体(有性生殖及孢子增殖)内发育、繁殖;蚊体内子孢子经皮肤进入人体后,先经肝细胞内(红外期)的发育、繁殖,再侵入红细胞内(红内期)发育、繁殖,当红内期虫体形成配子体后即可感染蚊。

弓形虫(*Toxoplasma gondii*)生活史包括有性生殖和无性生殖阶段;有性生殖仅见于猫科动物小肠上皮细胞内,故猫科动物为本虫的终宿主;无性生殖在人及其他多种动物的有核细胞内进行,中间宿主广泛。弓形虫可经胎盘传播,引起死产、流产、畸胎及精神发育障碍。也可经口、输血、器官移植等途径感染。

掌握间日疟原虫红内期各阶段及配子体的形态特征;恶性疟原虫红内期及配子体的形态特征;薄血膜的制作及吉姆萨染色的方法;熟悉间日疟原虫在蚊体内的发育过程;厚血膜的制作及厚涂片中疟原虫的形态特点;了解三日疟原虫和卵形疟原虫的形态特点。掌握弓形虫滋养体形态特征;了解弓形虫的生活史与致病。

一、疟原虫

（一）实验内容

1. **自学标本**　镜下观察间日疟原虫红内期及配子体(P. v 环状体、P. v 滋养体、P. v 裂

笔记

殖体、P.v 雌、雄配子体）。

2. 示教标本　镜下观察疟原虫卵囊、P.f 环状体、P.f 配子体（♀，♂）、P.m 裂殖体。

（二）自学标本

1. P.v 环状体　胞质呈环状,中间为空泡,细胞核很小,位于环的一侧（图 3-2-9）。

2. P.v 滋养体　虫体由小渐大,活动显著,有伪足伸出,空泡明显,虫体形态不规则;开始出现黄棕色的疟色素,呈烟丝状;红细胞里出现不同形态的鲜红色薛氏小点,核和胞质都变大（图 3-2-10）。

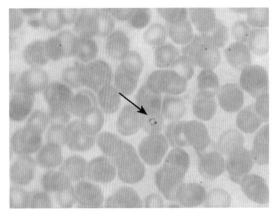 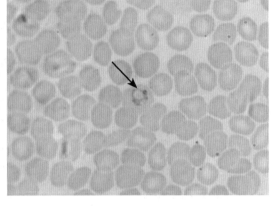

图 3-2-9　P.v 环状体（×1 000）　　　　图 3-2-10　P.v 滋养体（×1 000）

3. P.v 裂殖体　未成熟裂殖体:核开始分裂成多个,虫体渐呈圆形,空泡消失;疟色素开始集中。成熟裂殖体:裂殖子 12~24 个,排列不规则;疟色素集中成堆,虫体占满胀大了的红细胞（图 3-2-11）。

4. P.v 雌、雄配子体　雄配子体:圆形,略大于正常红细胞,胞质蓝而略带红色,核疏松,淡红色,位于中央;疟色素分散（图 3-2-12）。雌配子体:圆形,占满胀大的红细胞,胞质蓝色,核结实,较小,深红色,偏于一侧;疟色素分散（图 3-2-13）。

（三）示教标本

1. 疟原虫卵囊　呈球形,内含成千上万个子孢子。在雌按蚊胃壁外弹性纤维膜下发育成熟,在 1 个蚊胃壁上可见多个卵囊（图 3-2-14）。

2. 恶性疟原虫环状体　环纤细,约等于红细胞直径的 1/5;核 2 个常见;可有多个原虫寄生于同一个红细胞内（图 3-2-15）。

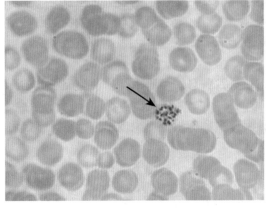 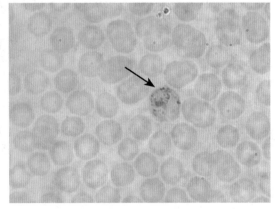

图 3-2-11　P.v 裂殖体（×1 000）　　　　图 3-2-12　P.v 雄配子体（×1 000）

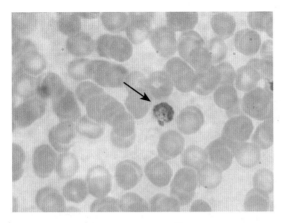

图 3-2-13　P. v 雌配子体(×1 000)

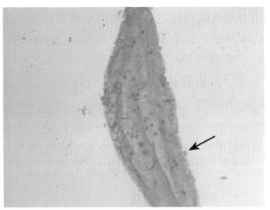

图 3-2-14　疟原虫卵囊(×400)

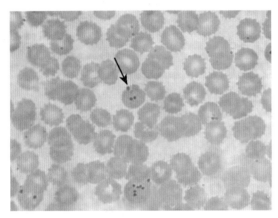

图 3-2-15　恶性疟原虫环状体(×1 000)

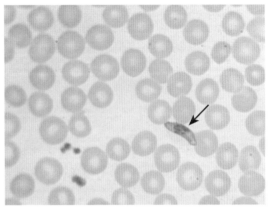

图 3-2-16　恶性疟原虫配子体(×1 000)

3. **恶性疟原虫配子体**　雄性配子体:腊肠形,两端钝圆,胞质色蓝略带红,核疏松,淡红色,位于中央;疟色素黄棕色,小杆状。雌性配子体:新月形,两端较尖,胞质蓝色,核结实,较小,深红色,位于中央;疟色素深褐色(图 3-2-16)。

4. **三日疟原虫裂殖体**　未成熟裂殖体:虫体圆形或宽带状,核分裂成多个;疟色素集中较迟。成熟裂殖体:裂殖子6~12 个,排成一环;疟色素多集中在中央,虫体占满整个不胀大的红细胞(图 3-2-17)。

(四) **实验操作**

1. **薄血片的制作**　本次实验采用感染疟原虫的小白鼠制作薄血片,采血时用小剪刀把鼠尾末端剪去,挤出血滴置于一张洁净载玻片(甲片)上的一端,涂片时用左手的拇指及示指持握该片的两端,另取一边缘平整、光滑的载玻片作推片(乙片),以右手掌握玻片中央两侧,置血滴之前,使其一端接触甲片血滴,使血滴向两侧分

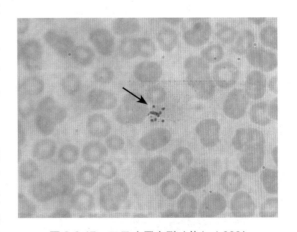

图 3-2-17　三日疟原虫裂殖体(×1 000)

散于甲、乙两玻片接触处,两片之间保持45°的角度。将乙片紧靠甲片,沿着甲片的表面轻而

笔记

迅速地向前推动,直到甲片的另一端为止(注意:保持一定的速度和两片间的角度,切忌过分用力或中间停顿,否则将使血细胞破碎或涂布不匀)。将制好的血片置于空气中干燥,用数滴甲醇置于血片上,均匀散开,固定血膜,干透后再染色。

2. 薄血片染色

(1) 吉姆萨染料原液经 pH 6.8 的 PBS 稀释 15 倍后即成使用染液。

(2) 在干透后的血膜上滴加稀释后的吉姆萨染液,覆盖血膜,染色 20~30min。

(3) 冲洗,待干燥镜检。

二、刚地弓形虫

(一) 实验内容

示教标本:弓形虫滋养体。

(二) 示教标本

弓形虫滋养体(镜下观察):香蕉形或半月形,一端较尖,一端钝圆;长 4~7μm,

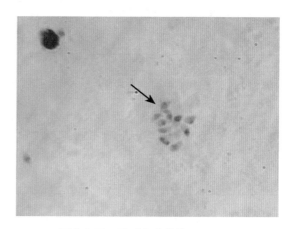

图 3-2-18 弓形虫滋养体(×1 000)

吉姆萨染色可见一个红色的核,位于虫体中央,核仁较大,细胞质呈淡蓝色(图 3-2-18)。

第五节 纤 毛 虫

纤毛虫属于纤毛门的动基裂纲,大多数纤毛虫营自由生活,少数进行寄生生活。结肠小袋纤毛虫(*Balantidium coli*)有滋养体和包囊两个时期。当包囊被宿主食入后,在胃肠道脱囊逸出滋养体,滋养体在结肠寄居,包囊随粪便排出。

掌握结肠小袋纤毛虫的形态特点。

下面介绍结肠小袋纤毛虫。

(一) 实验内容

自学标本:镜下观察结肠小袋纤毛虫包囊、结肠小袋纤毛虫滋养体。

(二) 自学标本

1. 结肠小袋纤毛虫包囊 圆形或卵圆形,直径 40~60μm,活体时呈浅黄绿色折光。囊壁厚,透明,两层。囊内细胞质呈颗粒状,可见一个肾形大核、一个圆形小核和伸缩泡等结构(图 3-2-19)。

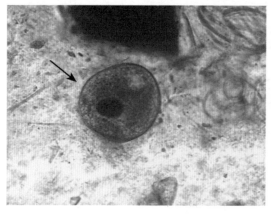

图 3-2-19 结肠小袋纤毛虫包囊(×400)

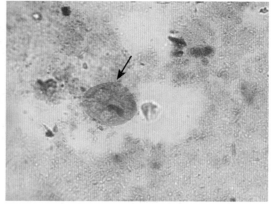

图 3-2-20 结肠小袋纤毛虫滋养体(×400)

2. **结肠小袋纤毛虫滋养体(铁苏木素染色标本)** 人体寄生原虫中最大的,呈椭圆形,大小(30~200μm)×(25~120μm),体表许多纤毛,体前端有一胞口,下联漏斗状的胞咽,后端可见胞肛。有核2个,大核肾形,小核球形并位于大核的凹陷部(图3-2-20)。

(吴翔 彭先楚)

第三章 医学节肢动物学

第一节 医学节肢动物概述

节肢动物门是动物界中最大的门,占动物种类的80%以上,分布广泛、种类多。医学节肢动物属于节肢动物门,与人类健康紧密相关,可传播疾病或者危害人类。医学节肢动物主要分布在5个纲,包括昆虫纲、蛛形纲、甲壳纲、唇足纲和倍足纲,其中最重要的是昆虫纲和蛛形纲。甲壳纲常见的有溪蟹、蝲蛄、剑水蚤和淡水虾等。唇足纲以蜈蚣为代表。倍足纲常见的包括千足虫和马陆。

节肢动物具有一些共同的特征,包括:①躯体左右对称,分节,也具有分节的附肢;②具有坚硬的外骨骼;③循环系统开放式;④发育过程大多经历蜕皮和变态。

节肢动物危害人类健康的方式主要包括直接危害和间接危害。直接危害的方式包括:①叮刺、骚扰和吸血;②毒害作用;③过敏反应;④寄生。间接危害的方式包括:①机械性传播;②生物性传播(发育式传播、增殖式传播、发育增殖式传播和经卵传递式传播)。

节肢动物的防制采用综合性防制策略,防制方法主要包括环境治理、物理防制、化学防制、生物防制、法规防制和遗传防制。

第二节 医学昆虫

昆虫纲的成虫分为头、胸和腹3部分,头部有1对触角,胸部有3对足,与疾病相关的常见种类包括蚊(mosquito)、蝇(fly)、虱(louse)、臭虫(bedbug)、蚤(flea)、蠓(midge)、虻(taba-nid fly)、蚋(black fly)、白蛉(sandfly)和蟑螂(cockroach)等。蚊是非常重要的医学昆虫(medical insect);蚊的种类很多,分布广,与疾病有关的常见蚊类有按蚊、库蚊和伊蚊三属;生活史包括卵、幼虫、蛹和成虫4个阶段,为全变态发育;蚊可传播疟疾、丝虫病、登革热、黄热病和流行性乙型脑炎等。蝇的种类多,许多种类经常出没于人畜居住处附近,与人的关系极为密切,是许多疾病的传播媒介,某些种类的蝇幼虫可直接寄生于人体引起蝇蛆病;生活史属全变态,分卵、幼虫、蛹和成虫4个阶段。虱是鸟类和哺乳类动物的体外永久性寄生虫,寄生于人体的有人虱和耻阴虱;人虱又分人体虱和人头虱两个亚种;虱的生活史包括卵、若虫和成虫3个阶段,可传播流行性斑疹伤寒、战壕热和虱传回归热。蚤是哺乳动物和鸟类的体外寄生虫,可传播鼠疫、地方性斑疹伤寒和绦虫病。臭虫在人居室、床榻生长繁殖,嗜吸人血的臭虫有温带臭虫和热带臭虫。蟑螂多生活在湿暖有食物的室内,夜晚活动,白天隐藏。杂食性,耐饥力很强,可机械传播疾病。

重点掌握按蚊属、库蚊属和伊蚊属的成虫、幼虫和虫卵,蚤、虱、蜚蠊、臭虫成虫的形态特

笔记

204

征。了解常见传播疾病的蚊种;熟悉蝇与传播疾病相关的结构,蠓成虫、虻成虫和蚋成虫的形态特征。

一、蚊

（一）实验内容

1. **自学标本** 镜下观察蚊卵、蚊幼虫玻片标本、蚊成虫针插标本。

2. **示教标本** 镜下观察蚊蛹玻片标本。

（二）自学标本

1. **蚊卵** 玻片标本,低倍镜观察,蚊卵小,长不到 1mm。

（1）按蚊卵:呈舟形,两侧具有浮囊,分散浮在水面(图 3-3-1)。

（2）库蚊卵:呈圆锥形,棕黄色,形成卵筏,漂浮在水面(图 3-3-2)。

（3）伊蚊卵:呈纺锤形,黑色,单个沉在水底(图 3-3-3)。

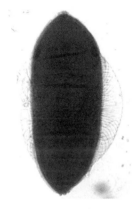 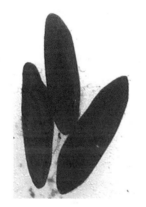 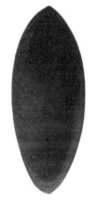

图 3-3-1　按蚊卵(×100)　　　　图 3-3-2　库蚊卵(×100)　　　　图 3-3-3　伊蚊卵(×100)

2. **蚊幼虫** 玻片标本,低倍镜观察。蚊幼虫分头、胸、腹 3 部分。头部具口刷、触角、单眼、复眼各 1 对,口器为咀嚼式。按蚊幼虫 1~7 节背面两侧各具有掌状毛 1 对,无呼吸管(图 3-3-4)。库蚊幼虫无掌状毛,1 个细长的呼吸管,数对呼吸管毛(图 3-3-5)。伊蚊幼虫无掌状毛,1 个粗短的呼吸管,1 对呼吸管毛(图 3-3-6)。

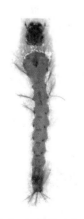 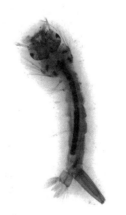 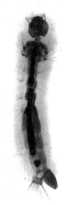

图 3-3-4　按蚊幼虫(×10)　　　　图 3-3-5　库蚊幼虫(×10)　　　　图 3-3-6　伊蚊幼虫(×10)

3. **蚊成虫** 针插标本,肉眼观察蚊的成虫分头、胸、腹 3 部分。头部有 1 对大而黑的复眼、1 对触须、1 对分为 15 节的触角和 1 根较粗长不分节的喙,雄蚊的触角有长而密的轮毛,外观如鸡毛掸子。胸部有 1 对狭长的翅和 1 对由翅退化的平衡棒。胸部下方有 3 对细长的

笔记

足。喙长,翅脉上及翅后缘都有鳞片为蚊的共同特点。蚊成虫的鉴别要点包括:体色、停歇姿态、翅脉上有无斑点和足上有无白环(图 3-3-7~图 3-3-9)。

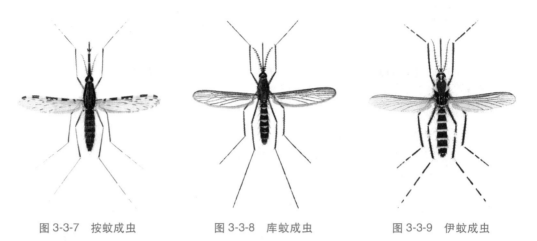

图 3-3-7　按蚊成虫　　　　　　图 3-3-8　库蚊成虫　　　　　　图 3-3-9　伊蚊成虫

（三）示教标本

蚊蛹:玻片标本,低倍镜观察。形态似逗点,分为头胸部和腹部 2 部分。头胸部膨大,背面有呼吸管 1 对,是分属的重要依据;按蚊呼吸管粗短,库蚊呼吸管细长,伊蚊呼吸管长短不一。

二、蝇

（一）实验内容

1. 自学标本　放大镜观察蝇幼虫管装标本,镜下观察蝇头和蝇卵玻片标本。

2. 示教标本　镜下观察蝇足;放大镜观察常见蝇成虫针插标本。

（二）自学标本

1. 蝇头　体视镜观察,非吸血蝇为舐吸式口器,上有 1 对触须,下唇末端膨大形成两叶唇瓣,唇瓣由许多吸沟组成,便于舐吸食物(图 3-3-10)。吸血蝇为刺吸式口器,由下唇、上唇及舌构成,下唇末端唇瓣很小,具有齿,齿间有叶状割片。

2. 蝇幼虫　放大镜观察,前端较尖,有 1 对骨质化的口钩。第 1 胸节有 1 对前气门。腹部后端有 1 对后气门,由气门环、气门裂和气门钮构成。幼虫的口钩、前气门和后气门在鉴别虫种中有重要价值(图 3-3-11)。蝇的幼虫寄生人体和动物的组织和器官而引起蝇蛆病,如胃肠蝇蛆病、眼蝇蛆病、皮肤蝇蛆病、口腔蝇蛆病、耳蝇蛆病、创伤性蝇蛆病、泌尿生殖道蝇蛆病等。

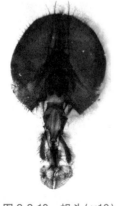

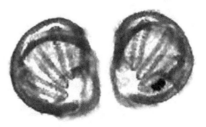

图 3-3-10　蝇头(×10)　　　　　　　　　图 3-3-11　蝇幼虫(×40)

3. **蝇卵**　低倍镜下观察,虫卵长约1mm,呈椭圆形或香蕉形,乳白色,常聚集成卵块(图3-3-12)。

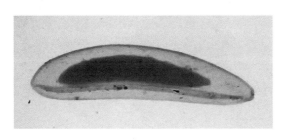

图 3-3-12　蝇卵(×400)

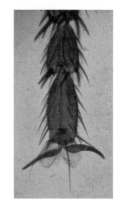

图 3-3-13　蝇足(×40)

（三）示教标本

1. **蝇足**　玻片标本,低倍镜观察。足的末端有爪和爪垫各1对,爪中间具有爪间突1个。爪垫密生细毛,有利于携带病原体(图3-3-13)。

2. **蝇成虫**　针插标本,肉眼或解剖镜观察。观察虫体的颜色,大小,斑纹,光泽等特点。体长一般5~10mm,分头、胸、腹3部分,全身密生鬃毛。头部半球形,两侧有1对大型复眼,雄蝇两眼的间距较窄,雌蝇较宽。头顶有3个呈三角形排列的单眼,中央有1对触角,分3节,第3节基部外侧有1根触角芒,口器位于头前。胸部分前、中、后胸,中胸最发达,其上有1对翅;后胸有1对鼓槌形平衡棒,足3对。腹部圆钝,分10节,外观仅见5节(图3-3-14~图3-3-16)。

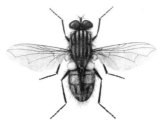

图 3-3-14　饭蝇成虫

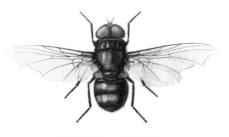

图 3-3-15　金蝇成虫

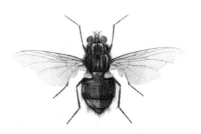

图 3-3-16　丽蝇成虫

三、蚤

（一）实验内容

自学标本:镜下观察蚤玻片标本。

（二）自学标本

蚤成虫玻片标本,低倍镜观察。虫体侧扁,分头、胸、腹3部分,呈棕黄色或深褐色,体表有许多向后突生的鬃毛或刺(图3-3-17,图3-3-18)。

1. **头部**　略呈三角形,口器为刺吸式,位于头部前端腹面。触角1对,位于触角窝内,分3节。窝前有单眼1对(盲蚤无),有的蚤类有颊栉。

2. **胸部**　无翅,足3对,末端有爪,后足特别发达。

笔记

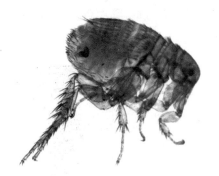

图 3-3-17 蚤成虫(雌)(×10)

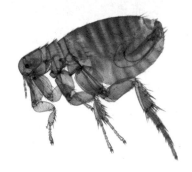

图 3-3-18 蚤成虫(雄)(×10)

3. 腹部 腹部由 10 节组成。雄蚤的 8~9 节,雌蚤的 7~9 节变形为外生殖器,第 10 节为肛节。

四、虱

（一）实验内容

1. 自学标本 镜下观察人虱玻片标本,耻阴虱玻片标本。

2. 示教标本 镜下观察虱卵玻片标本,放大镜观察人虱若虫瓶装标本。

（二）自学标本

1. 人虱(*Pediculus humanus*) 玻片标本,低倍镜观察。背腹扁平,分头、胸、腹 3 部分(图 3-3-19,图 3-3-20)。

（1）头部:略呈菱形,触角 1 对,分 5 节,单眼 1 对。刺吸式口器。

（2）胸部:3 节融合,前部稍窄。中胸背面两侧有 1 对胸气门。3 对足,短而粗壮,跗节仅 1 节,末端有 1 爪。在足胫节有 1 指状突起,与跗节末端的爪相对,形成抓握结构,称抓握器。虱的抓握器在生活时能紧握宿主的毛发或衣物纤维。

（3）腹部:共 9 节,前 7 节明显。1~6 节各有气门 1 对。雄虱的腹部末端钝圆,近似"V"字形,有 1 角质的交合刺伸出;雌虱的腹部末端分两叶,呈"W"形。

人头虱(*P. humanus capitis*)较人体虱(*P. humanus corporis*)小,体色较深。

2. 耻阴虱(*Pthirus pubis*) 玻片标本,低倍镜观察。体型宽短似蟹,雌虱长 1.5~2mm,雄虱长 0.8~1.2mm。足 3 对,前足及爪细长,中后足与爪粗。腹部第 3、4、5 节合并为 1 节,腹节的两侧有 4 对圆锥状突起,上有刚毛(图 3-3-21)。

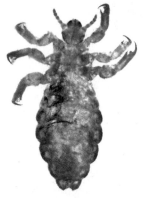
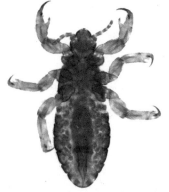
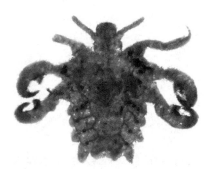

图 3-3-19 人虱成虫(雌) (×10)　　图 3-3-20 人虱成虫(雄) (×10)　　图 3-3-21 耻阴虱成虫(×10)

（三）示教标本

1. 虱卵 玻片标本,低倍镜观察。白色,长椭圆形,长约 0.8mm,一端有卵盖,卵壳外常粘有毛发或衣物纤维。

2. **虱若虫**　大体标本,瓶装,放大镜观察。人虱若虫外形似成虫,但较小,色淡。生殖器官未发育成熟,不能区分雌雄。

五、其他医学昆虫

(一) 实验内容

1. **自学标本**　放大镜观察德国小蠊和美洲大蠊针插标本,温带臭虫大体标本。

2. **示教标本**　放大镜观察蜚蠊卵荚管装标本,显微镜蜚蠊若虫玻片标本。镜下观察白蛉成虫标本,蠓成虫玻片标本,蚋成虫玻片标本;放大镜观察虻成虫针插标本。

(二) 自学标本

1. **德国小蠊(** *Blattella germanica* **)**　针插标本,放大镜或解剖镜观察。体长 12 ~ 14mm,淡褐色,前胸背板上有两条褐色纵纹。椭圆形,背腹扁平。头小且向下弯曲,大部分被前胸背板遮盖。1 对大的复眼,单眼 2 个,触角 1 对,细长,口器咀嚼式。翅 2 对,前翅革质,后翅膜质。足 3 对,粗壮多毛。雌虫腹部末端为分叶状,具有夹持卵荚的功能,雄虫腹部末端生有 1 对腹刺。

2. **美洲大蠊(** *Periplaneta americana* **)**　针插标本,放大镜或解剖镜观察。体长 35 ~ 40mm,暗褐色,前胸背板边缘有淡色带纹,中间有褐色蝶形斑。

3. **温带臭虫(** *Cimex lectularius* **)**　乙醇浸制,瓶装标本。放大镜观察(图 3-3-22)。成虫体扁宽,椭圆形。红褐色,体长 4 ~ 6mm。翅退化,仅存翅基。体分头、胸、腹 3 部分。全身被有短毛。

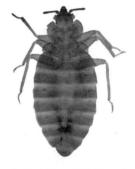

图 3-3-22　温带臭虫成虫(×10)

(1) **头部**　宽阔,两侧有突出的复眼 1 对。触角 1 对,4 节,细长,位于头两侧眼的前方。口器刺吸式,不吸血时藏在头及胸部的腹面纵沟内。

(2) **胸部**　前胸大而明显,中胸仅见一个三角形区域。中胸上着生的翅仅留翅基,遮盖了后胸。3 对足,在第 2、3 对足基节间有月形臭腺孔。

(3) **腹部**　共 10 节,雌虫腹部后端圆阔,在第 5 节后缘腹面有一个三角凹陷为交合口,称柏氏器;雄虫腹部后端狭而尖,有 1 个阳茎。

(三) 示教标本

1. **蜚蠊卵荚(Ootheca)**　管装标本,放大镜观察。形似钱袋,暗褐色,坚硬,长约 10mm。卵成对排列在其中。

2. **蜚蠊若虫**　玻片标本,低倍镜观察。虫体小,色浅,无翅,生殖器官未发育成熟。

3. **白蛉成虫**　玻片标本,解剖镜观察,全身布满细毛,翅狭长且尖,停歇时,两翅向背面竖立,与躯体约成 45°。喙短而粗,中胸发达呈驼背状,腹部分 10 节,最后两节特化为外生殖器(图 3-3-23)。

4. **蠓成虫**　玻片标本,低倍镜观察。体长 1~6mm,黑色或褐色。复眼 1 对,触角 1 对。刺吸式口器。翅和平衡棒各一对,翅上有明、暗斑,其大小、形状和位置多为分类依据。雌蠓腹部末端有尾须 1 对,雄蠓第 9、10 节变为外生殖器。

5. **虻成虫**　针插标本,放大镜或解剖镜观察。大型昆虫,体型粗壮,体长 6~30mm。褐色或黑色,多数有鲜艳色斑和光泽。头部宽大,复眼明显。翅和平衡棒各一对,体表多细毛,足粗壮。雌虻为刮舐式口器;雄虻口器退化。腹部色斑、横带及纹饰是鉴定虫种的重要特征。

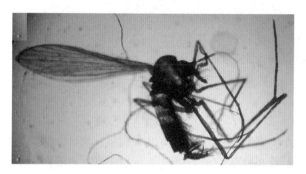

图 3-3-23　白蛉成虫(×10)

6. 蚋成虫　玻片标本,低倍镜观察。体短小,长 1.5~5mm,常呈黑色或暗褐色。头部圆球形,复眼 1 对。刺吸式口器。胸部背面隆起,翅和平衡棒各一对。腹部最后 2 节变为外生殖器,是分类的重要依据。

第三节　医学蜱螨

蛛形纲的成虫分为头胸和腹 2 部分,或者头胸腹愈合成为躯体,成虫具有 4 对足,常见的种类包括蜱、螨、蝎和蜘蛛;头部有 1 对触角,胸部有 3 对足。蜱(tick)是许多脊椎动物体表的暂时性寄生虫,且为一些人兽共患病的传播媒介和贮存宿主。螨(mite)属于蛛形纲中的一类小型节肢动物,基本结构与蜱相似。

掌握硬蜱、软蜱、蠕形螨、疥螨成虫的形态特点。熟悉尘螨、革螨的主要形态特点。

一、蜱

(一) 实验内容

1. 自学标本　解剖镜观察硬蜱、软蜱的颚体及其形态结构。

2. 示教标本　肉眼观察硬蜱、软蜱成虫管装标本。

(二) 自学标本

1. 硬蜱(hard tick)成虫　硬蜱的生活史包括卵、幼虫、若虫及成虫 4 个阶段。幼虫及若虫吸食啮齿类或鸟类血液,成虫吸食大动物或人类血液。硬蜱生活在森林、牧场、洞穴或畜棚圈。玻片标本,低倍镜观察。虫体椭圆形,分颚体和躯体两部分(图 3-3-24,图 3-3-25)。

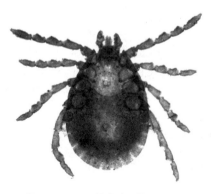

图 3-3-24　硬蜱成虫(雌)(×10)

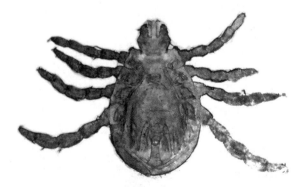

图 3-3-25　硬蜱成虫(雄)(×10)

(1) 颚体:也称假头,位于躯体前端,由颚基、螯肢、口下板和须肢组成。螯肢 1 对,由颚基背部中央伸出,有锯齿状构造,是重要的切割器。口下板 1 块,居螯肢腹面,有成行纵列倒齿;为吸血时重要的穿刺与附着器官。须肢1对,位于螯肢两侧,起固定和支持作用。

（2）躯体:呈袋状,位于颚体后方,椭圆形。前面有背板一块,雄蜱背板几乎覆盖整个前面,雌蜱仅占躯体的前半部。腹面有足4对,第1对足跗节亚末端有一杯状哈氏器。气门1对,位于足Ⅳ基节后外侧的气门板上。

2. **软蜱(soft tick)成虫**　软蜱的宿主范围很广,可吸食哺乳类、鸟类和爬行类的血液。生活在洞穴和宿主窝巢内,耐饥力强。玻片标本,解剖镜观察。虫体土黄色,椭圆形。假头位于虫体腹面,从背面见不到,颚基小,口下板齿小。躯体背面无背板,表面具颗粒状小疣或具皱纹或盘状凹陷(图3-3-26)。

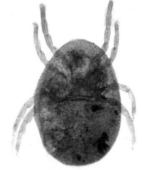

图3-3-26　软蜱成虫(×10)

（三）示教标本

1. **硬蜱成虫浸制标本**　肉眼或解剖镜观察。长圆形,体长2~10mm。体长雄虫背面的盾板几乎覆盖整个躯体,雌蜱盾板小,仅仅位于虫体背前部。

2. **软蜱成虫浸制标本**　肉眼或解剖镜观察。虫体黑褐色,椭圆形,躯体背面无盾板,体表分布有颗粒状物质。

二、螨

（一）实验内容

1. **自学标本**　显微镜观察蠕形螨、疥螨玻片标本。

2. **示教标本**　显微镜观察尘螨、革螨玻片标本。

（二）自学标本

1. **蠕形螨(follicle mite)**　寄生于人和哺乳动物的毛囊和皮脂腺内。是一类永久性寄生螨,寄生于人体的有两种:毛囊蠕形螨和皮脂蠕形螨。其生活史分卵、幼虫、前若虫、若虫和成虫5个时期。玻片标本,低倍镜观察。虫体细长,大小约为0.5mm,蠕虫状,乳白色,分为颚体、足体和末体三部分。

（1）颚体:宽短呈梯形,螯肢1对,针状。

（2）躯体:颚体宽短呈梯形,螯肢1对,针状。足体腹面有足4对,粗短。末体细长,表面有明显的环状横纹。毛囊蠕形螨较长,末端较钝圆;皮脂蠕形螨较粗短,末端略尖,呈锥状。

2. **疥螨(itch mite)**　疥螨寄生于哺乳动物和人的皮肤表皮层内,引起疥疮。疥螨是一种永久性寄生螨,寄生于人体的疥螨称人疥螨。生活史分为卵、幼虫、前若虫、后若虫和成虫5个时期。玻片标本,低倍镜观察。虫体细小,形状如龟,乳白或淡黄色。颚体很小,螯肢呈钳状,躯体前面有横形的波状横纹和成列的鳞片状皮棘,后半部有几对杆状刚毛和长鬃。腹面足4对,短、圆锥形,前2对在躯体前方,末端有带柄的吸盘;后2对,雌螨足末端各具一根长鬃,雄螨的第4对足末端有带柄的吸盘(图3-3-27)。

（三）示教标本

1. **尘螨(dust mite)**　尘螨存在于人的工作和居住环境的尘埃中,是一种强烈的过敏原。与人类关系密切的有屋尘螨和粉尘螨。尘螨的生活史分为卵、幼虫、第一若虫、第二若虫和成虫5个时期。玻片标本,低倍镜观察。白

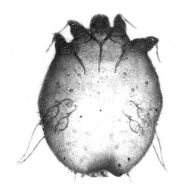

图3-3-27　疥螨成虫(×400)

笔记

色,长椭圆形。颚体位于躯体前端,螯肢钳状。躯体表面有指纹状的细密或粗皱的皮纹,躯体背面前端有狭长盾板。足4对,跗节末端具钟形吸盘(图3-3-28)。

2. 革螨(gamasid mite) 革螨种类较多,大多数种类寄生在脊椎动物体表。它的生活史包括卵、幼虫、第一若虫、第二若虫和成虫5期。玻片标本,低倍镜观察。呈椭圆形,黄色或褐色体表,膜质,具骨化的骨板,大小一般在0.2~0.5mm,大者可达1.5~3mm。颚体位于躯体前方,颚基呈杯状或颈项状。螯肢1对,由螯杆和螯钳组成,须肢呈长棒状。躯体背腹扁平,前面有背板1~2块,背板上有刚毛,腹面靠颚体后面正中有一叉形的胸叉。足4对,第1对足跗节有跗感器。气门位于第3、4足基节之间外侧,由此伸出的气门沟延伸至第1对足基节(图3-3-29)。

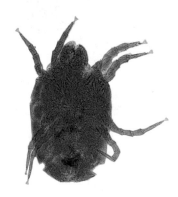

图3-3-28   尘螨成虫(×400)

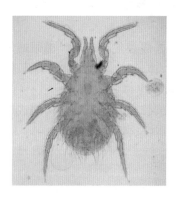

图3-3-29   革螨成虫(×400)

(四) 实验操作

1. 蠕形螨的检查

(1) 透明胶纸法:被检查者睡觉前清洗干净脸部后,将2cm×2.5cm的透明胶纸粘于皮损患处或鼻翼、鼻尖、鼻唇沟处,次日清晨小心取下,显微镜下镜检。

(2) 挤压刮拭涂片法:检查者用左手拇指、示指挤压被检查者鼻翼两侧皮肤,或者面部其他部位,然后用刮片加压刮取皮脂腺分泌物和毛囊,针挑至载玻片上,加一滴70%甘油水溶液后,盖上盖玻片,显微镜下镜检。

2. 疥螨的检查

(1) 刮片法:用消毒的具有圆刀口的外科刀蘸少许消毒矿物油滴在炎性丘疹表面。平刮数下至油滴内有小血点为宜,取丘疹顶部的角层部分,连续刮6~7个丘疹后,把移至载玻片上的油滴涂片镜检。选择新长出的未经搔抓的无结痂的炎性丘疹作为刮检的丘疹。

(2) 针挑法:使用消毒注射器针头,小心沿隧道从外向内挑破皮肤,至隧道末端即白色点挑出虫体至载玻片上,加甘油或乳酸1滴,加盖玻片镜检。或用手术刀片刮取病变部位的皮屑镜检。

(蒋立平)

附录一　实验室规则

实验教学是培养学生实际操作能力和分析、解决问题能力,及启发学生科学思维的重要教学环节。为保障实验教学质量、保证实验教学安全有序进行,学生在实验教学过程中必须遵守下列规则。

1. 实验课前预习当次实验内容,了解实验原理、操作过程和注意事项等内容。

2. 进入实验室前将书包放在指定地点,除实验教材、实验记录本和文具外,其他非实验必需品一律不得带入实验室。

3. 实验前穿好白大衣,保持室内肃静,不得喧哗、高声谈笑和随意走动。

4. 在实验过程中,严格听从带教老师安排,认真完成实验,如实记录实验过程和结果。按时完成并上交实验报告。

5. 在镜下观察示教标本时,不得擅自移动显微镜视野,如有问题,应请带教老师解决。

6. 按要求将使用过的实验器材和废弃物放至指定地点,不得随意放置或丢弃。需进一步做培养的物品,应做好标记放入培养箱。

7. 爱护实验室仪器和设备,严格按照操作规程使用。显微镜在使用油镜后必须清洁镜头。如不慎损坏实验仪器或实验器材,应及时报告带教老师,并进行登记,视情况处理。未经许可,不得随意动用仪器设备。

8. 实验中如出现操作失误造成实验者受伤或发生意外事故时,应立即报告带教老师,在老师指导下做紧急处理,严禁隐瞒或擅自处理。常见处理如下。

（1）皮肤伤害:先除去异物,然后用生理盐水冲洗干净,再涂抹2%红汞或2%碘酒消毒。

（2）烧伤:可局部涂凡士林,2%苦味酸溶液或5%鞣酸溶液。

（3）化学物品腐蚀:如是强酸,先用大量清水冲洗,再用5%碳酸氢钠溶液洗涤中和;如是强碱,先用大量清水冲洗,再用5%硼酸或5%醋酸溶液洗涤中和。如果受伤的部位在眼部,经过上述操作处理后,再用橄榄油或液状石蜡1~2滴滴入眼中。

（4）菌液误入口中:立即将菌液吐入消毒容器,并用1∶10 000高锰酸钾或3%过氧化氢溶液漱口,并根据菌种不同,服用抗菌药物抗感染。

（5）细菌污染衣物:应立即脱下被污染衣物,放入3%甲酚皂溶液（来苏水）或3%氯氨溶液内浸泡30min,或仔细包好经高压蒸气灭菌后再清洗。

（6）有传染性（或潜在传染性）的材料污染试验台桌面或地面:应立即用0.1%新洁尔灭浸泡污染部位,浸泡30min后方可做清洁处理。

（7）手被活菌污染:用0.1%新洁尔灭浸泡10~20min后,再用清洁自来水冲洗干净。

9. 从事病原生物学实验后,在离开实验室前,用0.2%~0.5%的84消毒水浸泡双手5min,再用清洁自来水冲洗干净。

10. 实验完毕,应物归原位,并将桌面整理清洁,实验室打扫干净。关好水电门窗后方可离开实验室。

（章洁　李立新）

附录二 病原微生物实验室的生物安全

病原微生物实验室的教学、科研和检测活动对于人类控制感染性疾病,特别是对传染性疾病的诊治与预防至关重要。另外,病原微生物实验室研究的对象是对人、畜有致病性的病原体,在对病原微生物教学、研究和检测中,如果操作或处置不当,轻则造成实验室工作人员的感染,重则因传染性微生物外泄,殃及社会造成大范围传染病的流行,甚至可能导致某些生物灾难的发生。自19世纪末以来实验室内感染伤寒、霍乱、布鲁氏菌病和破伤风等传染性疾病的报道屡见不鲜。由此在20世纪50年代人们开始重视病原微生物实验室生物安全问题,特别是2002年底严重急性呼吸道综合征(SARS)事件后,实验室生物安全受到了全球的普遍关注。迄今为止,我国就实验室生物安全工作,颁布了近百部法律、法规、标准、指南。通过病原微生物的分类、实验室的分级、实验室感染的控制以及监督和法律责任等,加强对病原微生物实验室生物安全的管理。根据所研究病原微生物的危害程度或实验操作内容的不同,应在不同防护等级的生物安全实验室开展实验活动。规定实验室必须采取有效控制措施,减少或消除实验室人员和环境暴露于具有潜在危害性的病原生物因子,以防止实验室感染和向外环境的扩散。实验室应在风险评估的基础上,配备相应的设施设备,建立生物安全管理体系(包括实验室设计、人员进入的限制、个人专业技术及培训、设施设备的使用和感染性材料的安全操作方法或技术等),制定相应的风险控制措施并进行生物安全的管理和监督。

一、病原微生物危害程度分类

2004年11月12日中华人民共和国国务院令第424号公布、2018年最新修订的《病原微生物实验室生物安全管理条例》,国家根据病原微生物的传染性、感染后对个体或者群体的危害程度,将病原微生物分为四类。原卫生部制定的《人间传染的病原微生物名录》明确了我国各类病原微生物的危害程度分类,对有关实验活动所需的生物安全实验室级别,以及感染性样本和菌毒种的运输包装提出了相应要求。

第一类病原微生物,是指能够引起人类或者动物非常严重疾病的微生物,以及我国尚未发现或者已经宣布消灭的微生物。包括埃博拉病毒、马尔堡病毒、克里米亚-刚果出血热病毒(新疆出血热病毒)、天花病毒等29种病毒。

第二类病原微生物,是指能够引起人类或者动物严重疾病,比较容易直接或者间接在人与人、动物与人、动物与动物间传播的微生物。包括人类免疫缺陷病毒、SARS冠状病毒、汉坦病毒、乙型脑炎病毒、高致病性禽流感病毒等51种病毒;炭疽芽孢杆菌、鼠疫耶尔森菌、霍乱弧菌、结核分枝杆菌、立克次体属等10种细菌;粗球孢子菌、马皮疽组织胞浆菌、荚膜组织胞浆菌、巴西副球孢子菌4种真菌;BSE病原等5种朊粒(prion)。2019年底新出现并鉴定的新型冠状病毒肺炎(COVID-19)的病原体——SARS-CoV-2归属于此类。

第三类病原微生物,是指能够引起人类或者动物疾病,但一般情况下对人、动物或者环境不构成严重危害,传播风险有限,实验室感染后很少引起严重疾病,并且具备有效治疗和预防措施的微生物。包括肝炎病毒、流行性感冒病毒、腺病毒、疱疹病毒等74类病毒;细菌、放线菌、螺旋体、衣原体、支原体等145类细菌;新生隐球菌、白念珠菌等55类真菌。

第四类病原微生物,是指在通常情况下不会引起人类或者动物疾病的微生物。包括豚鼠疱疹病毒、小鼠白血病病毒等6类病毒。

第一类、第二类病原微生物统称为高致病性病原微生物。

二、病原微生物生物安全实验室分级

原国家卫生和计划生育委员会颁布的《病原微生物实验室生物安全通用准则(WS 233—2017)》,根据对实验室病原微生物的生物安全防护水平(biosafety level),并依照实验室生物安全国家标准,将实验室分为一级、二级、三级、四级(BSL-1、BSL-2、BSL-3、BSL-4)(附表1)。BSL-1、BSL-2的安全等级较低,称为基础生物安全实验室,不得从事高致病性病原微生物实验活动。BSL-3称为屏障生物安全实验室,BSL-4被称为最高屏障生物安全实验室。与之所对应的动物生物安全实验室则用ABSL-1、ABSL-2、AB-SL-3、ABSL-4表示。

附表1　我国实验室分级与病原体分类对照表

实验室分级	适用处理对象	病原体分类*
BSL-1(ABSL-1)	通常情况下不会引起人类或动物疾病的微生物	四类
BSL-2(ABSL-2)(分普通型和加强型两型)	引起人类或者动物疾病,但一般情况下对人、动物或者环境不构成严重危害,传播风险有限,实验室感染后很少引起严重疾病,并且具备有效治疗和预防措施的微生物	三类,少部分二类
BSL-3(ABSL-3)	能够引起人类或者动物严重疾病,比较容易直接或者间接在人与人、动物与人、动物与动物间传播的微生物	二类,部分一类
BSL-4(ABSL-4)	能够引起人类或者动物非常严重疾病的微生物,以及我国尚未发现或者已经宣布消灭的微生物	一类

*生物安全防护水平由所操作的病原体的危害分类及其操作内容决定。

三、BSL-2实验室的防护要求

实验室生物安全防护由实验室设施设备、标准操作程序、生物安全管理制度等共同组成。不同防护等级的生物安全实验室均有相应的具体要求。实验室生物安全设施设备是隔离病原体与操作者、病原体与外界环境的物理屏障,包括一级屏障和二级屏障。一级屏障是指将操作者与操作对象之间隔离。它包括生物安全柜等设备、各种密闭容器以及个人防护装备,如手套、防护服等。二级屏障指将实验室与外部环境隔离,包括实验室建筑、结构,水电气的供应、消毒灭菌等。

(一) 设施设备要求

BSL-1实验室主要满足常规微生物学操作,要求清洁卫生安全,使用方便,可做成开放式实验平台,要求相对最低。BSL-2实验室能满足绝大多数病原微生物的检验、科研和教学需要,分普通型BSL-2实验室和加强型BSL-2实验室。普通型BSL-2实验室则在BSL-1实验室基础上,有以下要求。

1. 实验室主入口的门、放置生物安全柜实验间的门应有可视窗,且可自动关闭;实验室主入口的门应有进入控制措施。

2. 实验室工作区域外应有存放备用物品的条件。

3. 应在实验室或其所在的建筑内配备压力蒸气灭菌器或其他适当的消毒、灭菌设备,所配备的消毒、灭菌设备应以风险评估为依据。

4. 应在实验室工作区配备洗眼装置,必要时,应在每个工作间配备洗眼装置。

5. 应在操作病原微生物及样本的实验区内配备二级生物安全柜。如果使用管道排风的生物安全柜,应通过独立于建筑物其他公共通风系统的管道排出。

6. 实验室入口应有生物危害标识,出口应有逃生发光指示标识。

(二) 个人防护要求

1. 无关物品不得带入实验室。

2. 在实验室中应着实验室专用工作服或罩衫等防护服。离开实验室时,防护服必须脱下并留在实验室内,不得穿着外出。用过的工作服应先在实验室中消毒,然后统一洗涤或丢弃。

3. 当手可能接触感染材料、污染的表面或设备时应戴乳胶手套。如可能发生感染性材料的溢出或溅出,宜戴两副手套。不得戴着手套离开实验室。工作完全结束后方可除去手套。一次性手套不得清洗和再次使用。

4. 可能产生致病微生物气溶胶或出现溅出的操作均应在生物安全柜(二级生物安全柜)或其他物理隔离设备中进行,并使用个体防护设备。当微生物的操作不可能在生物安全柜内进行而必须采取外部操作时,为防止感染性材料溅出或雾化危害,必须使用面部保护装置(护目镜、面罩、个体呼吸保护用品或其他防溅出保护设备)。

四、生物安全柜技术规范和使用要求

生物安全柜是为操作原代培养物、菌毒株以及诊断性标本等具有感染性的实验材料时,用来保护操作者本人、实验室环境以及实验材料,使其避免暴露于上述操作过程中可能产生的感染性气溶胶和溅出物而设计的(WHO《实验室生物安全手册》第 3 版,2004)。它是实验室生物安全防护一级屏障的最主要的设备。基本原理是利用设备物理屏障和气幕屏障隔离实验材料和操作者,并利用高效过滤装置过滤受实验材料污染的空气,阻止传染性生物因子扩散到外界环境。

(一) 分类与技术规范

据生物安全防护水平的差异,生物安全柜可分为Ⅰ级、Ⅱ级和Ⅲ级三个级别。

Ⅰ级生物安全柜可保护工作人员和环境而不保护样品。其气流原理和实验室通风橱基本相同,不同之处在于排气口安装有 HEPA 过滤器,将外排气流过滤后室外排放进而防止微生物气溶胶扩散造成污染。一级生物安全柜本身无风机,依赖外接通风管中的风机带动气流,由于不能保护柜内产品,目前已较少使用(附图 2-1-1)。

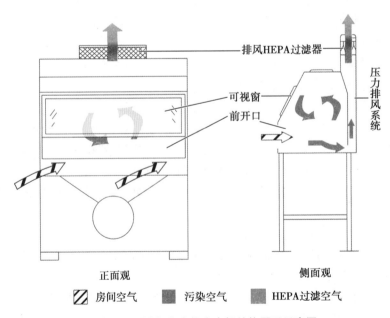

附图 2-1-1 BSC-Ⅰ生物安全柜结构原理示意图

Ⅱ级生物安全柜是目前应用最为广泛的柜型。按照 WHO 手册(2003)和《中华人民共和国医药行业标准 YY0569-2005 生物安全柜》等规定,Ⅱ级生物安全柜依照入口气流风速、排气方式和循环方式可分为 4 个型别:A1 型、A2 型、B1 型和 B2 型。所有的Ⅱ级生物安全柜都可提供工作人员、环境和产品的保护。

A1 型生物安全柜与 A2 型生物安全柜结构原理基本相同,均是 70% 气体通过 HEPA 过滤器再循环至工作区,30% 的气体通过排气口过滤,可直接向室内排风,也可接管道外排。二者的差异只有 2 点:一是前窗气流速度。A1 型生物安全柜前窗气流速度最小量或测量平均值应至少为 0.38m/s,A2 型最小量或测量平均值应至少为 0.5m/s(WHO 手册,2003。下同);二是生物安全柜内的正压污染风道是否被负压风道或负压排风系统包围。A1 型生物安全柜排风通道为正压,没有负压排风系统包围。A2 型生物安全柜有负压排风系统(附图 2-1-2)。

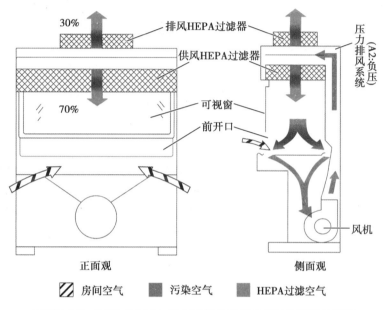

附图 2-1-2　BSC-ⅡA(A1 与 A2 型)生物安全柜结构原理示意图

Ⅱ级 B 型生物安全柜均为连接排气系统的安全柜。连接安全柜排气导管的风机连接紧急供应电源,目的在断电下仍可保持安全柜负压,以免危险气体泄漏。其前窗气流速度最小量或测量平均值应至少为 0.5m/s(100fpm)。

B1 型生物安全柜 70% 气体通过排气口 HEPA 过滤器排除,30% 的气体通过供气口 HEPA 过滤器再循环至工作区。安全柜需要有与建筑物排风系统相连接的排风接口,适用于含有微量挥发性有毒化学物质或痕量放射性核素的微生物学研究。

B2 型生物安全柜为 100% 全排型安全柜,无内部循环气流,可同时提供生物性和化学性的安全控制,可以用于生物安全等级三级实验室的病原微生物实验,以及在这些微生物研究中用到的挥发性有毒化学品及放射性核素的实验(附图 2-1-3)。

Ⅲ级生物安全柜是为生物安全防护等级四级实验室而设计的,柜体完全气密,工作人员通过连接在柜体的手套进行操作,俗称手套箱(glove box)。实验物品通过双门的传递箱进出安全柜以确保不受污染,适用于高风险的生物试验,如进行 SARS、埃博拉病毒相关实验等(附图 2-1-4)。

(二) 使用要求

1. 操作者必须着带有松紧口袖口的长袖工作褂,戴橡胶手套并套在袖口上,如有必要的话,戴防护眼镜,戴上防护面罩。

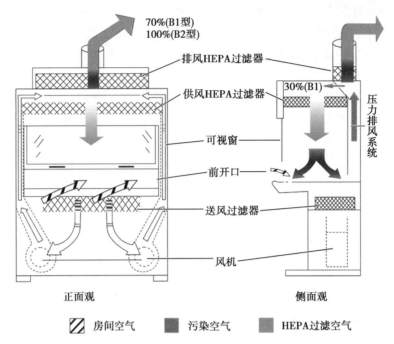

附图 2-1-3　BSC-ⅡB(B1 与 B2 型)生物安全柜结构原理示意图

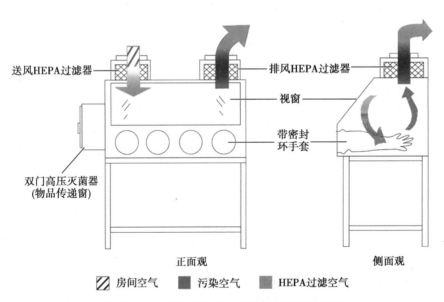

附图 2-1-4　BSC-Ⅲ生物安全柜结构原理示意图

2. 操作前应将本次操作所需的全部物品移入已消毒处理的安全柜,但不要过载。安全柜内不放与本次实验无关的物品。柜内物品摆放应做到清洁区、半污染区与污染区基本分开。物品应尽量靠后放置,离前风格栅 10cm 以上,但不得挡住后风格栅。

3. 打开风机 5~10min,待柜内空气净化并气流稳定后再进行实验操作。

4. 操作者将用 70% 乙醇擦拭双手表面,以去除污染。双臂缓缓伸入安全柜内,至少静止 1min,使柜内气流稳定后再进行操作。

5. 操作者不得用双臂横压在前风格栅上,也不要双臂频繁穿过气幕破坏气流。

6. 操作时应按照从清洁区到污染区进行,以避免交叉污染。为防可能溅出的液滴,可在台面上铺一用消毒剂浸泡过的毛巾或纱布,但不能覆盖住安全柜格栅。

7. 柜内操作期间,严禁使用酒精灯等明火。

8. 工作时尽量减少背后人员走动以及快速开关房门,以防止安全柜内气流不稳定。

9. 在实验操作时,不可打开玻璃视窗,应保证操作者脸部在工作窗口之上。在柜内操作时动作应轻柔、舒缓,防止影响柜内气流。

10. 在操作过程中,如果有物质溢出或液体溅出,在将物品移出安全柜前,一定要对其表面进行消毒,为防止安全柜内有任何残留的污染物,在安全柜工作过程中,就要将安全柜内表面全部消毒。所有开口容器,从安全柜中拿出前要盖好。

11. 全部工作结束后,让安全柜在无任何阻碍的情况下继续至少工作 5min,以清除工作区域内浮沉污染。

12. 用 70% 乙醇或适当的中性消毒剂,擦拭安全柜内表面,再用纯水将乙醇或中性消毒液擦拭干净,并使之干燥。

13. 关闭玻璃窗,打开紫外线灯,照射 30min。

（刘水平）

中英文名词对照索引